互联网+乡村医生培训教材

总主编　　何清湖　宋春生

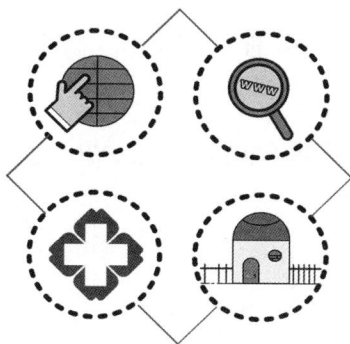

U0668743

常见疾病防治

（供乡村医生、全科医生等基层医护人员用）

主编　刘建和（湖南中医药大学）
　　　王　飞（成都中医药大学）

全国百佳图书出版单位
中国中医药出版社
·北京·

图书在版编目（CIP）数据

常见疾病防治 / 刘建和，王飞主编 .—北京：中国中医药出版社，2021.11
互联网＋乡村医生培训教材
ISBN 978 - 7 - 5132 - 7309 - 1

Ⅰ.①常… Ⅱ.①刘…②王… Ⅲ.①常见病—防治—职业培训—教材
Ⅳ.①R4

中国版本图书馆 CIP 数据核字（2021）第 233764 号

中国中医药出版社出版
北京经济技术开发区科创十三街 31 号院二区 8 号楼
邮政编码　100176
传真　010-64405721
河北省武强县画业有限责任公司印刷
各地新华书店经销

开本 787×1092　1/16　印张 18　字数 349 千字
2021 年 11 月第 1 版　2021 年 11 月第 1 次印刷
书号　ISBN 978 - 7 - 5132 - 7309 - 1

定价　79.00 元
网址　www.cptcm.com

服 务 热 线　010-64405510
购 书 热 线　010-89535836
维 权 打 假　010-64405753

微信服务号　zgzyycbs
微商城网址　https://kdt.im/LIdUGr
官 方 微 博　http://e.weibo.com/cptcm
天猫旗舰店网址　https://zgzyycbs.tmall.com

如有印装质量问题请与本社出版部联系（010-64405510）

《常见疾病防治》编委会

主　编　刘建和（湖南中医药大学）
　　　　王　飞（成都中医药大学）

副主编　张琳琪（河南中医药大学第一附属医院）
　　　　齐凤军（湖北中医药大学）
　　　　高燕鲁（山东中医药大学第二附属医院）

编　委（以姓氏笔画为序）
　　　　王振兴（成都中医药大学）
　　　　苏联军（湖南中医药大学）
　　　　李　丹（天津中医药大学）
　　　　吴云川（南京中医药大学）
　　　　张　玮（江西中医药大学）
　　　　郑强霞（甘肃医学院）
　　　　郑景辉（广西中医药大学）
　　　　袁有才（陕西中医药大学）
　　　　徐　丽（辽宁中医药大学附属第二医院）
　　　　黄仁发（广州中医药大学深圳医院）
　　　　梁　瑞（呼和浩特职业学院）
　　　　彭察安（三峡大学医学院）

前　言

习近平总书记指出："没有全民健康，就没有全面小康。"2020 年
10 月，中国共产党第十九届中央委员会第五次全体会议审议通过了
《中共中央关于制定国民经济和社会发展第十四个五年规划和二〇三五
年远景目标的建议》，其中明确指出："坚持把解决好'三农'问题作为
全党工作重中之重，走中国特色社会主义乡村振兴道路，全面实施乡
村振兴战略。"

随着社会主义新农村建设的不断推进、医药卫生体制改革的日益
深化和农村疾病流行模式的逐步改变，农村居民对乡村医生的整体素
质寄予了新的期待，农村卫生工作对乡村医生提出了更高要求。乡村
医生是我国医疗卫生服务队伍的重要组成部分，是最贴近亿万农村居
民的健康"守护人"，是发展农村医疗卫生事业、保障农村居民健康的
重要力量。长期以来，受多种历史条件影响，我国乡村医生业务素养
整体不高，乡村医疗服务水平比较低下，与乡村经济蓬勃发展、农村
居民医疗卫生服务需求日益增长的速度不相适应。因此，全面加强乡
村医生队伍建设，提升乡村医疗服务水平，构建和谐稳固的基层医疗
服务体系，是新时代发展对乡村医疗服务提出的新要求，是达到全面
实施乡村振兴战略目标的重要内容。

立足国情，紧扣需求，尊重规律，制定实施全面建成小康社会阶
段的乡村医生教育规划，强化素质能力培养培训，加快乡村医生队伍
向执业（助理）医师转化，提高整体服务水平，逐步缩小城乡基层卫
生服务水平的差距，已经成为当前和今后一段时期深化医改、加强农

村卫生工作、推进新农村建设、保障和改善民生的一项重要而紧迫的任务。

为全面落实党中央重要决策部署，中国中医药出版社和湖南中医药大学共同策划了《互联网＋乡村医生培训教材》的编写出版工作。旨在通过编写规范化教材，以互联网＋网络远程教学、面授讲座和临床辅导教学相结合等方式，提升乡村医生专业理论水平和临床操作技能，以满足新时代基层人民的健康需求。

为了编写好本套教材，我们前期做了广泛的调研，充分了解了基层乡村医生的切实需求，在此基础上科学设置了本套教材内容体系和分册章目。本套教材共设置了《中医基本理论》《经方临床应用》《中医经典名句》《中医适宜技术》《名医医案导读》《中医名方名药》《中草药辨识与应用》《健康教育中医基本内容》《初级卫生保健》《西医诊疗技能》《常见疾病防治》《危急重症处理》12本分册，编写过程中注重突出以下"五性"特色。

1. 科学性。力求编写内容符合客观实际，概念、定义、论点正确，论据充分，实践技能操作以卫生部门标准或规范、行业标准、各学会规范指南等为依据，保证内容科学性。

2. 实用性。《互联网＋乡村医生培训教材》主要是针对在职的乡村医生，在教材编写的基本要求和框架下，以实际需求为导向，充分考虑基层医疗"简、便、廉、验"的客观要求，根据乡村医生的切实需求设置教材章目，注重技能水平的提高和规范化。

3. 先进性。医学是一门不断更新的学科，在本套教材的编写过程中尽可能纳入最新的诊疗理念和技术方法，避免理论与实践脱节。

4. 系统性。在明确培训的主要对象是在职乡村医生的基础上，有针对性地设置了培训章节和条目，内容强调六位一体（预防、医疗、康复、保健、计划生育、宣传教育），并充分考虑到学科的知识结构和学员认知结构，注意各章节之间的衔接性、连贯性及渗透性。

5. 启发性。医者意也，要启发悟性，引导乡村医生在培训教育和工作实践中不断发现问题、解决问题，从而在工作中不断提高自己的医疗实践能力。

另外，本套教材在整体展现形式上也有较大创新：以纸质教材为主体，辅以多元化的数字资源，如视频、音频、图片、PPT等，涵盖理论阐述、临床操作等内容，充分体现互联网＋思维。

为了尽可能高标准地编写好全国首套基层医生规范化培训教材，我们公开在全国进行了各分册编写人员的遴选，参编人员主要来自全国各大高校和三级甲等医院中学验俱丰的医学专家、学者。全体编写人员肩负使命与责任，前后历时两年余，反复打磨，在完成教材基本内容的基础上，又完善了教学大纲和训练题库，并丰富了数字教学资源，力求编写出一套以在职乡村医生为主要对象、线上线下相融合的基层医生继续教育精品教材，填补乡村医生规范化培训教材的空白。

习近平总书记指出：当今世界正经历百年未有之大变局，我国正处于实现中华民族伟大复兴的关键时期。当前，我国医疗卫生事业发展迎来历史机遇期，进一步转变医学目的，实现我国医疗卫生工作重心下移、战略目标前移，需要全体医务工作者的共同努力。我们真诚希望本套教材的出版和使用，能够为我国乡村医生系统规范化培训提供教材蓝本，为全面提升乡村医疗卫生水平提供助力。

由于我们是首次系统编写乡村医生培训教材，加之融合互联网技术的应用，没有太多经验可以借鉴，本套教材的内容和形式尚有不足之处，希望广大读者能不吝指出，以便我们及时修订和完善，不断提高教材质量。也真诚希望广大乡村医生能够有所收获，在充满希望的美丽乡村建设中，更加有所作为！

何清湖　宋春生
2020 年 11 月孟冬

编写说明

　　《常见疾病防治》是阐述临床常见疾病预防和治疗的一门学科，学习并掌握好常见疾病预防和治疗的基本知识，将为乡村医生学好其他课程及开展工作打下坚实基础。为提升乡村医生的专业理论水平和临床操作技能，以满足新时代基层人民的健康需求，本教材以互联网＋网络远程教学、面授讲座和临床辅导教学相结合等方式，精选内容、合理编排而成。

　　本教材的编写本着知识够用，突出"基本知识、基本理论、基本技能"的传授，以能力培养为基本要求，针对乡村医生工作的特点而设计。

　　本教材共七章，主要介绍内科疾病、传染病、外科疾病、妇产疾病、儿科疾病、耳鼻喉疾病、皮肤疾病各科常见疾病的治疗和预防，旨在通过学习，能够基本掌握临床常见病、多发病的辨证施治，具备必需的医疗知识和基本技能。

　　本教材在保持中医理论系统性、科学性和完整性的同时，从实际出发，力求简明扼要。教材内容平实，嵌入多种数字资源，为纸质内容高效的有益补充，结合媒体数字出版、云服务和移动学习的前沿网络信息技术，扩展视野，提高自主学习能力，满足乡村医师自主学习和碎片化学习的需要及临床实际需求。教材所选病种均是临床的常见病、多发病，诊治方面结合西医学知识，突出中医特色，坚持"病证结合，优势互补，求同存异"。每一病种分别介绍概述、诊断、西医治疗、中医治疗原则、辨证治疗、护理及转诊，做到防治并重。

　　第一章第一节由彭察安、王振兴编写，第二节由郑景辉、刘建和编写；第三节由高燕鲁、齐凤军编写，第四节由张琳琪编写，第五节由王振兴编写，第六节由梁瑞、张玮编写，第七节由袁有才、王飞编写；第二章由徐丽、齐凤军编写；第三章第一节由黄仁发、李丹编写，第二节由黄仁发、张琳琪编写，第三节、第四节由郑强霞编写；第四章由李丹编写；第五章由吴云川编写；第六章由齐凤军、苏联军编写；第七章由吴云川、苏联军、张玮编写。

本教材在编写中存在不足或疏漏之处，恳请广大读者批评指正，提出宝贵意见，以便今后修订提高。

《常见疾病防治》编委会

2021 年 9 月

目　录

第一章　内科疾病

扫一扫看课件

第一节　呼吸系统疾病

一、急性上呼吸道感染

急性上呼吸道感染（acute upper respiratory tract infection）简称"上感"，为外鼻孔至环状软骨下缘包括鼻腔、咽或喉部急性炎症的概称。上感主要病原体是病毒，少数由细菌引起，是急诊内科、儿科常见的疾病。发病不分年龄、性别、职业和地区，免疫功能低下者易感。通常病情较轻、病程短且可自愈，预后良好。由于发病率高，不仅影响正常工作和生活，有时还可伴有严重并发症，并具有一定的传染性，应积极防治。

本病与中医学的"感冒"类似，又称"伤风""冒风""冒寒""重伤风"等。本病多因感受六淫之邪、时行毒邪，以致卫表被郁，肺失宣肃，一般病情轻浅。因四时六气各异，或体质强弱、阴阳偏盛不同，临床表现虚实寒热各异。

【诊断】

以鼻咽部卡他症状为主要表现。起病较急，初期有咽干、咽痒或烧灼感，发病同时或数小时后，可有喷嚏、鼻塞、流清水样鼻涕，2 ~ 3 天后鼻涕变稠；可伴咽痛，一般无发热及全身症状，或仅有低热、不适、轻度畏寒和头痛。检查可见鼻腔黏膜充血、水肿、有分泌物，咽部轻度充血。如无并发症，一般经 5 ~ 7 天痊愈。

【西医治疗】

一般不需积极抗病毒治疗，多以对症处理、休息、戒烟、多饮水、保持室内空气流通和防治继发细菌感染为主。一般不用抗菌药物，如合并细菌感染，可选用相应的抗菌药物。

1. 抗感染治疗 上呼吸道感染一般为病毒感染，不宜使用抗生素。

（1）抗病毒治疗，可用利巴韦林，用氯化钠注射液或 5% 葡萄糖注射液稀释成 1mg/mL，成人每次 0.5g，小儿 10 ~ 15mg·kg^{-1}·d^{-1}，每日 2 次，每次滴注 20 分钟以上，疗程 3 ~ 7 天；或口服 0.15g，每日 3g。连用 7 天。

（2）结膜炎用阿昔洛韦滴眼。

（3）怀疑或确定细菌感染可用青霉素、头孢类药物，或根据药敏试验用药。无并发症的细菌性扁桃体咽炎使用抗生素的疗程为 5 ~ 7 天；一旦出现严重化脓性并发症者，抗生素疗程应视病情而延长，并注意有无扁桃体周围脓肿，必要时须及时做外科脓肿切开引流术等。疗程中必要时应根据细菌培养与药敏结果调整抗生素的使用。

2. 对症治疗

（1）退热 ①体温 < 38.5℃可暂不使用退热药，采用物理降温。②体温 > 38.5℃可口服退热药，如对乙酰氨基酚、布洛芬、阿司匹林、赖氨比林。

（2）高热惊厥 水合氯醛灌肠或肌内注射苯巴比妥、安定等。

（3）止咳化痰 氨溴索等。

（4）鼻塞 抗组胺类药。

【中医治疗】

1. 治疗原则 中医学倡导防重于治，注重预防，应加强体育锻炼，提高机体的抗病能力。治疗原则为解表达邪，风寒为主者，疏风散寒，辛温解表；风热为主者，疏风散热，辛凉解表。

2. 辨证论治

（1）风寒束表证

症状：恶寒重，发热轻，无汗，头痛，肢体酸痛，鼻塞声重，喷嚏，时流清涕，喉痒，口不渴或喜热饮，舌质淡红苔薄白而润，脉浮或浮紧。

治法：辛温解表。

方药：荆防败毒散加减。

加减：风寒重，加麻黄、桂枝；身热不扬，头重胀如裹，肢节酸重疼痛，舌苔白腻，脉濡，加羌活、独活，或用羌活胜湿汤加减治疗。

中成药：①感冒软胶囊，口服，每次 2 ~ 4 粒，每日 2 次。②风寒感冒颗粒，口服，每次 1 袋，每日 3 次。

（2）风热犯表证

症状：身热较著，微恶风寒，汗出不畅，头胀痛，目胀，鼻塞，流浊涕，口干而渴，咳嗽，痰黄黏稠，咽燥，或喉咙肿痛，舌边尖红苔薄白微黄，脉浮数。

治法：辛凉解表。

方药：银翘散或葱豉桔梗汤加减。

加减：痰湿壅盛，咳嗽痰多，加杏仁、浙贝母、瓜蒌皮。

中成药：①柴胡口服液，口服，每次 10～20mL，每日 3 次。②抗病毒口服液，口服，每次 10mL，每日 2～3 次。

（3）暑湿伤表证

症状：身热，微恶风，汗少，肢体酸重或疼痛，头昏重胀痛，咳嗽痰黏，鼻流浊涕，心烦口渴，渴不多饮，口中黏腻，胸脘痞闷，泛恶，小便短赤，舌质略红苔薄黄而腻，脉濡数。

治法：清暑祛湿解表。

方药：新加香薷饮加减。

加减：暑热偏盛，加黄连、栀子、黄芩、青蒿；湿困卫表，加藿香、佩兰；里湿偏重，加苍术、白豆蔻、法半夏、陈皮；里热盛且小便短赤，加六一散、茯苓。

中成药：藿香正气水，口服，每次 10mL，每日 2～3 次。

【护理】

1.适当休息 感冒轻者，一般不需卧床休息，但应尽量避免过度劳累。

2.环境适宜 室内环境要保持空气清新，阳光充足，经常开窗通风换气，室内要保持一定的温度和湿度。

3.通畅二便 感冒患者，二便调畅，可使邪不内闭，不致入里传变。风寒感冒者，宜多喝温开水或热稀粥；风热感冒或素蕴内热者，宜喝凉开水，频饮之，或饮蜜糖水，使二便通调。

4.调节饮食 感冒患者饮食宜清淡，多饮水，多食蔬菜瓜果，日常主食应以蒸、煮为主，质地应稀软，食勿过饱。切忌食辛辣厚味、荤腥油腻及煎炸之品，更忌食生冷不洁之物。

【转诊】

1.患者持续高热（体温＞39℃）、经常规抗病毒、抗感染治疗 3 天无效者。

2.存在上气道梗阻、有窒息的风险者。

3.短时间内出现呼吸或循环衰竭症状及体征者。

4.出现风湿病、肾小球炎或病毒性心肌炎等严重并发症者。

5.一般情况差、患有严重基础疾病（如慢性心力衰竭、糖尿病等）或长期使用免疫抑制剂者。

二、急性气管－支气管炎

急性气管－支气管炎是由感染、物理、化学刺激或过敏因素等引起的气管－

支气管黏膜的急性炎症，临床表现以咳嗽为主，常持续 1 ~ 3 周，起病先有鼻塞、流涕、咽痛、声音嘶哑等上呼吸道感染症状和发热、畏寒、头痛、全身酸痛等全身症状。急性气管－支气管炎多为散发，无流行倾向，年老体弱者易感。该病多由病毒感染所致，其中成人以流感病毒和腺病毒多见，肺炎支原体、肺炎衣原体也是引起本病的常见病原体，常在病毒感染的基础上合并细菌或肺炎支原体、肺炎衣原体感染。常在寒冷季节或气候突变时发作，也可由急性上呼吸道感染迁延而来。

本病属于中医学"咳嗽""暴咳"范畴。本病的发生和发展，主要是外感所致，而脏腑功能失调，肺气卫外功能减弱是引发本病的重要辅因。天气冷暖失常，气候突变，人体未能适应，卫外功能失调，六淫外邪或从口鼻而入，或从皮毛而侵，侵犯肺系，引发本病。病位主要在肺。肺卫受邪，使肺气壅遏不宣，清肃失司，气机不利，肺气上逆引起咳嗽。肺卫之邪若不能及时疏散外达，则可发生演变转化，如风寒久郁而化热，风热灼津而化燥，肺热蒸液而成痰。同时，如迁延失治，伤及正气，或年老体弱，正气不足，卫外不固，更易受邪以致疾病反复发作。

【诊断】

1. 起病较急，常有急性上呼吸道感染的症状。

2. 常有刺激性干咳，咳少量黏液性痰伴胸骨后不适感；伴有细菌感染时咳嗽剧烈，咳痰量较多，为黏液性或黏液脓性痰，偶尔痰中带血。

3. 全身症状较轻，体温一般不超过 38℃。

4. 两肺呼吸音粗，有时可闻及散在湿啰音，咳嗽、咳痰后消失。

5. 胸片检查，可见肺纹理增多或正常。

6. 排除肺炎、肺结核、支气管肺癌、支气管内膜结核等疾病。

【西医治疗】

急性气管－支气管炎治疗策略在于最大程度地减轻症状。对于许多轻微咳嗽患者，日常活动及睡眠不受影响时，可选择观察。对于显著的喘鸣、活动后或夜间咳嗽明显，影响学习、生活、工作和睡眠，甚至可能引起气胸、肋骨骨折、晕厥等并发症的患者可予以对症治疗。

1. 一般治疗 适当休息，注意保暖，多饮水，避免诱发因素和吸入变应原。

2. 对症治疗 发热、头痛时可用解热镇痛药如复方阿司匹林等；咳嗽有痰且不易咳出时选用祛痰剂，如盐酸氨溴索、溴己新、氯化铵合剂；咳嗽剧烈且无痰时选用右美沙芬、喷托维林、可待因等；支气管痉挛时选用平喘药，如茶碱类和 β_2 受体激动剂等。

3. 抗菌药物 一般不主张应用抗生素治疗本病，但有细菌感染证据时应及时使用，根据病原体和药敏试验选择抗菌药。一般开始治疗时缺乏病原菌结果，可选用大环内酯类、青霉素类、头孢菌素类、氟喹诺酮类。用药途径依病情而定，轻者口服即可，重症者可肌内注射或静脉给药。

【中医治疗】

1. 治疗原则 以宣降肺气止咳为总的治疗原则，可根据风寒、风热、风燥等邪的不同而分别予以疏风散寒、疏风清热、疏风润燥等治法。重视化痰降气，使痰清气顺，则咳嗽易除；注意固护正气，老年体弱多伴正气不足，发散清解不宜过重；注意顾护正气使祛邪而不伤正，或对于肺气虚或气阴两虚者应以扶正为主兼以祛邪；注意长期调补预防发病。素体正虚卫外不固，容易受邪而反复发病者，则在未发病时可根据正虚性质不同而分别益气或益气养阴等。

2. 辨证论治

（1）实证

1）风寒袭肺证

证候：咳嗽声重，气急，咽痒，咳痰稀薄色白，常伴鼻塞，流清涕，头痛，肢体酸楚，或见恶寒发热、无汗等表证，舌质淡红，苔薄白，脉浮或浮紧。

治法：疏风散寒，宣肺止咳。

方药：三拗汤合止嗽散加减。

加减：往来寒热不解，可与小柴胡汤化裁；胸闷气逆，痰液清稀，可与小青龙汤加减；痰多，舌苔白厚腻，加厚朴、姜半夏、茯苓；风寒入里化热或风寒束表而内有蕴热，加生石膏、黄芩、桑白皮；咳嗽阵发，气急，喘鸣，胸闷，加僵蚕、枳壳；头痛明显，加白芷、藁本；周身酸楚，甚至酸痛，加羌活、独活；气虚气短，乏力，加党参、黄芪；阳虚畏寒，四肢不温，加细辛、附子。

中成药：①通宣理肺丸，口服，每次1~2丸，每日2次。②冬菀止咳颗粒，口服，每次5g，每日3次。

2）风热犯肺证

证候：咳嗽频剧，气粗或咳声嘶哑，喉燥咽痛，咳痰不爽，痰黏稠或黄，咳时汗出，常伴鼻流黄涕，口渴，头痛，身楚，或见恶风、身热等表证，舌质红，苔薄黄，脉浮数或浮滑。

治法：疏风清热，宣肺化痰。

方药：桑菊饮加减。

加减：头痛，目赤，加夏枯草、栀子；咳甚，加百部、枇杷叶、浙贝母；喘促，汗出，口渴，加炙麻黄、生石膏；全身酸楚，无汗，加荆芥、防风；咽喉肿痛，加山豆根、玄参、马勃；口渴，加天花粉、玄参；咳嗽阵作，加刺蒺藜、僵蚕、蝉蜕、白芍；气急，喘鸣，胸闷，加僵蚕、紫苏子；夏令兼夹暑湿，心烦，口渴，舌红，加六一散；阴虚手足心热，口干，盗汗，加麦冬、北沙参、地骨皮。

中成药：①感咳双清胶囊，口服，每次 0.6g，每日 3 次。②急支糖浆，口服，每次 20 ~ 30mL，每日 3 ~ 4 次。

3）燥邪犯肺证

证候：干咳，连声作呛，喉痒，咽喉干痛，唇鼻干燥，无痰或痰少而黏，不易咳出，或痰中带有血丝，口干，初起或伴鼻塞、头痛、微寒、身热等表证，舌质干红而少津，苔薄白或薄黄，脉浮数或小数。

治法：清肺润燥，疏风清热。

方药：桑杏汤加减。

加减：燥热明显，加知母、生石膏；头痛发热明显，加薄荷、连翘；咽痛明显，加玄参、山豆根；鼻衄或痰有血丝，加白茅根、生地黄、藕节；口鼻干燥甚，减淡豆豉，加玄参、麦冬；咳甚胸痛，加枳壳、延胡索、白芍；咳嗽阵作，加玄参、地龙、蝉蜕、白芍。恶寒、无汗为凉燥，方用杏苏散加减。

中成药：①蜜炼川贝枇杷膏，口服，每次 22g（约一汤匙），每日 3 次。②养阴清肺丸，口服，每次 9g，每日 2 次。

4）痰热壅肺证

证候：咳嗽，气粗息促，痰多质黏厚或稠黄，咯吐不爽，或夹血痰，胸胁胀满，咳时引痛，口干而黏，欲饮水，鼻塞流浊涕，咽痛声哑，舌质红，苔薄黄或腻，脉滑数。

治法：清热化痰，肃肺止咳。

方药：清金化痰汤加减。

加减：痰热甚，加竹沥、天竺黄；气急，喘鸣，胸闷，减桔梗，加葶苈子、射干、地龙；胸痛明显，加延胡索、白芍、郁金；热盛伤津口渴甚，减桔梗、橘红，加生石膏、玄参；大便秘结，加酒大黄、枳实。

中成药：①清气化痰丸，口服，每次 6 ~ 9g，每日 2 次。②肺力咳胶囊，口服，每次 3 ~ 4 粒，每日 3 次。

5）痰湿阻肺证

证候：咳嗽，痰多，痰白黏或有泡沫，痰易咯出，口黏腻，胸闷，纳呆，食少，胃脘痞满，舌质淡，苔白或白腻，脉滑。

治法：燥湿健脾，化痰止咳。

方药：二陈汤合三子养亲汤加减。

加减：寒痰较重，痰黏白如沫，畏寒，加干姜、细辛；脾虚湿盛，加党参、苍术、薏苡仁；胃脘痞满，加白豆蔻、枳壳；外有风寒，加荆芥、防风、紫苏梗。

中成药：①二陈丸，口服，每次 9 ~ 15 丸，每日 2 次。②祛痰止咳胶囊，口服，每次 4 粒，每日 2 次。

（2）正虚邪恋

1）肺气虚证

证候：咳嗽，气短，乏力，自汗，动则加重，畏风寒，神疲，易感冒，舌质淡，舌苔白，脉弱或细。

治法：补肺益气，宣肺止咳。

方药：补肺汤合玉屏风散加减。

加减：寒热起伏，畏风寒明显，加桂枝、白芍；咳痰稀薄，时觉形寒，加干姜、紫苏子、款冬花；自汗甚，加浮小麦、煅牡蛎；纳差，加神曲、炒麦芽；脘腹胀闷，减黄芪，加木香、莱菔子；风寒未尽，加荆芥、紫苏梗；风热未尽，加桑叶、薄荷。

中成药：①玉屏风颗粒，口服，每次 15 ~ 30g，每日 2 次。②生脉饮口服液，口服，每次 10mL，每日 3 次。

2）气阴两虚证

证候：咳嗽，少痰，干咳，神疲，乏力，动则加重，易感冒，自汗，盗汗，气短，畏风，手足心热，口干，口渴，舌质红，舌苔少，脉细。

治法：益气养阴，润肺止咳。

方药：生脉散合沙参麦冬汤加减。

加减：黄痰，加黄芩、全瓜蒌；口渴甚，加玄参；低热不退，加银柴胡、白薇；纳差食少，加炒麦芽、炒谷芽；腹胀，加陈皮、厚朴；盗汗，加浮小麦、乌梅。

中成药：百合固金丸，口服，每次 6g，每日 2 次。

【护理】

1. 情志调护　多进行面对面的沟通，给予耐心的开导、热心的抚慰与鼓励，帮助患者正确认识自己的病情，保持心情舒畅，了解治疗的过程与方法，建立战胜疾病的信心。

2. 起居护理　注意气候变化，防寒保暖，避免受凉，尤其在气候反常时更要注意调摄。

3. 饮食护理　咳嗽痰多者，饮食不宜肥甘厚味，以免蕴湿生痰。风热、风燥咳嗽，不宜食辛辣香燥之品及饮酒，以免伤阴化燥助热。戒除烟酒等不良习惯。

【转诊】

属于以下情况之一的严重急性气管 – 支气管炎患者需考虑转至上级医院就诊。

1. 经过抗感染、镇咳、化痰、解痉及抗过敏等治疗后，症状没有改善而且持续进行性加重的患者。

2. 初级转诊急性气管 – 支气管炎，咳嗽持续超过 2 周，需要进一步明确病因和需要鉴别诊断的患者。

三、慢性支气管炎

慢性支气管炎简称慢支，是指气管、支气管黏膜及其周围组织的慢性非特异性炎症。其特点为咳嗽、咳痰或伴有喘息，每年发作持续 3 个月以上，并连续两年以上。本病常并发阻塞性肺气肿，甚至肺源性心脏病。

中医学认为，本病多因久病肺虚，痰浊壅肺，复感外邪诱使病情逐渐加重。病性有虚实两方面，有邪者为实，因邪壅于肺，宣降失司，无邪者属虚，因肺不主气，肾失摄纳。病位在肺，继而影响脾肾，后期病及心系。邪实犯肺，肺失宣降，上逆为咳。久咳至肺虚，他脏及肺，多因饮食不节、肥甘厚味等，痰浊内生。肝火犯肺，火燥伤津，炼液为痰；痰湿犯肺者，多因肺病及母，子耗母气，脾失健运，反聚为痰浊，上贮于肺，上逆为咳；肺虚及肾，肺不主气，肾不纳气，致使喘咳加重，吸入困难，气短不足以息，动则更甚；肺与心脉相通，肺虚治节失职，久病及心，故可出现血脉瘀阻。

【诊断】

临床上以咳嗽、咳痰为主要症状或伴有喘息，每年发病持续 3 个月，并连续两年或以上。排除具有咳嗽、喘息症状的其他疾病（如肺结核、尘肺、肺脓肿、心脏病、心功能不全、支气管扩张、支气管哮喘、慢性鼻咽疾病等）。

1. 分型

（1）单纯型慢性支气管炎　诊断符合慢性支气管炎的诊断标准，具有咳嗽、咳痰两项症状。

（2）喘息型慢性支气管炎　诊断符合慢性支气管炎的诊断标准，除咳嗽、咳痰外，尚具有喘息症状，并经常或多次出现哮鸣者。

2. 分期

（1）急性发作期　1 周内有脓性或黏液性痰，痰量明显增多或伴有其他炎症表现；或 1 周内咳、痰、喘症状任何一项加剧至重度，或重度患者明显加重出现者。

（2）慢性迁延期　指患者有不同程度的咳、痰、喘症状，迁延 1 个月以上者；或急性发作期症状 1 个月后仍未恢复到发作前水平。

（3）临床缓解期　指病情自然缓解或治疗后症状基本消失，或偶有轻度咳嗽和少量痰液，保持 2 个月以上者。

【西医治疗】

1. 急性加重期

（1）控制感染　抗生素使用原则以及时、有效为主，感染控制后立即停用，以免产生耐药和二重感染。在未获得明确病原学诊断前，所用抗生素应覆盖主要致病菌。常用抗生素可选用 β - 内酰胺类、大环内酯类、喹诺酮类等，如阿莫西林 0.5g，口服，每日 3 ~ 4 次；罗红霉素 0.3g，口服，每日 2 次；左氧氟沙星 0.2g，口服，每日 2 次。感染严重者可用同类药品静脉滴注，每日 2 次，疗程 5 ~ 7 天。

（2）祛痰、镇咳　除刺激性干咳外，一般不宜单用镇咳药物，因痰不易咳出，反而加重病情。使用祛痰止咳剂，促进痰液引流，有利于感染的控制。常用的药物有盐酸氨溴索 30mg，口服，每日 2 次；盐酸溴己新 16mg，口服，每日 2 ~ 3 次。若痰黏稠仍不易咳出时，可配以生理盐水加 α - 糜蛋白酶雾化吸入，以稀释气道分泌物。若剧烈干咳也可选用盐酸二氧异丙嗪 5 ~ 10mg，口服，每日 3 次。

（3）解痉平喘　适用于喘息型患者急性发作，或合并肺气肿者。常用药物有氨茶碱 0.1 ~ 0.2g，口服，每日 3 次；博力康尼 2.5mg，口服，每日 3 次。也可应用吸入型支气管扩张剂，如特布他林或溴化异丙托品。

2. 缓解期　适当锻炼，改善体质，提高自身抗病能力，同时戒烟，避免有害气体和其他有害颗粒的吸入，也可使用免疫调节剂，如卡介苗，每次 1 支，肌肉注射，每周 2 ~ 3 次。另外，预防感冒对减少慢性支气管炎的急性加重也有一定作用。

【中医治疗】

1. 治疗原则　以"急则治其标，缓则治其本"为主。急性加重期以祛痰宣肺、治标为主；缓解期重在补益肺脾肾；慢性迁延期属正虚邪恋，治宜止咳化痰，标本兼顾。

2. 辨证论治

（1）急性加重期

1）风寒犯肺证

证候：咳喘气急，胸部胀闷，痰白量多，伴有恶寒或发热，无汗，口不渴，舌苔薄白而滑，脉浮紧。

治法：宣肺散寒，化痰止咳。

方药：三拗汤加减。

加减：寒痰阻肺，痰多，胸闷，加法半夏、陈皮、紫苏子；表解而喘不平，加厚朴、杏仁。

中成药：风寒咳嗽颗粒，冲服，每次 5g，每日 2 次。

2）风热犯肺证

证候：咳嗽频剧，气粗或咳声嘶哑，痰黄黏稠难出，胸痛烦闷，伴有鼻流黄涕，身热汗出，口渴，便秘，尿黄，舌苔薄白或黄，脉浮或滑数。

治法：清热解表，止咳平喘。

方药：麻杏石甘汤加减。

加减：肺热重，加黄芩、知母、鱼腥草；风热较盛，加金银花、连翘、桑叶、菊花；痰热盛，加瓜蒌皮、浙贝母、海浮石。

中成药：川贝枇杷糖浆，口服，每次 10mL，每日 3 次。

3）痰浊阻肺证

证候：咳嗽，咳声重浊，痰多色白而黏，胸满窒闷，纳呆，口黏不渴，甚或呕恶，舌苔厚腻色白，脉滑。

治法：燥湿化痰，降气止咳

方药：二陈汤合三子养亲汤加减。

加减：痰浊壅盛，气机阻滞，加苍术、厚朴；脾虚湿盛，纳少神疲，加党参、白术。

中成药：慢支紫红丸，口服，每次 3g，每日 3 次。

4）痰热郁肺证

证候：咳嗽喘促，气急，咳痰黄稠难出，发热恶寒，胸胁胀满，口干喜饮，舌质红苔黄，脉滑数。

治则：清热化痰，止咳平喘。

方剂：清金化痰汤加减。

加减：高热，加石膏、鱼腥草；咽痒，加僵蚕、蝉蜕、防风。

中成药：①清气化痰丸，口服，每次 6 ～ 9g，每日 2 次。②二母清肺丸，口服，每次 1 丸，每日 2 次。

5）寒饮伏肺证

证候：咳逆喘促，胸膈满闷，咳痰稀薄色白，口干不欲饮，兼有恶寒发热，身痛，舌质淡红苔白滑，脉浮紧。

治则：温肺化饮，散寒止咳。

方剂：小青龙汤加减。

加减：风寒较甚，恶寒头痛，全身骨节疼痛，加羌活、威灵仙；痰多气逆不得息，加陈皮、葶苈子、胆南星。

中成药：小青龙合剂，口服，每次 10 ～ 20mL，每日 3 次。

（2）缓解期及慢性迁延期

1）肺气虚证

证候：咳嗽无力，气少不足以息，痰液清稀，面色淡白，自汗畏风，舌质淡红苔白，脉虚。

治则：补肺益气，化痰止咳。

方剂：补肺汤加减。

加减：自汗，畏风明显，加白芍、桂枝；痰多，加法半夏。

中成药：玉屏风颗粒，口服，每次 15 ～ 30g，每日 2 次。

2）肺脾气虚证

主证：喘咳气短，痰多清稀，自汗恶风，神疲乏力，纳差，便溏，舌质淡红，苔白，脉细弱。

治则：补脾益肺，止咳化痰。

方剂：玉屏风散合六君子汤加减。

加减：气喘，加炙麻黄、紫苏子；痰多黄稠，加桑白皮、黄芩、鱼腥草。

中成药：人参保肺丸，口服，每次 1 丸，每日 2 次。

3）肺肾气阴两虚证

证候：咳喘气促，动则尤甚，痰黏量少难咳，伴口咽发干，潮热盗汗，面赤心烦，手足心热，腰酸耳鸣，舌质红，苔薄黄，脉细数。

治法：滋阴补肾，润肺止咳。

方药：沙参麦冬汤合六味地黄丸加减。

加减：手足心热，潮热盗汗，加五味子、地骨皮、银柴胡。

中成药：固本咳喘片，口服，每次 3 片，每日 3 次。

【护理】

1. 加强锻炼，增强体质，提高免疫力，预防感冒。

2. 加强个人卫生，避免接触各种诱发因素。

3. 忌食辛辣、肥腻之品，并减少食盐摄入量。

4. 戒烟。

5. 做好患者精神护理，使患者性情开朗、心情舒畅、愉快乐观。

【转诊】

1. 症状明显加重，如突然出现静息状况下呼吸困难者。

2. 急性加重期时高热不退。

3. 出现严重并发症，如阻塞性肺气肿，甚至肺源性心脏病。

4. 初始治疗方案失败或效果不理想。

5. 基层卫生医疗机构治疗无效或条件欠佳。

四、慢性阻塞性肺疾病

慢性阻塞性肺疾病（chronic obstructive pulmonary disease，COPD）简称慢阻肺，是以持续气流受限为特征的可以预防和治疗的疾病。其气流受限多呈进行性发展，与气道和肺组织对香烟烟雾等有害气体或有害颗粒的异常慢性炎症反应有关。COPD 是呼吸系统常见的多发病，患病率和病死率均居高不下。发病人群以中老年人尤其是老年人最为常见。

中医学认为，本病多由慢性咳喘逐渐加重演变而成，发病缓慢。久病正虚或老年体弱者，更易感受外邪，致使病情愈来愈重，故本病的病因涉及内因、外因两方面。病位在肺，累及脾肾。平时以本虚为主，复感外邪则虚中夹实。病程日久，肺、脾、肾虚损更趋严重，终致喘脱。

【诊断】

COPD 的诊断应根据临床表现、危险因素接触史、体征及实验室检查等资料综合分析确定。

1. 病史特征

（1）吸烟史　多有长期较大量吸烟史。

（2）职业性或环境有害物质接触史　如较长期粉尘、烟雾、有害颗粒或有害气体接触史。

（3）家族史　COPD 有家族聚集倾向。

（4）发病年龄及好发季节　多于中年以后发病，症状好发于秋冬寒冷季节，常有反复呼吸道感染及急性加重史。随病情进展，急性加重愈渐频繁。

（5）慢性肺源性心脏病史　COPD 后期出现低氧血症和（或）高碳酸血症，可并发慢性肺源性心脏病和右心衰竭。

2. 症状

（1）慢性咳嗽　通常为首发症状。初起咳嗽呈间歇性，早晨较重，以后早晚或整日均有咳嗽，但夜间咳嗽并不显著。少数病例咳嗽不伴咳痰，也有部分病例虽有明显气流受限但无咳嗽症状。

（2）咳痰　咳嗽后通常咳少量黏液性痰，部分患者在清晨较多；合并感染时痰量增多，常有脓性痰。

（3）气短或呼吸困难　这是 COPD 的标志性症状，是使患者焦虑不安的主要原因，早期仅于劳力时出现，后逐渐加重，以致日常活动甚至休息时也感气短。

（4）喘息和胸闷　不是 COPD 的特异性症状。部分患者特别是重度患者有喘息；胸部紧闷感通常于劳力后发生，与呼吸费力、肋间肌等容性收缩有关。

（5）全身性症状　在疾病的临床过程中，特别是较重患者，可能会发生全身性症状，如体重下降、食欲减退、外周肌肉萎缩和功能障碍、精神抑郁和（或）焦虑等。合并感染时可咳血痰或咯血。

3. 体征　COPD 早期体征可不明显。随疾病发展，常有以下体征。

（1）视诊及触诊　胸廓形态异常包括胸部过度膨胀、前后径增大、剑突下胸骨下（腹上角）增宽及腹部膨突等；常见呼吸变浅、频率增快，辅助呼吸肌如斜角肌及胸锁乳突肌参加呼吸运动，重症可见胸腹矛盾运动；患者不时采用缩唇呼吸以增加呼出气量；呼吸困难加重时常采取前倾位；低氧血症者可出现黏膜及皮肤发绀，伴右心衰者可见下肢水肿、肝脏增大。

（2）叩诊 由于肺过度充气使心浊音界缩小，肺下界和肝浊音界降低，肺叩诊可呈过清音。

（3）听诊 两肺呼吸音可减低，呼气相延长，平静呼吸时可闻干性啰音，两肺底或其他肺野可闻及湿啰音；心音遥远，剑突部心音较清晰响亮。

4.肺功能 肺功能是诊断 COPD 的金标准。

【西医治疗】

慢阻肺稳定期治疗的目标：①减轻当前症状：包括缓解症状、改善运动耐力、改善健康状况。②降低未来风险：包括预防疾病进展、预防和治疗急性加重期、减少病死率。

1.药物治疗 支气管舒张剂（包括 β₂ 受体激动剂、抗胆碱药及甲基黄嘌呤类等）、吸入糖皮质激素、祛痰药（黏液溶解剂）、抗氧化剂、免疫调节剂、疫苗。

2.长期家庭氧疗 一般是经鼻导管吸入氧气，流量 1.0 ~ 2.0L/min，吸氧持续时间 > 15h/d。长期氧疗的目的是使患者在海平面水平，静息状态下达到 $PaO_2 \geq 60mmHg$ 和（或）使 SaO_2 升至 90%，这样才可维持重要器官的功能，保证周围组织的氧供。

3.康复治疗 康复治疗包括呼吸生理治疗、肌肉训练、营养支持、精神治疗与教育等多方面措施。

【中医治疗】

1.治疗原则 治疗应抓住治标、治本两个方面，祛邪与扶正共施，依其标本缓急，有所侧重。标实者，依据病邪的性质，分别采取祛邪宣肺、降气化痰、温阳利水等法。本虚者，当以补养心肺、益肾健脾为主，分别治以益气、养阴，或气阴兼调，或阴阳两顾。正虚邪实者，治当扶正祛邪，标本兼顾，分清主次，针对病情，灵活运用。

2.辨证论治

（1）外寒内饮证

证候：咳逆喘息不得卧，痰多稀薄，恶寒发热，背冷无汗，渴不多饮，或渴喜热饮，面色青晦，舌苔白滑，脉弦紧。

治法：温肺散寒，解表化饮。

方药：小青龙汤加减。

加减：若饮郁化热，烦躁而喘者，加生石膏、黄芩以清郁热；若水肿，咳喘不得卧者，加葶苈子、汉防己以泻肺利水。

中成药：小青龙颗粒，口服，每次 13g，每日 3 次。

（2）痰浊壅肺证

证候：胸膺满闷，短气喘息，稍劳即著，咳嗽痰多、色白黏腻或呈泡沫，畏风易汗，脘痞纳少，倦怠乏力，舌质暗苔薄腻或浊腻，脉小滑。

治法：化痰降气，健脾益肺。

方药：苏子降气汤合三子养亲汤加减。

加减：痰多胸满不能平卧，加葶苈子、莱菔子；易汗，短气乏力，痰量不多，加党参、黄芪、防风；外感风寒诱发，痰从寒化为饮，喘咳痰多黏白泡沫，见表寒里饮证，宗小青龙汤意加麻黄、桂枝、细辛、干姜。

中成药：苏子降气丸，口服，每次6g，每日2次。

（3）痰热郁肺证

证候：咳逆喘息气粗，胸满，烦躁，目胀睛突，痰黄或白，黏稠难咯，或伴身热，微恶寒，有汗不多，口渴欲饮，溲赤，便干，舌边尖红苔黄或黄腻，脉数或滑数。

治法：清肺化痰，降逆平喘。

方药：越婢加半夏汤或桑白皮汤加减。

加减：痰热内盛，胸满气逆，痰质黏稠不易咳吐，加鱼腥草、金荞麦、瓜蒌皮、海蛤粉、浙贝母；痰鸣喘息，不得平卧，加射干、葶苈子；痰热伤津，口干舌燥，加天花粉、知母、芦根。

中成药：①痰热清胶囊，口服，每次3数，每日3粒。②金荞麦片，口服，每次4～5片，每日3次。

（4）肺脾气虚证

证候：咳喘日久，气短，痰多稀白，胸闷腹胀，倦怠懒言，面色㿠白，食少便溏，舌淡苔白，脉细弱。

治法：补肺健脾，益气平喘。

方药：补肺汤合四君子汤加减。

加减：若痰湿偏盛，咳痰量多，加白芥子、莱菔子、苏子以降气化痰；若气虚及阳，畏寒肢冷，尿少肢肿，加附子、干姜、泽泻以温阳利水。

中成药：补肺丸，口服，每次9g，每日2次。

（5）肺肾两虚证

证候：呼吸浅短难续，动则喘促更甚，声低气怯，咳嗽，痰白如沫，咯吐不利，胸闷，心悸，形寒汗出，舌质淡或紫暗，脉沉细无力或结代。

治法：补肺纳肾，降气平喘。

方药：平喘固本汤合补肺汤加减。

加减：如肺虚有寒、怕冷、痰清稀如沫者，加肉桂、干姜、钟乳石以温肺化饮；如兼阴伤、低热、舌红少苔者，加麦冬、玉竹以养阴清热；如气虚血瘀、口唇发绀、面色黧黑者，加当归、丹参、苏木以活血通脉；如见喘脱危象，急用参附汤送服蛤蚧粉或黑锡丹补气纳肾，回阳固脱。

中成药：固本咳喘片，口服，每次 3 片，每日 3 次。

（6）阳虚水泛证

证候：心悸，喘咳，咳痰清稀，面浮，下肢浮肿，甚则一身悉肿，腹部胀满有水，脘痞，纳差，尿少，怕冷，面唇青紫，舌胖质暗苔白滑，脉沉细。

治法：温肾健脾，化饮利水。

方药：真武汤合五苓散加减。

加减：水肿势剧，上凌心肺，心悸喘满，倚息不得卧，加沉香、牵牛子、椒目、葶苈子、万年青根；血瘀、发绀明显，加泽兰、红花、丹参、益母草、北五加皮。

中成药：芪苈强心胶囊，口服，每次 4 粒，每日 3 次。

【护理】

1. 起居护理 注意保暖，避风寒。为患者调整舒适的体位，坐位或半坐位，鼓励患者缓慢地深呼吸。保持居室的安静和整洁。协助患者排痰，指导患者翻身，咳嗽时坐起，身体前倾，给患者拍背鼓励其将痰咳出。痰液黏稠时多饮水，保证每日一定的水量。还可配合雾化吸入。

2. 饮食护理 饮食宜清淡，忌食肥甘油腻、生冷、辛辣和海鲜发物，不宜过饱、过饥或过咸。发作时指导患者勿讲话及进食，缓解时给予营养丰富、高维生素的清淡流质或半流质饮食，多吃水果和蔬菜；有水肿者应低盐饮食或无盐饮食。保持大便通畅。戒烟戒酒。

3. 情志护理 嘱咐患者保持心情舒畅，避免不良情绪的刺激，解除患者思想顾虑，消除紧张心理；满足患者的心理需求。

【转诊】

病情严重的慢阻肺急性加重患者需要考虑转诊到上级医院就诊或住院治疗。

1. 当慢阻肺患者出现中－重度急性加重，经过紧急处理后症状无明显缓解，需要住院或行机械通气治疗应考虑紧急转诊。

2. 因确诊或随诊需求或条件限制，需要做肺功能等检查。

3. 经过规范化治疗症状控制不理想，仍有频繁急性加重。

4. 为评估慢阻肺并发症，需要做进一步检查或治疗。

五、支气管哮喘

支气管哮喘，简称哮喘，是由多种细胞（如嗜酸性粒细胞、肥大细胞、T 淋巴细胞、中性粒细胞、平滑肌细胞、气道上皮细胞等）和细胞组分参与的气道慢性炎症性疾病。这种慢性炎症导致气道高反应性，通常出现广泛多变的可逆性气流受限，并引起反复发作性的喘息、气急、胸闷或咳嗽等症状，常在夜间或清晨发作、加剧，多数患者可自行缓解或经治疗缓解。

中医学认为，本病的发生为痰伏于肺，每当外邪侵袭、饮食不当、情志刺激、体虚劳倦等诱因引动而促发。本病分为发作期和缓解期，发作时的基本病理变化为"伏痰"遇感引触，痰随气升，气因痰阻，相互搏结，壅塞气道，肺管狭窄，通畅不利，肺失宣降，引动停积之痰，而致喉中痰鸣，气息喘促；缓解期以肺、脾、肾三脏虚损为主。

【诊断】

1. 诊断标准

（1）可变的呼吸道症状和体征

1）反复发作喘息、气急，伴或不伴胸闷或咳嗽，夜间及晨起多发，常与接触变应原、冷空气、物理、化学性刺激，以及上呼吸道感染、运动等有关。

2）发作时双肺可闻及广泛的哮鸣音，呼气相延长。

3）上述症状和体征可经治疗缓解或自行缓解。

（2）可变的呼气相气流受限客观证据　有气流受限的证据 [在随访过程中，至少有 1 次气流受限的证据，第 1 秒用力呼气容积（FEV_1）/ 用力肺活量（FVC）< 75%]，同时具备以下气流受限客观检查中的任一条：

1）支气管舒张试验（BDT）阳性（吸入支气管舒张剂后，FEV_1 增加 ≥ 12% 且绝对值增加 > 200 mL）。

2）呼气流量峰值（PEF）平均每日昼夜变异率 ≥ 20%（每日监测 PEF 2 次，至少两周）。

3）抗感染治疗 4 周后，肺功能显著改善（与基线值比较，FEV_1 增加 > 12% 且绝对值增加 > 200 mL）。

4）运动激发试验阳性（与基线值比较，FEV_1 降低 > 10% 且绝对值降低 > 200 mL）。

5）支气管激发试验（BPT）阳性（使用标准剂量的醋甲胆碱或组胺，FEV_1 降低 ≥ 20%）。

符合上述第 1、2 两条，同时具备气流受限客观证据中的任一条，并除外其他疾病所引起的喘息、气急、胸闷和咳嗽，可以诊断为支气管哮喘。

2. 分期　根据临床表现，哮喘可分为急性发作期、慢性持续期和临床缓解期。哮喘急性发作是指喘息、气促、咳嗽、胸闷等症状突然发生，或原有症状急剧加重，常有呼吸困难，以呼气流量降低为其特征，常因接触变应原、刺激物或呼吸道感染诱发。其程度轻重不一，病情加重，可在数小时或数天内出现，偶尔可在数分钟内危及生命，故应对病情做出正确评估，以便给予及时有效的紧急治疗。慢性持续期是指每周仍有不同频度和（或）不同程度的症状（喘息、气急、胸闷、咳嗽等）。临床缓解期是指经过治疗或未经治疗症状、体征消失，肺功能恢复到急性发作前水平，并维持 3 个月以上。

哮喘急性发作时病情严重程度的分级如下所示（表 1-1）。

表 1-1 哮喘急性发作时病情严重程度的分级

临床特点	轻度	中度	重度	危重
气短	步行、上楼时	稍事活动	休息时	—
体位	可平卧	喜坐位	端坐呼吸	—
讲话方式	连续成句	单词	单字	不能讲话
精神状态	可有焦虑，尚安静	时有焦虑或烦躁	常有焦虑、烦躁	嗜睡或意识模糊
出汗	无	有	大汗淋漓	—
呼吸频率	轻度增加	增加	> 30 次 / 分	—
辅助呼吸肌活动及三凹征	常无	可有	常有	胸腹矛盾运动
哮鸣音	散在，呼吸末期	响亮、弥漫	响亮、弥漫	减弱，乃至无
脉率（次 / 分）	< 100	100 ~ 120	> 120	脉率变慢或不规则
奇脉	无，< 10mmHg	可有，10 ~ 25mmHg	常有，> 25mmHg	无，提示呼吸肌疲劳
最初支气管舒张剂治疗后 PEF 占预计值或个人最佳值	> 80%	60% ~ 80%	< 60% 或 100L/min 或作用时间 < 2 小时	—
PaO$_2$（吸空气，mmHg）	正常	≥ 60	< 60	< 60
PaCO$_2$（吸空气，mmHg）	< 45	≤ 45	> 45	> 45
SaO$_2$（吸空气，%）	> 95	91 ~ 95	≤ 90	≤ 90
pH 值	—	—	—	降低

注：只要符合某一严重程度的某些指标，而不需满足全部指标，即可提示为该级别的急性发作；1mmHg= 0.098 kPa；"—"代表无反应或无变化

【西医治疗】

根本目的为缓解临床症状、防治急性发作、减少药物不良反应、降低死亡率。治疗目标为控制症状、预防未来的发作风险。

1. 慢性持续期哮喘治疗

（1）药物治疗

1）控制类药物：需要每天使用并长期维持的药物，包括吸入性糖皮质激素（ICS）、ICS/ 长效 β$_2$ 受体激动剂（ICS/LABA）、全身性激素、白三烯调节剂（LTRA）、缓释茶碱、抗 IgE 单克隆抗体。

2）缓解类药物：又称急救药物，急性发作时可按需使用，包括速效吸入和

短效口服 β_2 受体激动剂（SABA）、ICS/福莫特罗、全身性激素、吸入性抗胆碱能药物（SAMA）、短效茶碱。

3）其他治疗哮喘药物：抗组胺、抗过敏药物。

（2）治疗方案

1）初始治疗：一旦诊断明确，应尽早开始哮喘的控制治疗。大多数哮喘患者推荐吸入低剂量 ICS 作为初始治疗方案；若患者大部分时间有哮喘症状、夜醒每周 1 次及以上或存在任何危险因素，推荐中 / 高剂量 ICS 或低剂量 ICS/LABA 治疗；对于严重的未控制哮喘或有哮喘急性发作者，推荐短程口服激素，同时选择大剂量 ICS 或中剂量 ICS/LABA 作为维持治疗。此外，应用布地奈德 / 福莫特罗治疗轻度哮喘有效且不良反应更少，是治疗轻度哮喘的选择之一。

2）长期治疗：整个哮喘的治疗过程需要对患者进行连续性的评估，观察疗效并适时调整治疗方案。大部分哮喘患者的治疗方案可从第 2 级治疗开始，研究显示虽然 ICS/LABA 作为起始治疗效果优于单用 ICS，但其费用昂贵、不能进一步降低哮喘急性发作的风险。从第 2 级到第 5 级的治疗方案中都应该有以吸入激素为主的哮喘控制药物，在以上每一级中应按需使用缓解药物，缓解药物与 SABA 相比，可以更好地缓解哮喘症状和降低急性发作风险（表 1-2）。如果使用当前治疗方案不能使哮喘得到控制，治疗方案应该升级直至达到哮喘控制为止。

表 1-2　哮喘患者长期（阶梯式）治疗方案

治疗方案	第 1 级	第 2 级	第 3 级	第 4 级	第 5 级
首选控制药物	不需使用药物	低剂量 ICS	低剂量 ICS/LABA	中 / 高剂量 ICS/LABA	添加入噻托溴铵、口服激素、IgE 单克隆抗体、抗 IL-5 药物
其他可选控制药物	低剂量 ICS	LTRA、低剂量茶碱	中 / 高剂量 ICS、低剂量 ICS/LTRA（或加茶碱）	噻托溴铵，中 / 高剂量 ICS/LTRA（或加茶碱）	–
缓解药物	按需使用 SABA 或 ICS/ 福莫特罗复合制剂				

3）降级治疗原则：①当哮喘症状控制且肺功能稳定至少 3 个月后，治疗方案可考虑降级，若患者存在急性发作危险因素或固定性气流受限，需要在严密监控下进行降级治疗。②选择合适时机进行降级治疗：避开呼吸道感染、妊娠、旅游等。③每一次降级治疗都应视为一次试验，使患者参与到治疗中，记录哮喘状态（症状控制、肺功能、危险因素），书写哮喘行动计划，密切观察症状控制情况、呼气流量峰值（PEF）变化，并定期随访，确保患者有足够的药物恢复到原来的治疗方案。④通常每 3 个月减少 ICS 剂量 25% ~ 50% 是安全可行的。若患者使用最低剂量控制药物达到哮喘控制 1 年，并且哮喘症状不再发作，可考虑停

用药物治疗。

（3）非药物治疗　非药物治疗可减轻哮喘患者的症状、减少未来急性发作风险，包括以下措施：脱离变应原；戒烟及避免香烟暴露；规律的体育活动；识别和去除职业相关哮喘；若哮喘症状加重时需停用非甾体抗炎药；健康饮食。

2. 急性发作期哮喘的治疗

（1）治疗原则　去除诱因，使用支气管扩张剂、合理氧疗、适时足量全身使用糖皮质激素。治疗目标是尽快缓解气道痉挛、纠正低氧血症、恢复肺功能、预防进一步恶化或再次发作、防治并发症。

（2）轻、中度　经定量气雾剂＋储雾罐吸入 SABA 4 ～ 10 喷，第 1 小时内每 20 分钟可重复 1 次；泼尼松龙 0.5 ～ 1.0mg/kg，最大剂量不超过 50mg；控制性氧疗，目标 SaO_2 为 93% ～ 95%。

（3）重度病情恶化　转诊至急诊，等待转诊过程时，给予吸入性 SABA、SAMA、氧疗、全身性糖皮质激素。

【中医治疗】

1. 治疗原则　哮喘整体属邪实正虚之证，发时以邪实为主，当分清寒痰、热痰，注意是否兼有表证。未发时以正虚为主，应辨阴阳之偏虚，肺、脾、肾三脏之所属；久发者当辨虚实之主次。治疗当宗丹溪"未发以扶正气为主，既发以攻邪气为急"之意，以"发时治标，平时治本"为基本原则。发时攻邪治标，祛痰利气，寒痰宜温化宣肺，热痰当清化肃肺，寒热错杂者，当温清并施。表证明显者兼以解表，正虚邪实者，又当兼顾。平时应扶正治本，阳气虚者应予温补，阴虚者予滋养，分别采取补肺、健脾、益肾等法，以减轻、减少或控制其发作。

2. 辨证论治

（1）发作期

1）冷哮证

证候：喉中哮鸣如水鸡声，呼吸急促，喘憋气急，胸膈满闷，咳痰色白，面色晦滞，或有恶寒，发热，身痛，舌质淡苔白滑，脉浮紧或弦紧。

治法：温肺散寒，化痰利气。

方药：射干麻黄汤加减。

加减：痰壅喘逆不得卧，合三子养亲汤或葶苈子；表寒里饮，寒象明显，用小青龙汤，加杏仁、紫苏子、白芥子、陈皮。

中成药：消咳喘胶囊，口服，每次 2 粒，每日 3 次。

2）热哮证

证候：喉中哮鸣如吼，气粗息涌，胸膈烦闷，呛咳阵作，痰黄黏稠，面红，伴有身热，心烦口渴，舌质红苔黄腻，脉滑数。

治法：清热宣肺，化痰定喘。

方药：定喘汤加减。

加减：表热甚，加连翘、薄荷；肺气壅实，痰鸣息涌，不得卧，加葶苈子、瓜蒌皮、地龙；便秘，加酒大黄、枳实；痰稠黄难咳，加黛蛤散、知母、鱼腥草；痰多色黄，胸痛，合用苇茎汤。

3）风痰哮证

证候：时发时止，发时喉中哮鸣有声，声如拽锯，或鸣声如吹哨笛，喘急胸闷，咳痰黏腻难出，或为白色泡沫痰，面色青暗；常反复发作，止时又如常人，发病前多有鼻痒、咽痒、喷嚏、咳嗽，舌质淡苔白，脉浮紧。

治法：祛风涤痰，降气平喘。

方药：三子养亲汤加减。

加减：痰壅喘急，不能平卧，加葶苈子、猪牙皂；感受寒邪而发，加紫苏叶、防风、地龙。

中成药：降气定喘丸，口服，每次1袋，每日2次。

4）虚哮证

证候：喉中哮鸣如鼾，声低，气短息促，动则喘甚，发作频繁，甚则持续喘哮，咳痰无力，痰涎清稀或质黏起沫，口唇爪甲发绀，舌质淡或偏红或紫暗，脉沉细或细数。

治法：补肺纳肾，降气化痰。

方药：平喘固本汤加减。

加减：下虚明显，加紫石英、补骨脂；四肢不温，加附子、干姜。

（2）缓解期

1）肺脾两虚证

证候：气短声低，喉中时有轻度哮鸣，痰多，质稀色白，自汗出，畏风，常感冒，倦怠无力，食少便溏，舌质淡苔白，脉细弱。

治法：健脾益气，补土生金。

方药：六君子汤加减。

加减：怕冷畏风明显，加桂枝、白芍、附子；气阴两虚，呛咳，痰少质黏，口咽干燥，舌质红，可用生脉散加北沙参、玉竹。

中成药：参贝北瓜颗粒，口服，每次1袋，每日3次。

2）肺肾两虚证

证候：短气息促，动则为甚，吸气不利，咳痰质黏起沫，腰酸腿软，脑转耳鸣，不耐劳累，下肢欠温，小便清长，舌质淡，脉沉细。

治法：补肺益肾。

方药：生脉地黄汤合金水六君煎加减。

加减：动则喘甚，可加蛤蚧粉；肾阳虚明显，加补骨脂、淫羊藿、肉桂；肾阴虚明显，加北沙参、冬虫夏草。

中成药：固本咳喘片，口服，每次 3 片，每日 3 次。

【护理】

1. 帮助患者识别并避免易致哮喘发生和发展的危险因素，提高患者的自我保健意识和能力，改善不良行为和生活方式，预防哮喘急性发作。此外，提高患者的依从性和遵医行为，达到并维持哮喘症状控制，减少疾病未来风险。

2. 给患者制定个体化治疗计划，自我监测，通过沟通、教育使患者在医生指导下自我管理，让患者有能力控制哮喘。

3. 避免或减少接触室内外过敏原、病毒感染、污染物、烟草烟雾、药物等危险因素，预防哮喘发病和症状加重。

4. 在长期随访过程中，按哮喘控制标准评估哮喘控制水平，采用相应分级治疗方案和升降级治疗达到并维持哮喘控制。

5. 每 1 ~ 3 个月随访 1 次，急性发作后每 2 ~ 4 周随访 1 次，随访要检查居家 PEF 和症状记录、吸入技术的掌握、危险因素和哮喘控制，即使哮喘得到控制，也要求患者定期随访。记录内容包括每日症状、每日 2 次 PEF 值和每 4 周 1 次的哮喘控制测试（ACT），监测维持哮喘控制水平，调整治疗方案，减少治疗药物需求量。

【转诊】

需转诊人群主要包括起病急、症状重、伴发感染及急性呼吸衰竭的患者。妊娠和哺乳期女性患者不建议基层就诊。转诊后 2 ~ 4 周基层医务人员应主动随访，了解患者在上级医院的诊断结果或治疗效果，达标者恢复常规随访，预约下次随访时间；如未能确诊或达标，仍建议在上级医院进一步治疗。

1. 初诊转诊

（1）因确诊或随访需求需要做肺功能检查（包括支气管舒张试验、支气管激发试验、运动激发试验等）。

（2）为明确过敏原，需要做过敏原皮肤试验或血清学检查。

（3）怀疑有其他心、脑、肾并发症或其他临床情况。

（4）妊娠和哺乳期女性。

（5）严重感染、伴呼吸衰竭者。

2. 随访转诊

（1）反复发作、频率明显增加，需进一步检查者。

（2）经过规范化治疗哮喘仍然不能得到有效控制。

（3）治疗过程中出现药物相关明显不良反应。

（4）随访过程中发现严重临床疾病或心脑肾损害而难以处理。

3. 急救车转诊

（1）意识丧失或模糊。

（2）当哮喘患者出现中度及以上程度急性发作，经过紧急处理后症状无明显缓解时。

（3）口服药物治疗出现过敏性休克等。

（4）严重感染并伴呼吸衰竭者。

六、肺炎

肺炎是由病原微生物（如细菌、病毒、真菌、支原体、衣原体、立克次体等）或其他因素（如放射线、化学烧伤、免疫损伤、过敏及药物等）引起的终末气道、肺泡和肺间质的炎症。细菌性肺炎是最常见的肺炎，也是最常见的感染性疾病之一。肺炎可根据病因、结构或患病环境进行分类。按解剖可分为大叶性（肺泡性）肺炎、小叶性（支气管性）肺炎及间质性肺炎；按病因可分为细菌性肺炎、非典型病原体所致肺炎、病毒性肺炎、肺真菌病、其他病原体所致肺炎及理化因素所致肺炎；按患病环境可分为社区获得性肺炎（CAP）及医院获得性肺炎（HAP）。本节以基层最为常见的 CAP 作为主要内容。

中医学认为，本病多由寒温失调、劳倦过度、起居不慎、卫外功能减弱、暴感外邪、病邪犯肺所致。病机有风热犯肺、痰热壅肺、热闭心包和阴竭阳脱等。病位在肺，与心、肝、肾密切相关。分虚实，临床以实证居多。风热疫毒之邪从口鼻而入，首先犯肺；或肺有伏热，复感外邪而发病。邪犯肺卫，正邪相争，化热入里，里热炽盛，炼津为痰，痰热内阻，肺失清肃，发为喘咳、胸痛等症。若邪盛正虚，可热闭心包，引动肝风；久则正虚邪恋，化燥伤阴。本病具有起病急、病情重、传变快的特点，整个病程可体现卫气营血或三焦传变的过程。一般救治及时，预后较好；若出现热厥神闭、热盛动风、阴竭阳脱等证候，救治不及时可危及生命。

【诊断】

1. 社区发病。

2. 临床表现：①新近出现的咳嗽、咳痰或原有呼吸道疾病症状加重，伴或不伴脓痰、胸痛、呼吸困难及咯血。②发热。③肺实变体征和（或）闻及湿性啰音。④外周血白细胞计数 > 10×10^9/L 或 < 4×10^9/L，伴或不伴细胞核左移。

3. 胸部影像学检查显示新出现的斑片状浸润影、叶或段实变影、磨玻璃影或间质性改变，伴或不伴胸腔积液。

符合 1、3 及 2 中任何一项，并排除肺结核、肺部肿瘤、非感染性肺间质性疾病、肺水肿、肺不张、肺栓塞、肺嗜酸粒细胞浸润症及肺血管炎等后，即可诊断。

【西医治疗】

根本目的为改善临床症状、减少并发症、降低复发率及病死率。治疗目标为病情好转，使身体恢复至正常水平。

抗感染是肺炎治疗最为关键的环节之一。经验性治疗主要根据本地区、本单位的肺炎病原体流行病学资料，选择覆盖可能病原体的抗生素；抗病原体治疗主要根据呼吸道或肺组织标本的细菌培养和药物敏感性试验结果，选择体外试验敏感的抗生素。此外，还应根据患者的年龄、有无基础疾病、是否有误吸和肺炎的严重程度等，选择相应的抗生素及给药途径。以下为 CAP 经验性抗感染治疗。

1. 首剂抗感染药物争取在诊断 CAP 后尽早使用，以改善疗效、降低病死率、缩短住院时间。但需要注意的是，正确诊断是前提，不能为了追求"早"而忽略必要的鉴别诊断。

2. 对于门诊轻症 CAP 患者，尽量使用生物利用度好的口服抗感染药物治疗。建议口服阿莫西林或阿莫西林 / 克拉维酸治疗；青年无基础疾病患者或考虑支原体、衣原体感染患者可口服多西环素 / 米诺环素；我国肺炎链球菌及肺炎支原体对大环内酯类药物耐药率高，在耐药率较低地区可用于经验性抗感染治疗；喹诺酮类可用于上述药物耐药率较高地区或药物过敏或不耐受患者的替代治疗。

3. 对于需要住院的 CAP 患者，推荐单用 β - 内酰胺类或联合多西环素、米诺环素、大环内酯类或单用喹诺酮类。但与联合用药相比，喹诺酮类单药治疗不良反应少，且不需要皮试。

4. 对于需要入住重症加强护理病房（ICU）的无基础疾病青壮年罹患重症 CAP 的患者，推荐青霉素类 / 酶抑制剂复合物、三代头孢菌素、厄他培南联合大环内酯类或单用喹诺酮类静脉治疗，而老年人或有基础病患者推荐联合用药。

5. 对于有误吸风险的 CAP 患者应优先选择氨苄西林 / 舒巴坦、阿莫西林 / 克拉维酸、莫西沙星、碳青霉烯类等有抗厌氧菌活性的药物，或联合应用甲硝唑、克林霉素等。

6. 年龄 ≥ 65 岁或有基础疾病（如充血性心力衰竭、心脑血管疾病、慢性呼吸系统疾病、肾功能衰竭、糖尿病等）的住院 CAP 患者，要考虑肠杆菌科细菌感染的可能。此类患者应进一步评估产超广谱 β - 内酰胺酶菌感染风险。高风险患者经验性治疗可选择头孢霉素类、哌拉西林 / 他唑巴坦、头孢哌酮 / 舒巴坦或厄他培南等。

7. 在流感流行季节，对怀疑流感病毒感染的 CAP 患者，推荐常规进行流感病毒抗原或核酸检查，并积极应用神经氨酸酶抑制剂抗病毒治疗，不必等待流感病原

检查结果，即使发病时间超过 48 小时也推荐应用。流感流行季节需注意流感继发
细菌感染的可能，其中肺炎链球菌、金黄色葡萄球菌及流感嗜血杆菌较为常见。

8. 抗感染治疗一般可于热退 2 ~ 3 天且主要呼吸道症状明显改善后停药，但
疗程应视病情严重程度、缓解速度、并发症及不同病原体而异，不必以肺部阴影
吸收程度作为停用抗菌药物的指征。通常轻、中度 CAP 患者疗程 5 ~ 7 天，重
症及伴有肺外并发症患者可适当延长抗感染疗程。非典型病原体治疗反应较慢者
疗程延长至 10 ~ 14 天。金黄色葡萄球菌、铜绿假单胞菌、克雷伯菌属或厌氧菌
等容易导致肺组织坏死，抗菌药物疗程可延长至 14 ~ 21 天。

【中医治疗】

1. 治疗原则 肺炎多因感受风热毒邪而发病，初期邪在肺卫，中期应辨痰热
的轻重，以及是否有闭窍、动风、邪陷正脱之危证；恢复期应辨气阴亏损的程度
及余邪是否彻底清除。治疗以清泻肺热为原则，初期当疏风清肺，若卫气同病当
表里双解；中期痰热炽盛，重在清热毒、化痰浊，若致腑实、结胸、闭窍、虚脱
则当辨证施以通腑泄热、化痰宽胸、清热开窍及固脱之法；恢复期以益气养阴、
扶助正气为主，但不宜过早补益，以免留邪。

2. 辨证论治

（1）风热袭肺证

证候：发热，恶风，咳嗽，咳声嘶哑，咳痰不爽，痰黏稠色黄，咳时汗出，
口渴，流黄涕，头身疼痛，舌质红苔薄黄，脉浮数。

治法：疏风清热，清肺化痰。

方药：银翘散加减。

加减：咳甚，加前胡、枇杷叶；咽痛，声嘶，加射干、板蓝根；口渴咽干，
加南沙参、天花粉；气喘，加桑白皮、瓜蒌皮；发热甚，加生石膏、知母。

中成药：①桑菊银翘散，口服，每次 10g，每日 2 ~ 3 次。②疏风解毒胶囊，
口服，每次 4 粒，每日 3 次。

（2）外寒内热证

症状：咳嗽，气喘，痰黏而稠，咳痰不爽，恶寒重，身热，烦闷，身痛，有
汗或无汗，口渴，舌质红苔薄白或黄，脉浮数。

治法：疏风散寒，清肺化痰。

方药：麻杏石甘汤合清金化痰汤加减。

加减：痰多，加瓜蒌皮、鱼腥草；大便秘结，加大黄、芒硝。

中成药：通宣理肺丸，口服，每次 8 ~ 10 丸，每日 2 ~ 3 次。

（3）痰热壅肺证

证候：咳嗽气急，痰多色黄，胸痛，喘促不宁，烦躁不安，胸膈灼热如焚，
唇焦咽燥，口渴，便秘，舌质红苔黄而干，脉滑数。

治法：清热解毒，宣肺压痰。

方药：贝母瓜蒌散合清金降火汤加减。

加减：痰中带血，加白茅根、侧柏叶；胸痛明显，加赤芍、郁金；大便秘结，加酒大黄、枳实。

中成药：清肺消炎丸，口服，每次 6 丸，每日 3 次。

（4）肺热腑实证

证候：咳嗽气急，发热口渴，潮热，时有谵语，腹部胀满，按之作痛，大便秘结，苔黄而燥，脉沉而有力。

治法：宣肺化痰，泄热攻下。

方药：宣白承气汤加减。

加减：痰涎壅盛，酌加鲜竹沥、浙贝母；腹胀甚，加莱菔子、枳实、厚朴。

中成药：连花清瘟胶囊，口服，每次 4 粒，每日 3 次。

（5）痰浊阻肺证

证候：咳嗽，气短，痰多白黏，或为泡沫痰，痰易咳出，胃脘痞满，纳呆食少，舌质淡苔白，脉弦滑。

治法：燥湿化痰，宣降肺气。

方药：半夏厚朴汤合三子养亲汤。

加减：痰从寒化，畏寒、痰白稀，加干姜、细辛；痰多咳喘，胸闷不得卧，加麻黄、薤白、葶苈子；脘腹胀闷，加木香、焦槟榔、白豆蔻。

中成药：苏子降气丸，口服，每次 6g，每日 1 ~ 2 次。

（6）肺胃阴伤证

证候：咳嗽声低，气短神疲，身热多汗，心胸烦闷，气逆欲呕，口渴喜饮，或虚烦不寐，尿短黄，舌红苔少，脉虚数。

治法：益气养阴，润肺化痰。

方药：竹叶石膏汤加减。

加减：干咳痰少，加川贝母、北沙参；余热未退，加玄参、地骨皮。

中成药：①养阴清肺丸，口服，每次 6g，每日 2 次。②百合固金口服液，口服，每次 10 ~ 20mL，每日 3 次。

【护理】

1.注意休息，保证充足的睡眠，避免受凉、淋雨；减少危险因素，如戒烟、忌酒；按时服药，定期随访。

2.保持良好卫生习惯，有咳嗽、喷嚏等呼吸道症状时佩戴口罩有助于减少呼吸道感染病原体播散。

3.接种肺炎链球菌疫苗是预防社区获得性肺炎有效的方法，推荐 60 岁以上的老年人及 2 ~ 59 岁的高危人群注射肺炎链球菌疫苗。

4. 加强体育锻炼，增强体质。

【转诊】

需转诊人群主要包括起病急、症状重、怀疑重症肺炎及多种药物无法控制的多重耐药患者。妊娠和哺乳期女性患者不建议基层就诊。转诊 2 ~ 4 周后基层医务人员应主动随访，了解患者在上级医院的诊断结果或治疗效果，达标者恢复常规随访，预约下次随访时间；如未能确诊或达标，仍建议在上级医院进一步治疗。

1. 初诊转诊

（1）患者呼吸频率 ≥ 30 次 / 分、收缩压 < 90mmHg、年龄 > 65 岁时。

（2）寒战、高热（体温 > 39.1℃），伴抽搐、口唇发绀者。

（3）妊娠和哺乳期女性。

（4）患者意识障碍、呼吸困难、需气管插管者。

（5）怀疑新出现的心脑肾并发症或其他严重临床情况。

（6）因诊断需要到上级医院进一步检查。

2. 随访转诊

（1）经药物治疗足疗程仍未见好转、双肺仍可闻及散在湿性啰音、症状未见减轻者。

（2）病情反复发作、对多种抗生素耐药者。

（3）怀疑与治疗药物相关且难以处理的不良反应。

（4）随访过程中发现严重临床疾患或心脑肾损害而难以处理。

3. 急救车转诊

（1）意识丧失或模糊。

（2）患者呼吸频率 ≥ 30 次 / 分、收缩压 < 90mmHg 或舒张压 ≤ 60mmHg，伴寒战、高热、言语不清者。

（3）口服药物出现过敏性休克等。

第二节　心血管系统疾病

一、原发性高血压

原发性高血压是一种以体循环动脉压升高为主要特点，由多基因遗传、环境及多种危险因素相互作用所致的全身性疾病。高血压可分为原发性高血压（即高血压）和继发性高血压（即症状性高血压）两大类，其中原发性高血压占高血压的 95% 以上。其主要病理改变是动脉的病变和左心室的肥厚，随着病情的进展，心（心力衰竭、冠心病、主动脉夹层）、脑（脑出血、脑血栓形成、腔隙性脑梗死、短暂性脑缺血发作）、肾（慢性肾衰竭）等重要脏器均可累及，其结构和功能因此发生不同程度的改变，可带来严重的并发症。

中医学认为，本病由情志失调、饮食失节和内伤虚损等因素引起，主要引起肝肾阴阳、冲任失调等脏腑功能失调。病机主要为肝阳上亢、风扰清窍，肾精亏耗、水不涵木，脾虚失健、痰浊阻滞、脏腑失调、血脉瘀阻。本虚标实是致病关键，本虚为脏腑功能失调或虚损，以肝、脾、肾为主；标实为因脏腑功能失调或虚损而导致的风、火、痰、瘀、虚等。

【诊断】

高血压诊断主要根据诊室测量的血压值，采用经核准的水银柱或电子血压计，测量安静休息坐位时上臂肱动脉部位血压，一般需非同日测量 3 次血压值收缩压 ≥ 140mmHg 和（或）舒张压 ≥ 90mmHg 可诊断为高血压。

1. 在确立原发性高血压诊断后，应对原发性高血压的血压水平进行定义和分类（表 1-3）。

表 1-3　血压水平的定义和分类

类别	收缩压（mmHg）		舒张压（mmHg）
正常血压	< 120	和	< 80
正常高值	120 ~ 139	和 / 或	80 ~ 89
高血压	≥ 140	和 / 或	≥ 90
1 级高血压（轻度）	140 ~ 159	和 / 或	90 ~ 99
2 级高血压（中度）	160 ~ 179	和 / 或	100 ~ 109
3 级高血压（重度）	≥ 180	和 / 或	≥ 110
单纯收缩期高血压	≥ 140	和	< 90

注：若患者的收缩压与舒张压分属不同的级别时，则以较高的分级为准。单纯收缩期高血压也可按照收缩压水平分为 1、2、3 级

2. 根据心血管总体危险量化估计预后根据患者血压水平、现存的危险因素、靶器官损害、伴发临床疾病（表 1-4）进行危险分层。将患者分为低危、中危、高危、很高危四层（表 1-5）。低危、中危、高危、很高危分层的主要内容如下。

表 1-4　简化危险分层项目内容

心血管危险因素	高血压 1 ~ 3 级；男性 >55 岁，女性 >65 岁；吸烟或被动吸烟；血脂异常；糖耐量受损；腰围：男性 ≥ 90cm，女性 ≥ 85cm，或肥胖（BMI ≥ 28kg/m²）；早发心血管病家族史（一级亲属发病年龄 <50 岁）
是否存在靶器官损害	左心室肥厚；微量白蛋白尿；血肌酐浓度轻度升高或 eGFR30 ~ 59mL · min⁻¹ · (1.73m²)⁻¹
是否并存临床疾病	脑血管疾病（缺血性脑卒中、出血性脑卒中、TIA）；心脏疾病（心绞痛、心肌梗死、慢性心力衰竭、心房颤动）；糖尿病；肾脏疾病［血肌酐浓度明显升高或 GFR<30mL · min⁻¹ · (1.73m²)⁻¹，蛋白尿 ≥ 300mg/24h］；重度高血压性视网膜病变（出血或渗出、视乳头水肿）

注：BMI 身体质量指数；eGFR 估算的肾小球滤过率；TIA 短暂性脑缺血发作

表 1-5　根据心血管总体危险量化估计预后危险度分层表

危险因素、靶器官损害和临床疾患	血压（mmHg）			
	收缩压 130～139 和/或舒张压 85～89	1级高血压 收缩压 140～159 和/或舒张压 90～99	2级高血压 收缩压 160～179 和/或舒张压 100～109	3级高血压 收缩压≥180 和/或舒张压 ≥110
无其他危险因素	—	低危	中危	高危
1～2个危险因素	低危	中危	中/高危	很高危
≥3个危险因素、靶器官损伤，或CKD3期，无并发症的糖尿病	中/高危	高危	高危	很高危
临床并发症或CKD4期有并发症的糖尿病	高/很高危	很高危	很高危	很高危

注：CKD3 期估算的肾小球滤过率为 30～59 mL·min^{-1}·(1.73m^2)$^{-1}$；CKD4 期估算的肾小球滤过率为 15～29 mL·min^{-1}·(1.73m^2)$^{-1}$

【西医治疗】

高血压患者的降压目标是收缩压＜140mmHg且舒张压＜90mmHg。年龄≥80岁且未合并糖尿病或慢性肾脏疾病的患者，降压目标为收缩压＜150mmHg且舒张压＜90mmHg。限盐减重多运动，戒烟限酒心态平。

患者一旦确诊高血压，建议在生活方式干预的同时立即启动药物治疗。仅收缩压＜160mmHg、舒张压＜100mmHg且未合并冠心病、心力衰竭、脑卒中、外周动脉粥样硬化病、肾脏疾病或糖尿病的高血压患者，医生也可根据病情及患者意愿暂缓给药，采用单纯生活方式干预最多3个月，若仍未达标，再启动药物治疗。

根据患者是否存在并发症及血压水平，选择合适的药物，优选长效药物。除心力衰竭及直立性低血压风险较大的高龄初始用药患者建议从小剂量开始外，其他高血压患者可从常用起始剂量开始。尽量选用证据明确、可改善预后的五大类降压药物，即血管紧张素转换酶抑制剂（ACEI）、血管紧张素Ⅱ受体拮抗剂（ARB）、β受体阻滞剂、钙通道阻滞剂（CCB）和利尿剂。为便于记忆，下文根据英文单词的首字母，分别以 A、B、C、D 简称。

1. ACEI 和 ARB　两类药物降压作用明确，尤其适用于心力衰竭、心肌梗死后、糖尿病、慢性肾脏疾病患者，可改善预后。用于蛋白尿患者，可降低尿蛋白，具有肾脏保护作用，但双侧肾动脉狭窄、肌酐（Cr）≥3mg/dL（265μmol/L）的严重肾功能不全及高血钾的患者禁用。妊娠或计划妊娠患者禁用。ACEI 类药物易引起干咳，若无法耐受可换用 ARB。两类药物均有引起血管神经性水肿的可能，但少见。

2. β 受体阻滞剂　可降低心率，尤其适用于心率偏快的患者，用于合并心肌梗死或心力衰竭的患者，可改善预后；用于冠心病、劳力性心绞痛患者，可减轻心绞痛症状。但注意急性心肌梗死后超早期应慎用，心力衰竭急性期（气短、端坐呼吸、不能平卧）不适合应用，应待病情平稳。心肌梗死或心力衰竭急性期不建议在基层首用 β 受体阻滞剂。以 β 受体阻滞作用为主的 α、β 受体阻滞剂，如卡维地洛、阿罗洛尔、拉贝洛尔等，也适用于上述人群。β 受体阻滞剂可降低心率，禁用于严重心动过缓患者，如心率 < 55 次 / 分、病态窦房结综合征、二度或三度房室传导阻滞；哮喘患者禁用。大剂量应用时对糖脂代谢可能有影响，高心脏选择性 β 受体阻滞剂对糖脂代谢影响不大。

3. 钙离子拮抗剂（CCB） 最常用于降压的是二氢吡啶类钙通道阻滞剂，如氨氯地平、硝苯地平缓释片等。此类药物降压作用强，耐受性较好，无绝对禁忌证，适用范围相对广，老年单纯收缩期高血压等更适用。最常见的不良反应是头痛、踝部水肿等。

4. 利尿剂 噻嗪类利尿剂较为常用。尤其适用于老年人、单纯收缩期高血压及合并心力衰竭的患者。噻嗪类利尿剂的主要副作用是低钾血症，且随着利尿剂使用剂量增加，低钾血症发生率也相应增加，因此建议小剂量使用，如氢氯噻嗪 12.5mg，每日 1 次。利尿剂与 ACEI 或 ARB 类药物合用，可抵消或减轻其低钾的副作用。痛风患者一般禁用噻嗪类利尿剂。严重心力衰竭或慢性肾功能不全时，可能需要应用袢利尿剂如呋塞米，同时需补钾，此时建议转诊至上级医院进一步诊治。

其他有明确降压效果的药物，包括复方利血平片、复方利血平氨苯蝶啶片等根据患者情况仍可使用。

以上药物剂量及次数仅供参考，实际使用时详见有关药品说明书。

高血压合并其他临床状况时，常用降压药物的强适应证（表 1-6）。

表 1-6 常用降压药物的强适应证

强适应证	CCB	ACEI	ARB	利尿剂	β 受体阻滞剂
左心室肥厚	+	+	+	±	±
稳定性冠心病	+	+[a]	+[a]	−	+
心肌梗死后	−[b]	+	+	+[e]	+
心力衰竭	−[e+]	+	+	+	+
心房颤动预防	−	+	+	−	+
脑血管病	+	+	+	+	±
颈动脉内中膜增厚	−	±	±	−	−
尿蛋白 / 微量白蛋白尿	−	+	+	−	−
肾功能不全	±	+	+	+[d]	−
老年	+	+	+	+	±
糖尿病	±	+	+	±	−
血脂异常	±	+	+	−	−

注：CCB：二氢吡啶类钙通道阻滞剂；ACEI：血管紧张素转换酶抑制剂；ARB：血管紧张素 II 受体阻滞剂；+：适用；−：证据不足或不适用；±：可能适用；a：冠心病二级预防；b：对伴心肌梗死病史者可选用长效 CCB 控制血压；e：螺内酯；d：eGFR < 30mL/min 时应选用袢利尿剂；e：氨氯地平和非洛地平可用

血压≥ 180/110mmHg 的紧急处理不伴心、脑、肾急性并发症的临床症状。

（1）口服短效降压药物，如卡托普利 12.5 ~ 25mg，或硝苯地平 10mg 或美托洛尔 25mg，口服，1 小时后可重复给药，门诊观察，直至降至 180/110mmHg 以下。

（2）仍≥ 180/110mmHg，或症状明显，建议转诊。

（3）24 ~ 48 小时降至 160/100mmHg 以下，之后调整长期治疗方案。

注意：严禁舌下含服硝苯地平等短效药物快速降压。

【中医治疗】

1. 治疗原则　虚补实泻，调整阴阳。虚者以精气虚居多，精虚者填精生髓，滋补肾阴；气血虚者宜益气养血，调补脾肾。实证以痰火为常见，宜清化痰热；痰湿中阻者，宜燥湿化痰；肝火偏盛者，宜清肝泻火；肝阳上亢，化火生风者，宜清镇潜降。本病发生多以阴虚阳亢者居多，治疗当宜清火滋阴潜阳。

2. 辨证论治

（1）肝火上炎证

证候：以头晕胀痛、面红目赤、烦躁易怒为主症，兼见耳鸣如潮、胁痛口苦、便秘溲黄等症，舌红苔黄，脉弦数。

治法：清肝泻火。

方药：龙胆泻肝汤加减。

加减：头痛，头晕甚，加石决明、珍珠母；目赤耳鸣，头痛偏甚，加菊花、蝉蜕、决明子、夏枯草；大便秘结，加柏子仁、瓜蒌子。

中成药：①泻青丸，口服，每次 1 丸，每日 3 次。②当归龙荟丸，口服，每次 20 丸，每日 1 次。

（2）痰湿内阻证

证候：以头重如裹为主症，兼见胸脘痞闷、纳呆恶心、呕吐痰涎、身重困倦、少食多寐等症，苔腻，脉滑。

治法：化痰祛湿，和胃降浊。

方药：半夏白术天麻汤加减。

加减：胸痛，加丹参、延胡索、瓜蒌、薤白；眩晕较甚，加代赭石、竹茹、生姜；脘闷，纳差，加砂仁、豆蔻、焦三仙。

中成药：眩晕宁片，口服，每次 2 ~ 3 片，每日 3 ~ 4 次。

（3）阴虚阳亢证

证候：以眩晕、耳鸣、腰酸膝软、五心烦热为主症，兼见头重脚轻、口燥咽干、两目干涩等症，舌红少苔，脉细数。

治法：平肝潜阳，清火息风。

方药：天麻钩藤饮加减。

加减：口苦目赤，烦躁易怒，加龙胆草、牡丹皮、夏枯草；目涩耳鸣，腰膝酸软，舌红少苔，脉弦细数，加枸杞子、制何首乌、生地黄、麦冬、玄参；目赤便秘，加大黄、芒硝或用当归龙荟丸以通腑泄热。

中成药：①清脑降压片，口服，每次 4 ~ 6 片，每日 3 次。②脑立清胶囊，口服，每次 3 粒，每日 2 次。

（4）肾精不足证

证候：以心烦不寐、耳鸣腰酸为主症，兼见心悸健忘、失眠梦遗、口干口渴等症，舌红，脉细数。

治法：滋养肝肾，益精填髓。

方药：左归丸加减。

加减：五心烦热，潮热颧红，舌红少苔，脉细数，加鳖甲、知母、黄柏、牡丹皮、地骨皮；兼下肢浮肿，尿少，加茯苓、泽泻。

中成药：①健脑补肾丸，口服，每次 15 粒，每日 2 次。②益龄精，口服，每次 10mL，每日 2 ~ 3 次。

【护理】

1.耐心劝慰患者，勿急勿躁，保持心情舒畅、乐观。

2.饮食定时定量，宜富于营养，清淡而易于消化，以低盐素食为佳。忌食油腻、肥甘厚味、海腥、生冷之品。戒烟酒及辛辣助火刺激之物。

3.严密观察病情变化，定时测量血压，加强巡视，如发现有唇舌发麻、肢体麻木、持物不稳、口眼歪斜、语言不利等中风先兆，应立即让患者卧床休息，积极处理。

4.适当运动，增强体质，注意休息，劳逸结合。室温保暖，防止外邪乘虚而入。慎房事，切忌纵欲过度。

【转诊】

需转诊人群主要包括起病急、症状重、怀疑继发性高血压及多种药物无法控制的难治性高血压患者。妊娠和哺乳期女性高血压患者不建议基层就诊。转诊后 2 ~ 4 周基层医务人员应主动随访，了解患者在上级医院的诊断结果或治疗效果，达标者恢复常规随访，预约下次随访时间；如未能确诊或达标，仍建议在上级医院进一步治疗。

1. 初诊转诊

（1）血压显著升高 ≥ 180/110mmHg，经短期处理仍无法控制。

（2）怀疑新出现心脑肾并发症或其他严重临床情况。

（3）妊娠和哺乳期女性。

（4）发病年龄 < 30 岁。

（5）伴蛋白尿或血尿。

（6）非利尿剂引起的低血钾。

（7）阵发性血压升高，伴头痛、心慌、多汗。

（8）双上肢收缩压差异＞20mmHg。

（9）因诊断需要到上级医院进一步检查。

2. 随访转诊

（1）至少3种降压药物足量使用，血压仍未达标。

（2）血压明显波动并难以控制。

（3）怀疑与降压药物相关且难以处理的不良反应。

（4）随访过程中发现严重临床疾病或心脑肾损害而难以处理。

3. 急救车转诊

（1）意识丧失或模糊。

（2）血压≥180/110mmHg伴剧烈头痛、呕吐，或突发言语障碍和/或肢体瘫痪。

（3）血压显著升高伴持续性胸背部剧烈疼痛。

（4）血压升高伴下肢水肿、呼吸困难，或不能平卧。

（5）胸闷、胸痛持续至少10分钟，伴大汗，心电图示至少两个导联ST段抬高，应以最快速度转诊，考虑溶栓或行急诊冠脉介入治疗。

二、心绞痛

心绞痛属于冠心病中的一种类型，其由于冠状动脉供血不足，心肌急剧、暂时的缺血与缺氧所致的临床综合征。其特点为阵发性的前胸压榨性疼痛感觉，主要位于胸骨后，可放射至心前区和左上肢内侧，常发生与劳力负荷增加时，持续数分钟，休息或用硝酸酯剂后消失。心绞痛包括稳定型心绞痛和不稳定型心绞痛。本病多发于40岁以上成人，男性发病早于女性。劳累、情绪激动、饱食、受寒、急性循环衰竭等常为诱因。大多数心绞痛是由冠心病所致。

本病与中医学"胸痹""心痛"相似，归属于"猝心痛""厥心痛"范畴。其发生与寒邪内侵、饮食不节、情志失调、年迈体衰等因素有关，主要病机为心脉痹阻，病位在心，涉及肝、脾、肾、肺等脏。病性总属本虚标实，气血阴阳亏虚为本虚，寒凝、气滞、痰浊、血瘀为标实。若病情进一步发展，瘀血痹阻血脉，则心胸猝然大痛，痛不可自止，而发为真心痛。

【诊断】

1. 典型心绞痛发作特点 主要胸骨体后有压迫、发闷或紧缩性，可波及心前区，手掌大小范围，也可横贯前胸，界限不清。常放射至左肩、左臂内侧达无名指和小指，或至颈、咽或下颌部。一般持续数分钟，多为3～5分钟，再结合年龄和存在冠心病危险因素，除其他原因所致的心绞痛，一般即可建立诊断。心绞痛发作时心电图检查可见ST-T改变，症状消失后心电图ST-T改变亦逐渐恢复，支持心绞痛诊断。发作不典型者，诊断依靠观察硝酸甘油的疗效和发作时心电图改变；如仍不能确诊，可行心电图负荷试验诱发亦可确诊，诊断有困难者可行冠脉 CT 血管成像技术（简称冠脉 CTA）、冠状动脉造影。

2. 分型

（1）稳定型心绞痛即稳定型劳力性心绞痛。

（2）不稳定型心绞痛主要包括以下亚型：①初发劳力性心绞痛。②恶化劳力性心绞痛。③静息心绞痛。④梗死后心绞痛。⑤变异型心绞痛

3. 分级

加拿大心血管病学会（CCS）把心绞痛严重程度分为四级。

Ⅰ级：一般体力活动（如步行和登楼）不受限制，仅在强、快或持续用力时发生心绞痛。

Ⅱ级：一般体力活动轻度受限，快步、饭后、寒冷或刮风中、精神应激或醒后数小时内发作心绞痛。一般情况下平地步行 200m 以上或登楼一层以上受限。

Ⅲ级：一般体力活动明显受限，一般情况下平地步行 200m 内或登楼一层引起心绞痛。

Ⅳ级：轻微活动或休息时可发生心绞痛。

不稳定型心绞痛可分为低危组、中危组、高危组。

【西医治疗】

根本目的为最大限度地降低心血管疾病病死率和致残率。治疗目标为缓解急性发作，预防再发作。

1. 发作时的治疗

（1）休息发作时立刻休息，症状即可消失。

（2）药物治疗较重的发作，可使用作用较快的硝酸酯类药。舌下含服起效最快，反复发作也可静脉使用，但需注意耐药可能。硝酸酯类药物除扩冠、降低阻力、增加冠脉循环的血流量外，还通过对周围血管的扩张作用，减少静脉回流心脏的血量，降低心室容量、心腔内压、心排血量和血压，降低心脏前后负荷和心肌的需氧，从而缓解心绞痛。① 0.5mg 硝酸甘油置于舌下含化，1 ~ 2 分钟即开始作用，约半小时后作用消失。延迟见效或完全无效时提示患者并非患冠心病或为严重的冠心病。与各种硝酸酯一样，副作用有头痛、面色潮红、心率反射性加快或低血压等。第一次含服硝酸甘油时应注意可能发生直立性低血压。② 5 ~ 10mg 硝酸异山梨酯，舌下含化，2 ~ 5 分钟见效，作用维持 2 ~ 3 小时；还有供喷雾吸入用的制剂。

2. 缓解期的治疗

（1）生活方式的调整　宜尽量避免各种诱发因素。清淡饮食，一次性进食不应过饱；戒烟限酒；调整日常生活与工作量；减轻精神负担；保持适当的体力活

动，但以不致发生疼痛症状为度；一般不需卧床休息。

（2）药物治疗

1）改善缺血、减轻症状的药物

β 受体拮抗剂：能抑制心脏 β 肾上腺素能受体，减慢心率，减弱心肌收缩力，降低血压，从而降低心肌耗氧量以减少心绞痛发作，增加运动耐量。用药后静息心率降至 55～60 次/分，严重心绞痛患者如无心动过缓症状可降至 50 次/分。推荐使用无内在拟交感活性的选择性 $β_1$ 受体拮抗剂。β 受体拮抗剂的使用剂量应个体化，从小剂量开始并逐级增加剂量，以能缓解症状、心率不低于 50 次/分为宜。有严重心动过缓和高度房室传导阻滞、窦房结功能紊乱、有明显的支气管痉挛或支气管哮喘的患者禁用 β 受体拮抗剂。外周血管疾病及严重抑郁是 β 受体拮抗剂的相对禁忌证。慢性肺心病患者可小心使用高度选择的 $β_1$ 受体拮抗剂。

硝酸酯类药：为非内皮依赖性血管扩张剂，能减少心肌耗氧和改善心肌灌注，从而减低心绞痛发作的频率和程度。缓解期主要为口服应用单硝酸异山梨酯或二硝酸异山梨酯等。每天用药时应注意给予足够的无药间期，以减少耐药性的发生。硝酸酯类药物的不良反应包括头痛、面色潮红、心率反射性加快或低血压等。

钙通道阻滞剂：本类药物抑制钙离子进入细胞内，以抑制细胞兴奋–收缩耦联中钙离子的作用，从而抑制心肌收缩，减少心肌耗氧；扩张冠脉，解除冠脉痉挛，改善心内膜下心肌的供血；扩张周围血管，降低动脉压，减轻心脏负荷；改善心肌的微循环。常用制剂有非二氢吡啶类包括维拉帕米（普通片 40～80mg，tid；缓释片 20～40mg，qd）、地尔硫䓬（普通片 30～60mg，tid；缓释片 90mg，qd），不建议应用于左室功能不全的患者，与 β 受体阻滞剂联合使用也需谨慎；二氢吡啶类包括常用的硝苯地平、氨氯地平等，同时有高血压的患者更适合使用。外周水肿、便秘、心悸、面部潮红是所有钙通道阻滞剂常见的副作用。其他不良反应还包括头痛、头晕、虚弱无力等。地尔硫䓬和维拉帕米能减慢窦房结心率和房室传导，不能应用于已有严重心动过缓、高度房室传导阻滞和病窦综合征的患者。

2）预防心肌梗死、改善预后的药物

抗血小板药物：阿司匹林是抗血小板治疗的基石，所有的患者只要无禁忌证都应该使用。最佳剂量范围为 75～100mg/d，其主要不良反应为胃肠道出血或对阿司匹林过敏。氯吡格雷也能抗血小板聚集反应，主要用于支架植入后及阿司匹林有禁忌证的患者，常用剂量 75mg，qd。

降低低密度脂蛋白胆固醇（LDL–C）的药物：他汀类药物为首选降脂药物。他汀类药物均能有效降低总胆固醇（TC）和 LDL–C，延缓斑块进展和稳定斑块。所有明确诊断冠心病患者，无论其血脂水平如何，均能给予他汀类药物，并将

LDL-C 降至 1.8mmol/L（70mg/dL）以下水平。临床常用辛伐他汀、阿托伐他汀、普伐他汀、瑞舒伐他汀等。

他汀类药物的总体安全性很高，但在应用时仍应注意监测转氨酶及肌酸激酶等生化指标，及时发现药物可能引起肝脏损伤和肌病，尤其是在采用大剂量他汀类药物进行强化调脂治疗时，更应注意监测药物的安全性。

ACEI 或 ARB：可以使冠心病患者的心血管死亡、非致死性心肌梗死等主要终点事件的相对危险性显著降低。稳定型心绞痛患者合并高血压、糖尿病、心力衰竭或左心室收缩功能不全的高危患者建议使用 ACEI，不能耐受 ACEI 类药物者可使用 ARB 类药物。

β 受体拮抗剂：对于心肌梗死后的稳定型心绞痛患者，β 受体拮抗剂可能可以减少心血管事件的发生。

（3）血管重建治疗 是采用药物保守治疗还是血运重建治疗（包括经皮介入治疗或者旁路移植术），需根据冠脉的病变解剖特征、患者临床特征及当地医疗机构手术经验等综合判断决定。

【中医治疗】

1. 治疗原则 针对本病本虚标实，虚实夹杂，发作期以标实为主，缓解期以本虚为主的病机特点，其治疗应补其不足，泻其有余。

2. 辨证论治

（1）心血瘀阻证

证候：胸痛以固定性疼痛、如刺如绞、入夜为甚为特点，面色紫暗，肢体麻木，口唇紫暗或暗红，舌质暗红或紫暗，舌体有瘀点瘀斑，舌下络脉紫暗，脉涩或结代。

治法：活血化瘀，通络止痛。

方药：冠心 2 号方加减。

加减：畏寒肢冷，加肉桂、细辛、高良姜、薤白；胸闷痰多，舌苔腻脉滑，加涤痰汤；舌苔黄腻，加温胆汤或小陷胸汤。

中成药：①血塞通软胶囊，口服，每次 1 粒，每日 3 次。②地奥心血康软胶囊，饭后口服，每次 1~2 粒，每日 3 次。③冠心舒通胶囊，口服，每次 3 粒，每日 3 次。

（2）气滞血瘀证

证候：胸痛以胸闷胀痛，多因情志不遂诱发为特点，善太息，脘腹两胁胀闷，得嗳气或矢气则舒，舌质紫或暗红，脉弦。

治法：行气活血，通络止痛。

方药：血府逐瘀汤加减。

加减：胀闷，气滞明显，加沉香；胸痛，血瘀明显，加失笑散；呃逆，胃气上逆，加丁香、檀香；心烦易怒，口干便秘，舌红苔黄，脉弦数，加牡丹皮、栀子；便秘，大肠积热，加枳实、厚朴。

中成药：①血府逐瘀胶囊，口服，每次6粒，每日2次。②心可舒片，口服，每次4片，每日3次。③麝香保心丸，口服，每次1~2丸，每日3次。

（3）痰浊闭阻证

证候：胸痛以胸闷痛为特点，痰多体胖，头晕多寐，身体困重，倦怠乏力，大便黏腻不爽，舌质淡红苔厚腻，脉滑。

治法：通阳泄浊，豁痰开结。

方药：瓜蒌薤白半夏汤加减。

加减：胸闷，气短，咳逆，小便不利，可用茯苓杏仁甘草汤；气塞，气短，心下痞满，可用橘枳姜汤；痰黏稠色黄，苔黄腻，脉滑数，可用小陷胸汤或黄连温胆汤；餐后心绞痛发作，加陈皮、白术。

中成药：①二陈丸，口服，每次9~15g，每日2次。②丹蒌片，饭后口服，每次5片，每日3次。

（4）气虚血瘀证

证候：胸痛以胸痛胸闷，劳则诱发为特点，症见气短乏力，身倦懒言，心悸自汗，面色淡白或晦暗，舌质淡暗胖，脉沉涩。

治法：益气活血，补虚止痛。

方药：八珍汤加减。

加减：气不上接，乏力较甚，加升陷汤；胸胀痛，心中气塞，短气，加用橘枳姜汤；痰多体胖，身体困重，加瓜蒌薤白半夏汤；痰黏稠色黄，苔黄腻，脉滑数，加小陷胸汤；口干多饮，舌红脉数，加牡丹皮、丹参、姜黄、赤芍。

中成药：①通心络胶囊，口服，每次2~4粒，每日3次。②脑心通胶囊，口服，每次2~4粒，每日3次，或遵医嘱。③麝香通心滴丸，口服，每次2丸，每日3次。

（5）气阴两虚血瘀证

证候：胸痛以胸闷隐痛，遇劳则甚为特点，气短口干，心悸倦怠，眩晕失眠，自汗盗汗，舌胖嫩红少津，脉细弱无力。

治法：益气养阴，活血通络。

方药：生脉散加减。

加减：纳呆，失眠，加茯神、法半夏、柏子仁、酸枣仁；舌体有瘀点瘀斑，舌下络脉紫暗，加冠心2号方。

中成药：①灯盏生脉胶囊，口服，每次3粒，每日3次。②参松养心胶囊，口服，每次2~4粒，每日3次。③通脉养心丸，口服，每次40丸，每日1~2次。

（6）心肾阳虚证

证候：胸痛以胸闷痛，遇寒加重为特点，畏寒肢冷，心悸怔忡，自汗，神倦，面色㿠白，便溏，肢体浮肿，舌质淡胖苔白，脉沉迟。

治法：补益阳气，温振心阳。

方药：参附汤合右归饮加减。

加减：喘促，心悸，浮肿，可用真武汤；痰多胸闷，兼有痰浊，加瓜蒌薤白半夏汤；舌体有瘀点瘀斑，舌下静脉紫暗，加冠心2号方；憋喘明显，夜间不能平卧，可用葶苈大枣泻肺汤。

中成药：活心丸，含服或吞服，每次 1~2 丸，每日 1~3 次。

【护理】

1.耐心劝慰患者，勿急勿躁，保持心情舒畅、乐观。

2.注意饮食，戒烟，少饮酒；不饮浓咖啡和浓茶，生活规律，保证充足睡眠；注意保暖，预防上呼吸道感染。

3.冠心患者在急性期，应绝对卧床休息。恢复期进行适当运动。在护理中，应根据患者的不同情况，对其运动方法、运动量加以指导。根据患者的体质、病情以不感过度疲劳为宜。

4.慎房事，切忌纵欲过度。

【转诊】

心绞痛发作后经休息、吸氧、含服硝酸甘不能缓解者或心肌酶学、心电图怀疑急性心肌梗死需转入有条件救治的上一级医院进行治疗。

1.首次发生心绞痛。

2.无典型胸痛发作，但心电图 ST-T 有动态异常改变。

3.稳定性心绞痛患者出现心绞痛发作频率增加，胸痛加重，持续时间延长，硝酸甘油对胸痛缓解效果不好，活动耐量减低或伴发严重症状。

4.反复心绞痛发作，心电图有或无 ST 段压低，但有明显心衰症状或合并严重心律失常。

5.胸痛伴新出现的左、右束支传导阻滞。

6.首次发现陈旧性心肌梗死；新近发生或者可疑心力衰竭。

7.急性冠脉综合征患者。

8.不明原因的晕厥、血流动力学不稳定。

9.出现其他严重并发症，如消化道出血、脑卒中等需要进一步检查者；需要做运动试验、核素成像检查、超声心动图、冠脉 CTA、冠状动脉造影等检查者。

对于病情较严重、风险较高的患者，应当在维持生命体征稳定条件下，及时转诊至有冠心病急症救治能力的二级以上医院救治。

三、风湿性心脏病

风湿性心脏病简称风心病，是风湿性炎症导致的慢性心脏瓣膜损害，产生不同程度的瓣膜狭窄或关闭不全，或两者同时存在，并导致心脏血流动力学改变，出现一系列临床症候群。临床主要有心悸、胸闷、气促、心脏杂音，或颧颊紫红、咯血，或心绞痛、晕厥，后期出现心力衰竭、心律失常、血栓栓塞等表现。在此主要介绍二尖瓣与主动脉瓣的病变。

本病属于于中医学"心悸""怔忡""心痹"范畴，与风寒湿热之邪入侵，瘀血、水饮、痰浊有密切关系，病位主要在心脉，常涉及肺、脾、肾。基本病机为正虚邪入，痹阻心脉。其属于本虚标实，虚主要是阴（血）阳（气）亏虚，实则以瘀血、水饮、痰浊为主。早期或慢性期感邪时，以风寒湿热之邪痹阻肌腠、筋脉及骨节为主。心脉痹阻后，心血瘀滞常与心肺气虚并见。日久不愈，则以阳虚及瘀血、水饮、痰浊同时并见为主要病变。本病严重时可见心阳暴脱及阴盛格阳之危候。

【诊断】

1. 流行病学

（1）多见于中青年患者。

（2）有心脏瓣膜损害的表现和（或）有风湿热及关节痛史。

（3）排除其他原因引起的心脏瓣膜损害（如梅毒性心脏病、二尖瓣脱垂、先天性瓣膜畸形等）及心脏扩大所致瓣膜相对关闭不全和狭窄。

2. 临床表现

（1）二尖瓣狭窄

1）症状：呼吸困难、咳血、咳嗽、右心衰竭、血栓栓塞及其他症状。

2）体征：重度二尖瓣狭窄可见"二尖瓣面容"，两颧紫红色，口唇轻度发绀；儿童期发生二尖瓣狭窄，可见心前区隆起。明显右心室肥厚者心尖搏动弥散、左移，心尖区可触及舒张期震颤。心浊音界向左扩大，心尖区舒张中、晚期低调的隆隆样杂音呈递增型，较局限，左侧卧位明显。

3）超声心动图：是确定和定量诊断二尖瓣狭窄的可靠方法。M 型超声显示：EF 斜率降低，双峰不明显，前后叶于舒张期呈同向运动即城垛样改变；二尖瓣瓣叶增厚、畸形和钙化；左房增大且排空减慢；左心室腔正常或缩小；可有右室肥大。二维超声显示：舒张期前叶呈圆拱状，后叶活动度减小，交界处融合，瓣叶增厚，瓣口面积常 $< 1.0 cm^2$，左房右室大，可发现左房内附壁血栓。彩色多普勒显示：缓慢而渐减的血流通过二尖瓣。

（2）二尖瓣关闭不全

1）症状：慢性二尖瓣关闭不全的无症状期较二尖瓣狭窄者长，从初次风湿性心脏病到出现明显症状可长达 20 年。轻度二尖瓣关闭不全可终身无症状，一旦出现症状，多已有不可逆心功能损害，且进展迅速。本病常见有疲乏无力、劳力性呼吸困难、端坐呼吸等心排血量减少及肺淤血症状，后期出现右心衰及体循环淤血症状。

2）体征：心尖搏动向左下移位。心浊音界向左下扩大，后期亦可向右扩大。心尖部第一心音减弱；心尖部较粗糙的吹风样全收缩期杂音，范围广泛，常向左腋下及左肩胛下角传导，可掩盖第一心音；肺动脉高压时可闻及肺动脉瓣区第二心音亢进、分裂；二尖瓣关闭不全严重反流时心尖区可闻及第三心音。

3）超声心动图：M 型和二维超声可测定出左房、左室大，瓣叶及瓣下结构增厚、融合缩短。瓣口关闭时对合不佳，但不能确定反流情况。多普勒超声能清楚显示二尖瓣关闭不全时左房内出现的高速异常反流束，诊断的敏感性可达 100%，并能评定二尖瓣反流的程度，如最大射流面积 < 4cm^2 为轻度反流，4 ~ 8cm^2 为中度反流，> 8cm^2 为重度反流。

（3）主动脉瓣狭窄

1）症状：呼吸困难、心绞痛、昏厥或黑蒙。

2）体征：心尖搏动向左下移位。主动脉瓣区可出现收缩期震颤。心浊音界向左下扩大。心尖部第一心音正常，主动脉瓣区第二心音减弱或消失，可听到高调、粗糙的递增 – 递减型收缩期杂音，向颈部传导，可有收缩早期喷射音，甚至因左室射血时间延长可出现第二心音逆分裂。

3）超声心动图：M 型诊断本病不敏感、缺乏特异性。二维超声心动图探测主动脉瓣异常很敏感，有助于确定狭窄和病因，但不能准确定量狭窄的程度。连续多普勒可测定通过主动脉的最大血流速度，并可计算最大跨膜压力阶差以及瓣口面积。

（4）主动脉瓣关闭不全

1）症状：慢性主动脉瓣关闭不全可多年无症状，甚至可耐受运动。最先的主诉与心搏量增多有关，如心悸、心前区不适、头部搏动感等。晚期左室功能失代偿出现呼吸困难等症状。

2）体征：颜面较苍白，颈动脉搏动明显，心尖搏动向左下移位且范围较广，可见点头运动及毛细血管搏动。心尖搏动向左下移位并呈抬举性，有水冲脉。心浊音界向左下扩大，心腰明显，呈靴形。心尖部第一心音减弱；主动脉瓣区第二心音减弱或消失；主动脉瓣第二听诊区可闻及叹气样递减型舒张期杂音，可向心尖部传导，前倾位和深吸气更易听到。

3）超声心动图：M 型超声显示舒张期二尖瓣前叶或室间隔纤细扑动，为主动脉瓣关闭不全的可靠诊断征象；左室增大，左室流出道增宽，左室后壁及室间隔搏动幅度增加。二维超声可显示瓣膜和主动脉根部的形态改变，可见瓣膜关闭时不能合拢。多普勒超声为最敏感的确定主动脉瓣反流的方法，在左心室侧可探及全舒张期高速射流，通过计算反流血量与搏出量的比例估计病情程度。

【西医治疗】

风湿性心脏病治疗的根本目的在于减轻症状、控制病情发展、恢复心脏功能、提高生活质量。尽可能地预防风湿反复发作，避免心瓣膜损害进一步加重，积极防治各种并发症。

1. 一般治疗 患者应限制体力劳动或适当卧床休息，减轻心脏负荷；有心功能不全者，应低钠饮食；防止风湿热复发，积极防治猩红热、急性扁桃体炎、咽炎等链球菌感染。

2. 药物及手术治疗

（1）二尖瓣狭窄 应长期甚至终身应用苄星青霉素 120 万 U，每 4 周肌肉注射一次；手术或器械操作前口服抗生素，预防感染性心内膜炎。二尖瓣狭窄合并房颤时，极易发生血栓栓塞。若无禁忌，无论是阵发性还是持续性房颤，均应长期口服华法林抗凝，达到 2.5 ～ 3.0 国际标准化值（INR）。手术治疗主要有经皮球囊二尖瓣成形术、闭式分离术、直视分离术、人工瓣膜置换术等。

（2）二尖瓣关闭不全 预防感染性心内膜炎、风湿热同二尖瓣狭窄。心房颤动的治疗同二尖瓣狭窄，但维持窦性心律不如二尖瓣狭窄者重要。慢性房颤、有体循环栓塞史、左房有血栓者，应长期抗凝治疗。心力衰竭者应限制钠盐的摄入，使用血管紧张素转化酶抑制剂（ACEI）、利尿剂、β 受体阻滞剂和洋地黄。手术可采用人工瓣膜置换术和瓣膜修补术。

（3）主动脉瓣狭窄 预防风湿热和感染性心内膜炎。主动脉瓣狭窄者不能耐受心房颤动，如有频发房性早搏应予抗心律失常治疗，以预防房颤。心绞痛者可试用硝酸酯类药物。心力衰竭者应限制钠盐摄入，可用洋地黄制剂，慎用利尿剂。过度利尿可因低血容量导致心排血量减少，发生直立性低血压。不可使用扩张小动脉的血管扩张剂，以防血压过低。β 受体阻滞剂等负性肌力药物也应避免应用。手术主要包括人工瓣膜置换术、经皮球囊主动脉瓣成形术等。

（4）主动脉瓣关闭不全 预防风湿活动和感染性心内膜炎；无症状的严重主动脉瓣关闭不全伴左心室功能正常者，长期使用血管扩张剂尤其是转换酶抑制剂可延长无症状和心功能正常时间；心力衰竭者使用转换酶抑制剂、洋地黄和利尿剂；心绞痛用硝酸酯类药物；主动脉瓣关闭不全患者耐受心律失常的能力极差，应积极纠正心房颤动和缓慢性心律失常。手术主要包括人工瓣膜置换术、瓣膜修复术。

【中医治疗】

1. 治疗原则 以益气养阴、活血通脉、温肾行水为主，出现心阳暴脱等危候时应复脉固脱。

2. 辨证论治

（1）气阴两虚证

证候：心悸气短，倦怠乏力，头晕目眩，面色无华，动则汗出，自汗或盗汗，夜寐不宁，口干，舌质红或淡红苔薄白，脉细数无力或促结代。

治法：益气养阴，宁心复脉。

方药：炙甘草汤加减。

加减：心悸汗出，去桂枝，加柏子仁、煅龙骨、煅牡蛎；夜寐不宁，加夜交藤、酸枣仁；尿少水肿，加葶苈子、茯苓、泽泻。

中成药：生脉饮，口服，每次 10mL，每日 3 次。

（2）气虚血瘀证

证候：心悸气短，面色晦暗，口唇青紫，颈脉怒张，胸胁满闷，胁下痞块，或痰中带血，舌有紫斑瘀点，脉细涩或结代。

治法：益气养心，活血通脉。

方药：独参汤合桃仁红花煎加减。

加减：胸部窒闷，去生地黄，加沉香、降香；胸满闷痛，苔浊腻，加瓜蒌子、薤白、法半夏；咯血，加三七。

中成药：通心络胶囊，口服，每次 2 ~ 4 粒，每日 3 次。

（3）心肾阳虚证

证候：心悸，喘息不能平卧，颜面及肢体浮肿，或伴胸腔积液，腹水，脘痞腹胀，形寒肢冷，大便溏泄，小便短少，舌质淡体胖大，苔薄白，脉沉细无力或结代。

治法：温补心肾，化气行水。

方药：参附汤合五苓散加减。

加减：喘息汗出不得卧，加麦冬、五味子、煅龙骨。

中成药：参附强心丸，口服，每次 6g，每日 2 ~ 3 次。

【护理】

1. 术后早期需要按时服用抗凝药、强心利尿剂等。置换生物瓣需要在术后半年服用低强度抗凝治疗，置换机械瓣则需要终生服用抗凝药物。

2. 注意保持良好的生活习惯，少熬夜，避免劳累。

3. 平时可适当锻炼，增强体质，防止感冒等呼吸道炎症，如果患有牙周炎、口腔破溃、泌尿系感染等，应及时就医，主动向医生说明曾接受过心脏瓣膜手术，并准确提供目前的用药情况。

4. 饮食清淡而富有营养，勿摄入过多食盐，不宜食油炸燥热食品，忌辛辣，戒烟酒，宜少吃多餐，多食水果、蔬菜。

【转诊】

1. 呼吸困难、端坐呼吸和夜间阵发性呼吸困难者。

2. 痰中带血丝，突然大咯血，吐粉红色泡沫样痰。

3. 突然发生的、短暂的意识丧失的晕厥。

4. 出现体循环淤血症状，纳差、腹胀、尿少、水肿、肝区胀痛或黄疸者。

5. 出现心绞痛症状。

6. 因诊断需要到上级医院进一步检查。

对于病情较严重、风险较高的患者，应当在维持生命体征稳定的条件下，及时转诊至有救治能力的二级以上医院救治。

四、心律失常

正常情况下，心脏以一定范围的频率发生有规律的搏动，这种搏动的冲动起源于窦房结，以一定的顺序和速率传导至心房和心室，协调心脏各部位同步收缩，形成一次心搏，周而复始，为正常节律。心律失常是指心脏冲动的频率、节律、起源部位、传导速度或激动次序的异常，可见于生理情况，更多见于病理性情况，包括心脏本身疾病和非心脏疾病。

本病属于中医学"心悸""怔忡"范畴。因感受外邪、情志失调、饮食不节、劳欲过度、久病失养及药物影响所致，病位在心，与肝胆、脾胃、肾、肺诸脏腑有关。病理性质多有虚实两方面。虚为气、血、阴、阳不足，心失所养；实为气滞血瘀、痰浊水饮、痰火扰心而起。

【诊断】

一般情况下，根据患者病史、体格检查、心电图或 24 小时动态心电图记录、运动试验监护可进行诊断。常见心律失常类型如下。

1. 窦性心动过速　常见症状包括心悸、出汗、头昏眼花、乏力，或原发病表现。成人心电图表现：窦性心律的频率超过 100 次 / 分为窦性心动过速。窦性心动过速通常逐渐开始和终止，频率大多为 100 ~ 150 次 / 分。刺激迷走神经可使其频率逐渐减慢，停止刺激后又加速至原先水平。

2. 窦性心动过缓　常见症状包括轻者乏力、头晕、记忆力差、反应迟钝等，严重者可有黑蒙、晕厥或阿 – 斯综合征发作。成人心电图表现：窦性心律的频率低于 60 次 / 分为窦性心动过缓。窦性心动过缓常同时伴有窦性心律不齐（不同 PP 间期的差异＞ 0.12 秒）。

3. 房性期前收缩　常见症状包括心悸、心搏漏跳、心脏"停跳"感、心律不齐、胸闷、头昏、乏力、焦虑、胸痛。心电图表现为：① P 波提前发生，与窦性 P 波形态不同。② PR 间期＞ 0.12 秒，③ QRS 波群呈室上性，部分可有室内差异性传导。④多为不完全代偿间歇。如发生在舒张早期，适逢房室结尚未脱离前次搏动的不应期，可产生传导中断，无 QRS 波发生（被称为阻滞的或未下传的房性期前收缩）或缓慢传导（下传的 PR 间期延长）现象。

4. 心房颤动　房颤引起的心室率异常是产生症状的重要原因，表现为心悸、乏力、胸闷、运动耐量下降；房颤引起心室停搏可导致脑供血不足而发生黑蒙、晕厥。持续房颤伴发心室停搏、房颤并发左心房附壁血栓易引起动脉栓塞，其中脑栓塞最常见，是致残和致死的重要原因。体征：房颤患者的体征包括脉律不齐、脉搏短绌、颈静脉搏动不规则、第一心音强弱不等、节律绝对不规整等。心电图特征包括：①P波消失，代之以小而不规则的基线波动，形态与振幅均变化不定称为f波；频率为350～600次/。②心室率极不规则。③QRS波形态通常正常，当心室率过快发生室内差异性传导，QRS波增宽变形。

5. 室性期前收缩 室性期前收缩又称室性早搏，室性早搏的临床表现因人而异，大多数频发室性早搏患者可无明显症状，部分偶发室性早搏患者也可能有严重的症状。常见症状包括心悸、胸闷、心跳停搏感。部分室性早搏可导致心排血量下降及重要脏器血流灌注不足，由此引发乏力、气促、出汗、头晕、黑蒙，甚至诱发心绞痛发作。心电图表现为：①提前发生的QRS波群，时限常超过0.12秒、宽大畸形。②ST段与T波的方向与QRS主波方向相反。③室性期前收缩与其前面的窦性搏动的间期（配对间期）恒定，后可出现完全性代偿间歇。同时评估室性早搏患者的第一步是确定有无合并结构性心脏病。静息12导联体表心电图可以提供有无心肌瘢痕（Q波及碎裂电位）、QT间期、心室肥厚和其他结构性心脏病的信息。超声心动图可评估右室与左室结构和功能、瓣膜异常及肺动脉收缩压，推荐用于症状性室性早搏、频发室性早搏（负荷＞10%）患者或疑有结构性心脏病的患者。

6. 心室扑动与心室颤动 患者心悸、面色苍白或青紫、抽搐、意识丧失、脉搏消失等。心电图表现为心室扑动呈正弦图形，波幅大而规则，QRS波呈单形性，频率150～300次/分（通常在200次/分以上），有时难与室速鉴别。心室颤动的波形、振幅与频率均极不规则，无法辨认QRS波群、ST段与T波，持续时间较短，如不及时抢救，一般心电活动在数分钟内迅速消失。急性心肌梗死的原发性心室颤动，可由于舒张早期的室性期前收缩落在T波上触发室速（R-on-T），然后演变为心室颤动。

【西医治疗】

根本目的为针对病因，采用非药物和药物治疗。治疗目标为终止心律失常发作，或减少心动过速复发而减轻症状，或减少心律失常而改善患者预后。

1. 窦性心动过速 必要时单用或联合应用β受体阻滞剂、非二氢吡啶类钙通道阻滞剂（如地尔硫䓬）；如上述药物无效或不能耐受，可选用伊伐布雷定。药物无效且症状显著者可考虑导管消融改良窦房结功能。

2. 无症状的窦性心动过缓 通常无须治疗。如因心率过慢，出现心排血量不足症状，可应用阿托品或异丙肾上腺素等药物，但长期应用往往效果不确定，易发生严重副作用，故应考虑心脏起搏治疗。

3. 房性期前收缩 通常无须治疗。当有明显症状或因房性期前收缩触发室上性心动过速时，应给予治疗。吸烟、饮酒与咖啡均可诱发房性期前收缩，应劝导患者戒除或减量。治疗药物包括 β 受体阻滞剂、非二氢吡啶类钙通道阻滞剂、普罗帕酮和胺碘酮等。

4. 心房颤动 治疗强调长期综合管理，即在治疗原发疾病和诱发因素基础上，积极预防血栓栓塞、转复并维持窦性心律及控制心室率，这是房颤治疗的基本原则。

（1）抗凝治疗 华法林是房颤抗凝治疗的有效药物。需监测 INR 维持在 2.0 ~ 3.0。经皮左心耳封堵术是预防脑卒中和体循环栓塞事件的策略之一。

（2）转复并维持窦性心律 将房颤转复为窦性心律的方法包括药物复律、电复律及导管消融治疗。奎尼丁 + 普鲁卡因胺、普罗帕酮或 Ⅲ 类抗心律失常药物（胺碘酮、伊布利特）均可能转复房颤，成功率为 60%。对于症状明显、药物治疗无效的阵发性房颤，导管消融可以作为一线治疗。

（3）控制心室率 控制心室率的药物包括 β 受体阻滞剂、钙通道阻滞剂、洋地黄制剂和某些抗心律失常药物（如胺碘酮、决奈达隆），可单用或者联合应用，但应注意这些药物的禁忌证。对于无症状的房颤，且左心室收缩功能正常。控制静息心室率 < 110 次 / 分。对于症状性明显或出现心动过速心肌病时，应控制静息心室率 < 80 次 / 分且中等运动时心室率 < 110 次 / 分。达到严格心室率控制目标后，应行 24 小时动态心电图监测以评估心动过缓和心脏停搏情况。对于房颤伴快速心室率、药物治疗无效者，可施行房室结消融或改良术，并同时安置永久起搏器。对于心室率较慢的房颤患者，最长 RR 间期 > 5 秒或症状显著者，亦应考虑起搏器治疗。

5. 室性期前收缩

（1）对于无结构性心脏病且症状轻微的室性早搏患者，首先是对患者进行健康教育，告知其良性并给予安抚，不必药物治疗。若患者症状明显，药物宜选用 β 受体阻滞剂、非二氢吡啶类钙通道阻滞剂和普罗帕酮等。

（2）器质性心脏病合并心功能不全者，原则上只处理心脏本身疾病，不必应用室性前期收缩的药物。若症状明显，可选用 β 受体阻滞剂、非二氢吡啶类钙通道阻滞剂和胺碘酮等。急性心肌缺血或梗死合并室性期前收缩患者，首选再灌注治疗，不主张预防性应用抗心律失常药物。

（3）导管消融治疗，国内部分医院以每日室性早搏总数超过 10000 次作为消融适应证。

6. 电除颤 是终止室颤最有效的方法。针对成人除颤难治性心室颤动（VF）或无脉性室性心动过速（PVT）患者在复苏期间除颤无反应时，尽早使用胺碘酮 / 利多卡因，尤其是对于有目击者的患者。

【中医治疗】

1. 治疗原则　根据病变的主要部位在心，证候表现为虚实夹杂，以虚为主的特点，制定以补虚为主、祛邪为辅的基本治疗原则。

2. 辨证论治

（1）心神不宁证

证候：心悸心慌，善惊易恐，坐卧不安，失眠多梦，舌质淡红，苔薄白，脉象虚数或结代。

治法：镇惊定志，养心安神。

方药：安神定志丸加减。

加减：心神不安，加酸枣仁、合欢皮；心气虚，加炙甘草、党参。

中成药：安神定志膏，温水兑服，每次1匙（15mL），第一周早饭前空腹服1次，第二周开始，每日早饭前、晚睡前各服用1次。

（2）气血不足证

证候：心悸短气，活动尤甚，眩晕乏力，面色无华，舌质淡，苔薄白，脉细弱。

治法：补血养心，益气安神。

方药：归脾汤加减。

加减：气虚血少，血不养心，宜用炙甘草汤；心悸甚，加生龙骨、生牡蛎。

中成药：归脾丸，口服，每次6~9g，每日3次。

（3）阴虚火旺证

证候：心悸不宁，心烦少寐，头晕目眩，手足心热，耳鸣腰酸，舌质红苔少，脉细数。

治法：滋阴清火，养心安神。

方药：天王补心丹加减。

加减：虚烦咽燥，口干口苦等热象较显著，用朱砂安神丸；心悸不安，加生龙骨、生牡蛎、珍珠母；心烦易怒，口苦，口舌生疮，加连翘、莲子心、栀子；梦遗腰酸，合用知柏地黄丸。

中成药：天王补心丹，口服，每次9g，每日2次。

（4）气阴两虚证

证候：心悸短气，头晕乏力，胸痛胸闷，少气懒言，五心烦热，失眠多梦，舌质红少苔，脉虚数。

治法：益气养阴，养心安神。

方药：生脉散加减。

加减：心烦失眠，加生地黄、连翘、莲子心；腰膝酸软，耳鸣目眩，加制首乌、枸杞子、龟甲；心脉瘀阻，加丹参、三七。

中成药：参松养心胶囊，口服，每次2~4粒，每日3次。

（5）痰火扰心证

证候：心悸时发时止，胸闷烦躁，失眠多梦，口干口苦，大便秘结，小便黄赤，舌质红苔黄腻，脉弦滑。

治法：清热化痰，宁心安神

方药：黄连温胆汤加减。

加减：热象明显，加黄芩、栀子；大便秘结，加全瓜蒌、大黄；惊悸不安，加珍珠母、生龙齿、生牡蛎；火郁伤阴，加生地黄、麦冬、玉竹。

中成药：安神温胆丸，口服，每次1丸，每日2次。

（6）心脉瘀阻证

证候：心悸不安，胸闷不舒，心痛时作，或见唇甲青紫或有瘀斑，脉涩或结代。

治法：活血化瘀，理气通络。

方药：桃仁红花煎加减。

加减：畏寒，四肢不温，加桂枝、檀香；胸满闷痛，苔腻，加全瓜蒌、薤白、姜半夏；胸痛较甚，加没药、五灵脂。

中成药：复方丹参滴丸，口服或舌下含服，每次10粒，每日3次。

（7）心阳不振证

证候：心悸不安，胸闷气短，面色苍白，形寒肢冷，舌质淡白，脉弱。

治法：温补心阳，安神定悸。

方药：参附汤合桂枝甘草龙骨牡蛎汤加减。

加减：形寒肢冷，下肢水肿，合真武汤；头晕目眩，恶心呕吐，加茯苓、姜半夏、陈皮；伤阴，加麦冬、玉竹、五味子。

中成药：参附强心丸，口服，每次6g，每日2～3次。

【护理】

1.积极防治原发病、及时控制、消除原发病因和诱因是预防的关键。

2.是否需要给予患者长期用药治疗，取决于发作频繁程度及发作的严重性。近年来导管消融技术已十分成熟，具有安全、迅速、有效且能治愈心动过速的作用。

3.慎用减慢心率和心脏传导的药物，对此类药物的应用要严格掌握适应证和剂量，避免过量和误用。对病态窦房结综合征、房室传导阻滞患者，禁用洋地黄制剂、β受体阻滞剂及明显减慢心率的其他抗心律失常药物。

4.注意劳逸结合，避免精神紧张和疲劳，生活要有规律，保持乐观情绪可减少发病。

5.注意饮食有节，戒烟酒，起居有常，避免剧烈活动和强体力劳动，注意气候变化，避免上呼吸道感染。

【转诊】

1.若出现室上速者虽经治疗不能有效控制心室率或出现血流动力学不稳定应转往上级医院救治。药物治疗主要是预防室上速发作，因药物的副作用或疗效不满意难以长期维持者采用非药物治疗，即经导管射频消融术，应到上级医院心脏专科医院进行治疗。

2.快速房颤、治疗不能有效控制心室率或出现血流动力学不稳定，应转往上级医院救治。心房颤动需同步直流电复律或导管消融等治疗，应到上级医院心脏专科内进行治疗。

3.阵发性室速经抢救后血流动力学稳定的患者，推荐到上级医院心脏专科明确病因。特发性室速若考虑导管射频消融治疗或考虑安置埋藏式心律转复除颤器（ICD）者应转往上级医院。

第三节　消化系统疾病

一、胃食管反流病

胃食管反流病是一种常见消化道疾病，指胃、十二指肠内容物反流至食管引起的胃灼热、反酸等症状。按有无食管黏膜糜烂、溃疡等组织学改变，分为反流性食管炎、非糜烂性反流病。本病也可引起咽喉、气道等食管邻近的组织损伤，出现食管外症状，其发病率随年龄增长而增加，男女发病无明显差异。本病是多种因素造成的以食管下括约肌功能障碍为主的胃食管动力障碍性疾病，直接损伤因素为反流至食管的胃酸、胃蛋白酶及胆汁等。

中医学认为，本病属于"吐酸""泛酸"等范畴。若随即咽下称为吞酸，若随即吐出称为吐酸，可单独出现，但常与胃痛兼见。本病以热证多见，多由肝郁化热犯胃所致；寒者，多因脾胃虚弱，肝气以强凌弱犯胃而成。但总以肝气犯胃、胃失和降为基本病机。

【诊断】

1.典型症状

（1）有典型的反流、胃灼热症状可做出本病的初步诊断。

（2）内镜下见食管下段黏膜破损，若排除其他原因的食管炎可确诊为反流性食管炎。

（3）有典型的反流、胃灼热症状，内镜下无食管炎，但24小时食管pH检测有食管过度酸反流，可诊断非糜烂性反流病。质子泵抑制剂（PPI）试验性治疗对于内镜下无食管炎或未行内镜检查者胃食管反流病诊断的敏感性和特异性约为78%和54%，方法：标准剂量PPI口服，每天2次，连用1~2周，如服药后症状缓解，即 PPI 试验阳性。

2. 不典型症状　咽喉炎、哮喘、咳嗽、胸痛的患者应结合内镜检查、24 小时食管 pH 检测和 PPI 试验性治疗结果综合判断。

3. 胃镜　诊断为胃食管反流病后，还可了解患者的食管动力、食管下括约肌（LES）压力、碱反流、有无食管裂孔疝等病理生理异常。

【西医治疗】

根本目的为治愈反流性食管炎、防止复发和并发症。治疗目标为缓解症状。

1. 药物治疗

（1）抑酸治疗　PPI 抑酸作用强，缓解症状快，效果显著而持久，反流性食管炎愈合率高，是治疗反流性食管炎的首选药物，也是治疗非糜烂性反流病的主要用药。对于症状重、有严重食管炎者，治疗量多为消化性溃疡的两倍，疗程 8 ~ 12 周。常规剂量 H_2 受体拮抗剂（H_2RA）对空腹和夜间胃酸分泌抑制明显，而对餐后胃酸分泌抑制作用弱，可缓解轻至中度胃食管反流病患者的症状，但对 C 级以上的反流性食管炎愈合率低，长期服用会产生药物耐受。

（2）促动力药　包括多潘立酮、莫沙必利，用托必利等单独使用疗效差、抑酸治疗效果不佳时，考虑联合应用促动力剂，特别是对于伴有胃排空延迟的患者。

（3）其他抗酸剂　可中和胃酸，用于临时缓解症状，对反流性食管炎的愈合几乎无作用，常用的药物是含有铝、镁、铋等的碱性盐类及其复合制剂，其中碳酸镁铝有吸附胆汁的作用。

（4）维持治疗　PPI 治愈率高，但停药 6 个月后的复发率达 80%，故须维持治疗。PPI 维持治疗的效果优于 H_2RA 和促动力药，用药量无统一标准，多用常规剂量或半量的 PPI，每天 1 次，对严重的反流性食管炎（洛杉矶分级 C ~ D 级）需足量维持。非糜烂性反流病患者提倡按需服药，即出现症状后患者自行服起效快的 PPI 至症状被控制。

2. 内镜下治疗　内镜下治疗方法有注射、射频和折叠等，创伤小、安全性较好，但疗效不理想。PPI 治疗有效者不主张用该类方法。禁忌证有 C 级或 D 级食管炎、Barrett 食管、> 2cm 的食管裂孔疝、食管体部蠕动障碍等。

3. 抗反流手术治疗　抗反流手术治疗适应证包括：①内科治疗有效，但无法长期服用 PPI。②持续存在与反流有关的咽喉炎、哮喘，内科治疗无效。③ LES 压力降低、食管体部动力正常。手术目的是阻止胃内容物返流入食管。手术方式主要为胃底折叠术、合并食管裂孔疝应行修补术，可在腹腔镜下或常规剖腹进行，两者效果相同，但前者并发症少。

【中医治疗】

1. 治疗原则 以畅达气机为要，依病情分别施以疏肝泄热、和胃降逆、理气化痰、活血祛瘀、健脾化湿等治法；兼见虚证者，辨明气血阴阳，补而不滞。轻度胃食管反流炎，可单纯用中医治疗，以辨证口服汤剂为主；中、重度反流性食管炎及难治性反流性食管炎建议中西医结合治疗。

2. 辨证论治

（1）热证

证候：吞酸时作，嗳腐气秽，胃脘闷胀，两胁胀满，心烦易怒，口干口苦，咽干口渴，舌质红，苔薄黄，脉弦数。

治法：清泄肝火，和胃降逆。

方药：左金丸加味。

加减：反酸多，加煅瓦楞子、乌贼骨、浙贝母；胃灼热重，加珍珠母、玉竹；口苦呕恶重，加焦栀子、香附、龙胆草；津伤口干，加北沙参、麦冬、石斛；胃脘灼痛甚，加煅瓦楞子、乌贼骨。

中成药：左金丸，口服，每次 3 ~ 6g，每日 2 次。

（2）寒证

证候：吐酸时作，嗳气酸腐，胸脘胀闷，喜唾涎沫，饮食喜热，四肢不温，大便溏泻，舌质淡苔薄白，脉沉迟。

治法：温中散寒，和胃制酸。

方药：香砂六君子汤加味。

加减：寒重，胸脘胀痛，加吴茱萸、肉桂、乌药；寒凝食滞，脘闷嗳腐甚者，加莱菔子、槟榔；寒凝气滞，脘腹痞满，加枳壳、厚朴；嗳气频，加白豆蔻；大便溏薄，加赤石脂、山药。

中成药：香砂六君丸，每次 6 ~ 9g，每日 2 ~ 3 次。

【护理】

1. 睡前 2 小时不宜再进食，白天进餐后不宜立即卧床，抬高床头 15 ~ 20cm 可减少卧位及夜间反流。

2. 为减少反流，须戒烟、禁酒、降低腹压、避免系紧身腰带，肥胖者减轻体重，避免进食高脂肪、巧克力、咖啡、浓茶、刺激性食品等。

3. 避免使用硝酸甘油、钙通道阻滞剂及抗胆碱能药物等，以免降低 LES 压力及延迟胃排空。

【转诊】

1. 初诊转诊

（1）老年患者。

（2）有咽喉炎、哮喘、咳嗽、胸痛的患者。

（3）妊娠和哺乳期女性。

（4）咽喉炎、哮喘、咳嗽、胸痛的患者应转诊，结合内镜检查、24 小时食管 pH 检测和 PPI 试验性治疗结果综合判断。

（5）有典型的反流、胃灼热症状，需做内镜检查者。

2. 随访转诊

（1）胃食管反流病确诊后，需进一步了解患者的食管动力、LES 压力等，或需内镜下治疗者。

（2）Barrett 食管患者使用 PPI 及长程维持治疗，需定期随访转诊，无并发上皮内瘤变（或异型增生）者 3 ~ 5 年做 1 次内镜检查，低级别上皮内瘤变给予 12 周大剂量 PPI，如持续存在，6 个月至 1 年复查 1 次内镜，高级别上皮内瘤变应强化内镜监测，可考虑镜下瓣膜切除或外科食管切除。

（3）并发食管狭窄可在内镜下扩张治疗后，为防止复发，予以长程用 PPI 维持治疗，需定期随访转诊，严重瘢痕性狭窄者需行手术切除。

（4）抗反流手术 10 年复发率为 62%，并发症率 5% ~ 20%，术后死亡和病残发生的风险显著高于发生食管腺癌，故需定期随访转诊复查。

（5）有手术适应证者，随访转诊，择期手术。

3. 急救车转诊 伴有呕血和（或）黑便，出血量超过 500mL，或腹部疼痛剧烈怀疑胃肠穿孔者。

二、胃炎

胃炎是指胃黏膜的炎症，常伴有上皮损伤和细胞再生。胃炎按发病的急缓和病程长短分为急性胃炎和慢性胃炎。

急性胃炎，由多种病因引起的急性胃黏膜炎症。起病急，常表现为上腹部症状。内镜下可见胃黏膜充血、水肿、糜烂、浅表溃疡等一过性病变，病理组织学特征为胃黏膜固有层以中性粒细胞浸润为主的炎症。其中以充血水肿等非特异性炎症为主要表现的称为急性单纯性胃炎；以胃黏膜糜烂、出血为主要表现的称为急性糜烂出血性胃炎。

中医学认为，急性胃炎属于"胃痛""血证""呕吐"等范畴，由饮食不节、七情内伤、外邪直中等病因所致，但以饮食伤胃、情志不畅为其主要病因。病位在胃，与肝、脾有关。总由胃失和降、胃络受损所致。或胃热过盛，热迫血行；或瘀血阻滞，血不循经；或脾胃虚寒，脾虚不能统血，而见呕血、便血之症。

慢性胃炎，由各种病因引起的胃黏膜的慢性炎症。目前我国专家将慢性胃炎分为非萎缩性、萎缩性和特殊类型胃炎。慢性非萎缩性胃炎是指不伴胃黏膜萎缩性改变，胃黏膜层以淋巴细胞和浆细胞浸润为主的慢性胃炎。根据炎症分布的部位，分为胃窦炎、胃体炎和全胃炎。幽门螺杆菌（Hp）感染是主要病因。慢性萎缩性胃炎是指胃黏膜有萎缩性改变的慢性胃炎，分为多灶萎缩性胃炎和自身免疫性胃炎两类。

中医学认为，慢性胃炎属于"胃痛""痞满""嘈杂""呕吐"等范畴。因脾胃虚弱，加之内外之邪乘袭所致，主要与饮食所伤、七情失和等有关。本病初起多实，病在气分；久病以虚为主，或虚实相兼，寒热错杂，病可入血分。病位在胃，与肝、脾关系密切，其病机总为"不通则痛"或"不荣则痛"。

【诊断】

1. 急性胃炎 根据患者急性起病，上腹胀痛不适，有不洁饮食史、服药史或应激状态等，可诊断为急性胃炎。因胃黏膜修复快，发病后在 24～48 小时内行胃镜检查，可以明确不同类型胃炎的诊断。

2. 慢性胃炎 慢性胃炎的确诊依靠胃镜和胃黏膜组织病理学检查。Hp 检测有助于病因诊断，怀疑自身免疫性胃炎应检测相关自身抗体及血清胃泌素。

【西医治疗】

1. 急性胃炎

（1）病因治疗 如停用非甾体抗炎药（NSAIDS）、禁酒等，给予流质或软食，严重呕吐者应禁食。

（2）对症治疗 腹痛明显者可给予阿托品类如山莨菪碱、颠茄片以解痉止痛。呕吐频繁者可用多潘立酮或甲氧氯普胺。脱水明显者给予补液，纠正水、电解质和酸碱平衡失调。对处于急性应激状态的严重患者，在去除病因的同时，应给予抑制胃酸分泌的质子泵抑制剂或 H_2 受体拮抗剂如奥美拉唑或雷尼替丁，或胃黏膜保护剂如果胶铋或硫糖铝等。胃出血者按上消化道出血原则治疗。

（3）抗菌治疗 细菌性胃炎或胃肠炎者可给予相应抗菌药治疗。

2. 慢性胃炎

（1）病因治疗

1）根除 Hp：根除 Hp 的适应证：①伴有胃黏膜糜烂、萎缩及肠化生、异型增生者。②有消化不良症状者。③有胃癌家族史者。根除 Hp 常用的联合方案有：1 种 PPI+2 种抗生素或 1 种铋剂 +2 种抗生素，疗程 7～14 天（表 1-7）。

表 1-7 根除 Hp 常用的药物

分类	通用药名
抗生素	克拉霉素、阿莫西林、甲硝唑、替硝唑、喹诺酮类抗生素
PPI	埃索美拉唑、奥美拉唑、兰索拉唑、泮托拉唑、雷贝拉唑
铋剂	枸橼酸铋钾、果胶铋、碱式碳酸铋

2）自身免疫性胃炎的治疗：目前尚无特异治疗方法，发生恶性贫血时肌内注射维生素 B_{12} 可减轻或纠正贫血。

3）控制十二指肠液反流：使用助消化药及促胃动力药等。

（2）对症治疗　消化不良症状的严重程度与慢性胃炎之间并无明确关系。对症治疗属于功能性消化不良的经验性治疗，抑酸或抗酸药、促胃肠动力药、胃黏膜保护药等均可应用。

（3）异型增生治疗　近年来大样本的临床研究提示，口服选择性COX-2抑制剂塞来昔布对胃黏膜重度炎症、肠化、萎缩及异型增生的逆转有一定益处；也可适量补充复合维生素和含硒食物等。对药物不能逆转的局灶中、重度不典型增生（高级别上皮内瘤变）在确定没有淋巴结转移时，可在胃镜下行黏膜剥离术，并应视病情定期随访。对药物不能逆转的局灶性重度不典型增生伴有局部淋巴结肿大时，应考虑手术治疗。

【中医治疗】

1. 急性胃炎

（1）治疗原则　呕吐为临床常见病证，因外邪、饮食、七情因素所致者多为实证，发病急，病程较短，呕吐量多，呕声洪亮，脉实有力；因脾胃亏虚所致者多为虚证，发病缓慢，病程较长，呕吐量少，呕而无力，脉弱无力。胃腑以降为顺，以通为用，因外感、内伤诸多因素导致胃失和降，胃气上逆而发病，治以胃降逆止呕。偏于邪实者，宜祛邪为主，分别予以解表祛湿、化痰、理气、消食之法，邪去则呕吐止；偏于正虚者，治宜扶正为主，根据亏损之异施以益气、养阴、温阳之法，辅以降逆止呕之药。虚实夹杂者，则宜攻补兼顾。

胃痛治疗以理气和胃止痛为主，审证求因，辨证施治。邪盛以祛邪为急，正虚以扶正为先，虚实夹杂者，则当祛邪扶正并举。虽有"通则不痛"之说，但绝不能局限于狭义的"通法"，要从广义的角度去理解和运用"通"法，正如叶天士所谓"通字须究气血阴阳"。属于胃寒者，散寒即所谓通；属于食停者，消食即所谓通；属于气滞者，理气即所谓通；属于热郁者，泄热即所谓通；属于瘀血者，化瘀即所谓通；属于阴虚者，益胃养阴即所谓通；属于阳虚者，温运脾阳即所谓通。根据不同病机而采取相应治法，才能善用"通"法。

（2）辨证论治

1）外邪犯胃证

证候：突然呕吐，起病较急，发热恶寒，头痛，无汗，脘腹闷胀，不思饮食，苔薄白，脉浮紧。

治法：解表散寒，和胃降逆。

方药：藿香正气散加减。

加减：夹杂宿食，见脘腹胀满，去白术、大枣，加鸡内金、麦芽；风寒偏重，加荆芥、防风。

中成药：藿香正气软胶囊，口服，每次2～4粒，每日2次。

2）寒凝胃络证

证候：胃痛暴作，恶寒喜暖，遇寒加重，得温痛减，口淡不渴，或喜热饮，舌质淡苔薄白，脉弦紧。

治法：温胃散寒，理气止痛。

方药：香苏散合良附丸加减。

加减：兼见恶寒、头痛等风寒表证，加藿香；胸脘痞闷、胃纳呆滞、嗳气或呕吐者，加枳实、神曲、鸡内金、法半夏、生姜。

中成药：良附丸，口服，每次 3 ~ 6g，每日 2 次。

3）饮食停滞证

证候：呕吐酸腐，胃脘疼痛，吐后反觉舒服，腹胀满，嗳气厌食，苔厚腻，脉滑。

治法：消食化滞，和胃降逆。

方药：保和丸加减。

加减：脘腹胀甚，加枳实、砂仁、槟榔；胃脘胀痛而便秘，合用小承气汤或改用枳实导滞丸；胃痛急剧而拒按，伴苔黄燥、便秘，合用大承气汤。

中成药：保和丸，口服，每次 6 ~ 9g，每日 2 次。

4）肝气犯胃证

证候：呕吐吞酸，每遇情志刺激则呕吐更甚，嗳气频作，胃脘胀痛，胸胁满痛，大便不畅，舌边红苔薄白，脉弦。

治法：疏肝理气，和胃降逆止痛。

方药：柴胡疏肝散加减。

加减：胃痛较甚，加川楝子、延胡索；嗳气较频，加沉香、旋覆花；泛酸，加乌贼骨、煅瓦楞子；痛势急迫，嘈杂吐酸，口干口苦，舌红苔黄，脉弦或数，改用化肝煎或丹栀逍遥散加黄连、吴茱萸。

中成药：柴胡疏肝丸，口服，每次 9g，每日 3 次。

5）脾胃虚寒证

证候：饮食稍多即呕吐，泛吐清水，时作时止，神疲乏力，食欲不佳，胃痛隐隐，喜温喜按，空腹痛甚，得食则缓，口干而不欲多饮，面白少华，乏力，喜暖畏寒，大便溏，舌质淡苔薄白，脉细弱或迟缓。

治法：温中健脾，和胃降逆止痛。

方药：黄芪建中汤加减。

加减：泛吐清水较多，加干姜、法半夏、陈皮、茯苓；泛酸，可去饴糖，加黄连、炒吴茱萸、乌贼骨、煅瓦楞子；胃脘冷痛，呕吐，肢冷，里寒较甚，重用生姜。

中成药：①黄芪建中丸，口服，每次 1 丸，每日 2 次。②温胃舒胶囊，口服，每次 3 粒，每日 2 次。

6）瘀血停胃证

证候：胃脘疼痛，如针刺，似刀割，痛有定处，按之痛甚，痛时持久，食后加剧，入夜尤甚，或有呕血，黑便，舌质紫暗或有瘀斑，脉涩。

治法：化瘀通络，理气和胃。

方药：失笑散合丹参饮加减。

加减：痛甚，加延胡索、木香、郁金、枳壳；四肢不温，舌质淡，脉弱，加党参、黄芪；便黑，加三七、白及；口干咽燥，舌光无苔，脉细，加生地黄、麦冬。

中成药：枳实消痞丸，口服，每次 6g，每日 3 次。

2. 慢性胃炎

（1）治疗原则　胃痛以理气和胃止痛为主，邪盛以祛邪为急，正虚以扶正为先，虚实夹杂者，则当祛邪扶正并举。

痞满以调理脾胃升降、行气除痞消满为基本法则。根据其虚实分治，实者泻之，虚者补之，虚实夹杂者补消并用；扶正重在健脾益胃，补中益气，或养阴益胃；祛邪则视具体证候，分别施以消食导清、除湿化痰、理气解郁、清热祛湿等法。

（2）辨证论治

1）肝胃不和证

证候：胃脘胀痛或痛窜两胁，每因情志不舒而病情加重，得嗳气或矢气后稍缓，嗳气频频，口苦，口中黏腻不爽，嘈杂泛酸，舌质淡红苔薄白，脉弦。

治法：疏肝理气，和胃止痛。

方药：柴胡疏肝散加减。

加减：气郁痛甚，加延胡索、川楝子；气郁化热，加郁金、川楝子、黄连。

中成药：①柴胡疏肝丸，口服，每次 9g，每日 3 次。②健胃愈疡片，口服，每次 4～5 片，每日 4 次。

2）脾胃虚弱证

证候：胃脘隐痛，喜温喜按，食后胀满痞闷，纳呆，便溏，神疲乏力，舌质淡红，苔薄白，脉沉细。

治法：健脾利湿，温中和胃。

方药：四君子汤加减。

加减：气虚甚，加黄芪；虚寒甚，可合用理中丸。

中成药：四君子丸，口服，每次 3～6g，每日 3 次。

3）脾胃湿热证

证候：胃脘灼热胀痛，嘈杂，脘腹痞闷，口干口苦，渴不欲饮，身重肢倦，尿黄，舌质红苔黄腻，脉滑。

治法：清利湿热，醒脾化浊。

方药：三仁汤加减。

加减：湿重，加藿香、佩兰；热甚，加黄连、栀子；寒热互结，心下痞硬，改用半夏泻心汤。

中成药：三九胃泰颗粒，口服，每次 1 袋，每日 2 次。

4）胃阴不足证

证候：胃脘隐隐作痛，嘈杂，口干咽燥，五心烦热，大便干结，舌质红少津，脉细。

治法：养阴益胃，和中止痛。

方药：益胃汤加减。

加减：胃热甚，加生石膏、知母；阴亏明显，加白芍、石斛以养胃阴。

中成药：阴虚胃痛片，口服，每次 6 片，每日 3 次。

5）瘀血阻络证

证候：胃脘疼痛如针刺，痛有定处，拒按，入夜尤甚，或有便血，舌质暗红或紫暗，脉涩。

治法：化瘀通络，和胃止痛。

方药：失笑散合丹参饮加减。

加减：气郁痛甚，加延胡索、郁金、木香；便血，加白及、三七。

中成药：枳实消痞丸，口服，每次 6g，每日 3 次。

【护理】

1.尽量避免或去除可能导致胃黏膜慢性炎症的不利因素，如非甾体抗炎药。

2.饮食有规律，寒温得当，饥饱适度，多食水果、蔬菜，少食辛辣刺激和过于粗糙食物，戒酒戒烟。

3.保持心情舒畅，避免过度紧张和劳累。

【转诊】

1.初诊转诊

（1）呕吐、腹痛、腹泻较严重者。

（2）有呕血、黑便者。

（3）妊娠和哺乳期女性急性起病患者。

（4）老年患者，尤其有心、脑、肾等重要脏器慢性疾病者。

（5）有消化不良症状、近期体重明显下降者。

2.随访转诊

（1）急性胃炎经抑酸、保护胃黏膜、抗感染及对症治疗后，症状未缓解者或病情迁延两周以上者。

（2）慢性胃炎患者上腹痛及消化不良症状较前加重，或近期消瘦、贫血者。

（3）慢性胃炎患者再次出现呕血、黑便者。

（4）慢性萎缩性胃炎患者需定期随访转诊复查。

（5）随访过程中发现淋巴结肿大患者。

3.急救车转诊

（1）呕吐、腹痛、腹泻严重，造成脱水、休克和电解质、酸碱平衡紊乱者。

（2）呕血、黑便量较大，超过 500mL 者，或血压明显下降者。

三、消化性溃疡

消化性溃疡是指胃肠道黏膜被自身消化而形成的溃疡，可发生于食管、胃、十二指肠及 Meckel 憩室，以胃、十二指肠球部溃疡最为常见。病因复杂，其中 Hp 感染、胃酸及胃蛋白酶分泌增多、胃黏膜屏障受损是引起消化性溃疡的重要因素。其他病因有药物因素、精神神经因素、遗传因素、环境因素等。慢性、周期性、节律性上腹痛为主要症状，可在进食或服用抗酸药后缓解。消化性溃疡是一种全球性常见病，估计约有 10% 左右的人一生中曾患过本病。本病可发生于任何年龄段。十二指肠溃疡（DU）多见于青壮年，胃溃疡（GU）多见于中老年。发病率男性多于女性，十二指肠溃疡与胃溃疡之比约为 3：1。

中医学认为，本病属胃脘痛、反酸范畴，与脾胃虚弱、饮食不节、情志所伤等相关。病位主要在胃，与肝、脾关系密切，病性属本虚标实，脾胃虚弱是发病基础。郁热内蒸，迫血妄行，或中阳虚弱，气不摄血，血溢脉外，可变生呕血、便血；气滞血瘀，邪毒郁结于胃，可演变为胃癌。

【诊断】

慢性病程、周期性发作、节律性上腹疼痛是疑诊消化性溃疡的重要病史，胃镜可以确诊。不能接受胃镜检查者，X 线钡餐发现龛影，也可以诊断为消化性溃疡。

【西医治疗】

1. 药物治疗 消化性溃疡的药物治疗主要包括根除 Hp、抑酸及保护胃黏膜。十二指肠溃疡治疗重点在于根除 Hp 与抑酸，胃溃疡治疗侧重在保护胃黏膜。治疗溃疡常用药物如下所示（表 1-8）。

表 1-8 治疗溃疡常用药物

分类	通用药名	治疗剂量	维持剂量
H$_2$ 受体拮抗剂	雷尼替丁	150mg/ 次，每日 2 次	150mg/ 次，每晚 1 次
	法莫替丁	每次 20mg，每日 2 次	每次 20mg，每晚 1 次
	尼扎替丁	150mg/ 次，每日 2 次	150mg/ 次，每晚 1 次
质子泵抑制剂	奥美拉唑	每次 20mg，每日 2 次	每次 20mg，每日 1 次
	兰索拉唑	30mg/ 次，每日 1 次	30mg/ 次，每日 1 次
	泮托拉唑	40mg/ 次，每日 1 次	每次 20mg，每日 1 次
	雷贝拉唑	每次 20mg，每日 1 次	10mg/ 次，每日 1 次
	埃索美拉唑	40mg/ 次，每日 1 次	每次 20mg，每日 1 次
保护胃黏膜药物	枸橼酸铋钾	300mg/ 次，每日 4 次	
	铝碳酸镁	1g/ 次，每日 3 次	

（1）根除 Hp 治疗　消化性溃疡不论活动与否，都是根除 Hp 的主要指征。根除 Hp 可显著降低溃疡的复发率。由于耐药菌株的出现、抗菌药物不良反应、患者依从性差等因素，部分患者胃内的 Hp 难以根除，此时应因人而异制订多种根除 Hp 方案。目前尚无单一药物可有效根除 Hp，仍须联合用药。以 PPI 或胶体铋为基础加上两种抗生素的三联治疗方案有较高根除率，是临床中最常用的方案。其中，PPI+ 克拉霉素＋阿莫西林或甲硝唑的方案根除率最高。

（2）治疗消化性溃疡的疗程　为使溃疡愈合率超过 90%，抑酸药物的疗程通常为 4 ～ 6 周，部分患者需要 8 周。根除 HP 所需的 1 ～ 2 周疗程可重叠在 4 ～ 8 周的抑酸药物疗程内，也可在抑酸疗程结束后进行。

（3）维持治疗　消化性溃疡愈合后，大多数患者可以停药。但对反复溃疡复发、HP 阴性及已去除其他危险因素的患者，可给予维持治疗，即较长时间服用维持剂量的 H_2 受体拮抗剂或 PPI，疗程因人而异，短者 3 ～ 6 个月，长者 1 ～ 2 年，甚至更长时间。

2. 治疗并发症　针对疾病过程中出现的并发症，应及时诊断并予以治疗。急性上消化道出血根据出血情况采取药物、内镜或手术治疗；急性穿孔、幽门梗阻及可疑恶变，经确诊后及时给予手术治疗。

3. 外科治疗　由于内科治疗的进展，目前外科手术主要限于少数有并发症者，适应证包括：①大量出血经药物、胃镜及血管介入治疗无效者。②急性穿孔、慢性穿透性溃疡。③瘢痕性幽门梗阻。④胃溃疡疑有癌变。

【中医治疗】

1. 治疗原则　以健脾理气、和胃止痛、清热化瘀为主要原则。本病初起活动期，以实证为主，采取理气导滞、清热化瘀等法；病久反复发作不愈，多为本虚标实，宜标本兼顾，健脾与理气并用，和胃与化瘀同施。

2. 辨证论治

（1）寒邪客胃证

症状：胃痛暴作，拘急冷痛，恶寒喜暖，得温痛减，口不渴，喜热饮，舌苔薄白，脉弦紧。

治法：温胃散寒，理气止痛。

方药：良附丸加减。

加减：寒重，加吴茱萸、干姜、丁香、桂枝；气滞重，加木香、陈皮；郁久化热，寒热错杂，用半夏泻心汤；见寒热身痛等表寒证，加紫苏叶、生姜；胸脘痞闷不食，嗳气呕吐，加枳壳、神曲、鸡内金、姜半夏。

中成药：胃可宁片，口服，每次 3 ～ 5 片，每日 3 ～ 4 次。

（2）饮食伤胃证

症状：胃胀痛，嗳腐吞酸，或呕吐不消化食物，其味腐臭，吐后痛减，不思饮食，大便不爽，得矢气及便后稍舒，舌质淡红，苔厚腻，脉滑。

治法：消食导滞，和胃止痛。

方药：保和丸加减。

加减：脘腹胀甚，加枳实、厚朴、槟榔；食积化热，加黄芩、黄连；大便秘结，合用小承气汤；胃痛急剧而拒按，大便秘结，苔黄燥，合用大承气汤。

中成药：保和丸，口服，每次 6～9g，每日 2 次。

（3）肝胃不和证

症状：胃胀痛，或攻撑窜动，牵引背胁，每因情志刺激发作或加重，叹气、矢气则痛舒，善太息，大便不畅，舌质淡红，苔薄白，脉弦。

治法：疏肝理气，和胃止痛。

方药：柴胡疏肝散加减。

加减：心烦易怒，加佛手、青皮；口干，加石斛、北沙参；畏寒，加高良姜、肉桂；反酸，加浙贝母、煅瓦楞子。

中成药：健胃愈疡片，口服，每次 4～6 片，每日 4 次。

（4）湿热中阻证

症状：胃脘灼痛，吐酸嘈杂，脘痞腹胀，纳呆恶心，口渴不欲饮水，小便黄，大便不畅，舌质红苔黄腻，脉滑数。

治法：清化湿热，理气和胃。

方药：清中汤加减。

加减：头身困重，加白扁豆、苍术、藿香；恶心偏重，加陈皮、竹茹；反酸，加煅瓦楞子、海螵蛸。

中成药：三九胃泰颗粒，口服，每次 2.5g，每日 2 次。

（5）瘀血停胃证

症状：胃脘刺痛，痛有定处，按之痛甚，食后加重，入夜尤甚，甚至出现黑便或呕血，舌质紫暗或有瘀斑，脉涩。

治法：化瘀通络，理气和胃。

方药：失笑散合丹参饮加减。

加减：畏寒重，加炮姜、桂枝；乏力，加黄芪、党参、白术、茯苓、炙甘草。

中成药：①枳实消痞丸，口服，每次 6g，每日 3 次。②元胡止痛片，口服，每次 4～6 片，每日 3 次。

（6）脾胃虚寒证

症状：胃脘隐痛，绵绵不休，空腹痛甚，得食则缓，喜温喜按，劳累后发作或加剧，泛吐清水，食少纳呆，大便溏薄，四肢不温，舌质淡，苔白，脉虚缓无力。

治法：温中健脾，和胃止痛。

方药：黄芪建中汤加减。

加减：胃寒重，胃痛明显，加吴茱萸、花椒、制附片；吐酸，口苦，加砂仁、藿香、黄连；肠鸣腹泻，加泽泻、猪苓；睡眠不佳，加生龙骨、生牡蛎。

中成药：小建中合剂，口服，每次 20mL，每日 3 次。

（7）胃阴不足证

症状：胃脘隐痛，有时嘈杂似饥，或饥而不欲食，口干咽燥，大便干结，舌质红少津，无苔，脉弦细无力。

治法：益阴养胃。

方药：益胃汤加减。

加减：情志不畅，加柴胡、佛手、香橼；嗳腐吞酸，纳呆，加麦芽、鸡内金；大便臭秽不尽，加黄芩、黄连；胃脘刺痛，入夜加重，加丹参、红花、降香；恶心呕吐，加陈皮、姜半夏、苍术。

中成药：阴虚胃痛片，口服，每次 6 片，每日 3 次。

【护理】

1. 生活规律，避免过度劳累和精神紧张，戒烟酒，避免食用刺激性食物或粗糙食物。

2. 服用 NSAIDS 者尽可能停用。

【转诊】

转诊患者主要包括起病急、症状重、怀疑上消化道出血、急性穿孔、幽门梗阻及可疑恶变者。转诊后 2 ~ 4 周基层医务人员应主动随访，了解患者在上级医院的诊断结果或治疗效果，常规随访，预约下次随访时间；如治疗效果不佳者，仍建议在上级医院进一步治疗。

1. 初诊转诊

（1）妊娠和哺乳期女性急性起病患者。

（2）老年患者，尤其有心、脑、肾等重要脏器慢性疾病者。

（3）近期服用 NSAIDS 出现上腹部症状者。

（4）急性上消化道出血者。

（5）怀疑急、慢性穿孔或幽门梗阻及可疑恶变者。

2. 随访转诊

（1）常规抗溃疡治疗效果不佳者。

（2）疼痛节律改变者。

（3）厌食、消瘦怀疑有恶变者。

（4）对有并发症和经常复发的患者，应定期随访追踪抗 Hp 的疗效，一般应在治疗结束至少 4 周后转诊复检 Hp。

（5）消化性溃疡患者随访过程中发现呕血、黑便而难以处理者。

3.急救车转诊

（1）急性上消化道出血、出血量超过500mL者。

（2）怀疑急性穿孔者。

四、功能性便秘

功能性便秘是指具有便秘症状，但内镜等检查未发现胃肠道有结构性异常者，主要由胃肠道蠕动减弱及直肠肛管不协调运动所致。临床上表现为排硬便或干球便、排便次数减少、排便困难（包括排便费力、排便不尽感、直肠肛门梗阻感或阻塞感、辅助排便等）。本病发病率为2%～28%。

中医学认为，便秘是大肠传导失常，粪便在肠内滞留过久，大便秘结不通，排便周期延长或周期不长但排出困难，或时欲大便，而艰涩不畅的病证。其形成主要由于饮食不节、情志失调、外邪侵袭、体质虚弱等导致肠道传导失常所致。病位在大肠，与肺、脾、胃、肝、肾功能失调有关。病机为邪滞大肠，腑气闭塞不通或肠失温煦濡养，导致大肠传导失常。病性有寒热虚实之分，热结、气郁、寒凝所致者属实，气血阴阳亏虚所致者属虚。

【诊断】

1.诊断标准　诊断标准包括：①至少25%的排便感到费力。②至少25%的排便为干球状便或硬便。③至少25%的排便有不尽感。④至少25%的排便有肛门直肠梗阻感或阻塞感。⑤至少25%的排便需要手法帮助。⑥排便<3次/周。不使用泻药时很少出现稀便，也不符合肠易激综合征的诊断标准。

2.分型　根据病理生理改变，功能性便秘分为慢传输型、排便障碍型和混合型。慢传输型临床特点为排便次数减少、粪质干硬、排便费力、缺乏便意；排便障碍型特点为排便费力、排便不尽感、排便时肛门直肠阻塞感、排便费时、需要手法辅助排便。

【西医治疗】

治疗以缓解症状、恢复正常肠道动力和排便生理功能为主。治疗目标为症状完全缓解。

1.药物治疗　治疗便秘的药物有刺激性泻剂、渗透性泻剂、容积性泻剂、促动力剂、促分泌剂、大便软化剂、电解质液和润滑剂等。

（1）容积性泻剂和渗透性泻剂　副作用少、可较长时间使用。①容积性泻剂常用欧车前子、甲基纤维素。②渗透性泻剂常用聚乙二醇、乳果糖。这些药物不被肠道吸收，可吸附水分或通过增加肠道内水分，使大便容量增加，以促进肠道运动。

（2）促动力剂　高选择性5-HT$_4$受体激动剂普芦卡必利，能增加肠道动力、缩短结肠传输时间。

（3）促分泌剂 鲁比前列酮、利那洛肽可刺激肠液分泌、促进排便。

（4）刺激性泻剂 比沙可啶、大黄、番泻叶、麻仁丸等，导泻作用较强，可短期、间歇使用。蒽醌类刺激性泻剂长期使用，会导致药物依赖，并造成结肠黑变病。

（5）粪便软化剂 开塞露、甘油栓也是临床常用的通便药物。

2. 清洁灌肠或洗肠 对有粪便嵌塞或严重排便障碍型便秘者，可采用清洁灌肠。

3. 生物反馈治疗 生物反馈是排便障碍型便秘的首选治疗方法，通过肛门直肠功能检测，使患者了解自己存在的生理异常，逐渐学会纠正，以使直肠对扩张刺激更敏感，重建直肠肛管反射，改善排便时肌群的协调运动，增加排便次数。

4. 手术治疗 经长期药物治疗无效的顽固性便秘，胃肠通过时间延长、盆底功能正常、小肠运动正常者，可采用全/部分结肠切除术和回肠直肠吻合术，选择手术应综合慎重考虑。

【中医治疗】

1. 治疗原则 便秘的辨证当分清寒热虚实，热秘、气秘和冷秘属实，气虚、血虚、阴虚和阳虚属虚。燥热内结于肠者，属热秘；气机郁滞者，属气秘；气血阴阳亏虚者，为虚秘；阴寒积滑者，为冷秘或寒秘。四者之中，又以虚实为纲，热秘、气秘、冷秘属实，阴阳气血不足的便秘属虚。而寒、热、虚、实之间，常又相互兼夹或相互转化。如热秘久延，津液渐耗，损及肾阴，病情由实转虚。气郁化火，则气滞与热结并存。气血不足者，易受饮食所伤或情志刺激，则虚实相兼。阳虚阴寒凝结者，如温燥太过，津液被耗，或病久阳损及阴，则可见阴阳俱虚之证。

实秘以祛邪为主，给予泄热、温散、通导之法，使邪去便通；虚秘以扶正为先，给予益气温阳、滋阴养血之法，使正盛便通。治疗应以通下为主，但绝不是单纯使用通下药。实秘以祛邪为主，据热、气、冷秘之不同，分别予以泄热、理气、温散之法，辅以导滞之品，使邪去便通；虚秘以扶正为先，依阴阳气血亏虚的不同，予以滋阴、养血、益气、温阳之法，酌用甘温润肠之药，使正盛便通。

2. 辨证论治

（1）实秘

1）热秘

症状：大便干结，腹胀腹痛，面红身热，口干、口臭或口舌生疮，小便短赤，舌质红苔黄燥，脉滑数。

治法：泄热导滞，润肠通便。

方药：麻子仁丸加减。

加减：津伤较甚，口渴喜饮，舌红少苔，加生地黄、麦冬、玄参；郁怒伤肝，日赤易怒，脉弦数，加服更衣丸。

中成药：麻仁软胶囊，口服，每次 1~2 粒，每日 1 次；急用时，口服，每次 2 粒，每日 3 次。

2）气秘

症状：大便秘结，或大便不甚干结，欲便不得出，或便而不畅，腹中胀痛，胸胁痞满，嗳气频作，纳食减少，舌苔薄腻，脉弦。

治法：顺气散结，通便导滞。

方药：六磨汤加减。

加减：七情郁结，郁郁寡欢，加柴胡、白芍、香附；气郁化火，口苦咽干，舌质红苔黄，脉弦数，加栀子、牡丹皮、龙胆草。

中成药：四磨汤口服液，口服，每次 20mL，每日 3 次。

3）冷秘

症状：大便艰涩，腹中拘急，胀满拒按，胁下偏痛，手足不温，呃逆呕吐，舌质淡白，苔薄白，脉弦紧。

治法：温里散寒，导滞通便。

方药：大黄附子汤加减。

加减：腹胀痛，加枳实、厚朴；手足不温，腹中冷痛，加干姜、小茴香。

中成药：四磨汤口服液，口服，每次 20mL，每日 3 次。

（2）虚秘

1）气虚证

症状：大便并不干硬，虽有便意，但临厕努挣乏力，挣则汗出短气，面白神疲，倦怠懒言，舌质淡白苔薄白，脉弱。

治法：益气健脾，润肠通便。

方药：黄芪汤加减。

加减：气虚甚，汗出短气，加党参、五味子；气虚下陷，肛门坠胀，加用补中益气汤。

中成药：健胃消食口服液，口服，每次 10mL，每日 2 次。

2）血虚证

症状：大便秘结，面色无华，头晕目眩，心悸气短，唇甲色淡，舌质淡白苔薄白，脉细或细弱。

治法：养血润肠，通便导滞。

方药：润肠丸加减。

加减：气短，神疲乏力，加黄芪、党参；血虚已复，大便仍干燥，加用五仁丸。

中成药：润肠丸，口服，每次 4 丸，每日 3 次。

3）阴虚证

症状：大便干结，状如羊屎，头晕耳鸣，形体消瘦，心烦少寐，两颧红赤，或潮热盗汗，腰膝酸软，舌质红少苔或无苔，脉细数。

治法：滋阴润肠，通便导滞。

方药：增液汤加减。

加减：便秘干结如羊屎状，加火麻仁、柏子仁、瓜蒌子；胃阴不足，口干口渴，加用益胃汤；肾阴不足，腰膝酸软，加用六味地黄丸；阴亏燥结，热盛伤津，改用增液承气汤。

中成药：增液口服液，口服，每次 20mL，每日 3 次。

4）阳虚证

症状：大便干或不干，排出困难，小便清长，面色㿠白，四肢不温，腹中冷痛，喜温喜按，腰膝酸冷，舌质淡白苔薄白，脉沉迟。

治法：补肾温阳，润肠通便。

方药：济川煎加减。

加减：寒凝气滞，腹中冷痛，加木香、干姜。

中成药：济川煎颗粒，口服，每次 3 ~ 6g，每日 3 次。

【护理】

1. 合理饮食，保持良好的生活习惯，改变饮食量少、低热量饮食、进食无规律、不吃早餐、液体入量少的习惯，进食含纤维素多的食物，保证纤维素摄入量 30g/d、饮水量 1.5 ~ 2L，油脂类、坚果类食物亦有助于便秘的防治。

2. 适当的活动、锻炼和腹部按摩以促进胃肠功能的改善。

3. 每日定时排便，建议清晨或餐后 2 小时排便，建立良好的排便习惯是最终和真正解决大多数患者长期便秘的重要措施。

4. 改变工作压力大、精神紧张、心理压力大的状况，消除抑郁、焦虑等心理障碍。

5. 对排便困难者需要手法辅助排便。

【转诊】

妊娠和哺乳期女性患者及老年患者伴多种基础疾病者不建议基层就诊。转诊后 2 ~ 4 周基层医务人员应主动随访，了解患者在上级医院的诊断结果或治疗效果，预约下次随访时间；经治疗如便秘仍不能缓解者，仍建议在上级医院进一步治疗。

1. 初诊转诊

（1）便秘伴有腹痛或血便、肠梗阻者。

（2）妊娠和哺乳期女性。

（3）老年患者，尤其有心、脑、肾等重要脏器慢性疾病者。

（4）不能排除器质性疾病造成的便秘者。

2. 随访转诊

（1）功能性便秘诊断明确、经正规治疗疗效不佳者。

（2）血压明显波动并难以控制者。

（3）便秘与腹泻交替出现者。

3. 急救车转诊

（1）便秘伴有明显腹痛或血便量较大、肠梗阻者。

（2）老年患者排便过程中，突发心、脑血管事件者。

五、肝硬化

肝硬化（hepatic cirrhosis）是各种慢性肝病进展至以肝脏弥漫性纤维化、假小叶形成、肝内外血管增殖为特征的病理阶段，代偿期无明显临床症状，失代偿期以门静脉高压和肝功能严重损伤为特征，患者常因并发腹水、消化道出血、脓毒症、肝性脑病、肝肾综合征和癌变等导致多脏器功能衰竭而死亡。

根据肝硬化临床表现和病变特点代偿期多属于中医学"积聚"范围，失代偿期出现腹水则属"鼓胀"。此外，尚涉及黄疸、胁痛、水肿、血证等病证。病位主要在肝，与脾、肾功能失调密切相关，其原发病因各异，临床表现虽有不同，但是基本病机为正虚邪盛，邪毒久稽，肝络受损，气滞血瘀，可归纳为"虚损生积"。依患者病情不同还可有寒热转化、肝气郁结、脾运失调、湿热内蕴、寒凝积滞等不同病机的临床表现。其本质上是肝脏形质损伤，阴精亏损，无以化气为用，以致气血不行，凝血蕴里不散而成积。

【诊断】

肝硬化的诊断需综合考虑病因、病史、临床表现、并发症、治疗过程、检验、影像学及组织学等检查。

1. 确定有无肝硬化 临床诊断肝硬化通常依据肝功能减退和门静脉高压同时存在的证据。影像学所见肝硬化的征象有助于诊断。当肝功能减退和门静脉高压证据不充分、肝硬化的影像学征象不明确时，肝活检若查见假小叶形成，可建立诊断。

（1）肝功能减退 ①临床表现：包括消化吸收不良、营养不良、黄疸、出血和贫血、不孕不育、蜘蛛痣、肝掌、肝病面容、男性乳房发育、肝性脑病及食管胃底静脉曲张出血等。②实验室：可从肝细胞受损、胆红素代谢障碍、肝脏合成功能降低等方面反映肝功能减退。

（2）门静脉高压 ①临床表现：包括脾大、腹水、腹壁静脉曲张及食管胃底静脉曲张出血等。②实验室：血小板降低是较早出现的门静脉高压的信号，随着脾大、脾功能亢进的加重，红细胞及白细胞也降低；没有感染的肝硬化腹水，通常为漏出液；合并自发性腹膜炎，腹水可呈典型渗出液或介于渗、漏出液之间；血性腹水应考虑合并肝癌、门静脉血栓形成及结核性腹膜炎等。

（3）影像学　①少量腹水、脾大、肝脏形态变化均可采用超声、CT 及 MRI 证实，显然较体检更敏感而准确。②门静脉属支形态改变：腹部增强 CT 及门静脉成像术有利于对门静脉高压状况进行较全面的评估。

（4）胃镜　有助于鉴别肝硬化上消化道出血的具体原因。

2. 寻找肝硬化原因　应尽可能搜寻其病因，以利对因治疗。

3. 肝硬化临床分期　代偿期、失代偿期、再代偿期和（或）肝硬化逆转。

【西医治疗】

肝硬化诊断明确后，应尽早开始综合治疗。重视病因治疗，必要时抗炎抗肝纤维化，积极防治并发症，随访中应动态评估病情。若药物治疗欠佳，可考虑胃镜、血液净化（人工肝）、介入治疗，符合指征者进行肝移植前准备。

1. 病因学治疗　病因治疗是肝硬化治疗的关键，只要存在可控制的病因，均应尽快开始病因治疗。

（1）抗乙型肝炎病毒治疗。

（2）抗丙型肝炎病毒治疗。

（3）针对其他病因进行治疗：酒精性肝硬化、非酒精性脂肪性肝病、自身免疫性肝病所致肝硬化、原发性胆汁性肝硬化、药物及化学物质所致肝硬化的治疗可参考相关指南；任何原因导致的肝硬化都应禁酒。

2. 慎用损伤肝脏的药物　避免不必要、疗效不明确的药物，减轻肝脏代谢负担。

3. 抗炎抗纤维化治疗　对于某些疾病无法进行病因治疗，或充分病因治疗后肝脏炎症和（或）肝纤维化仍然存在或进展的患者，可考虑给予抗炎、抗肝纤维化的治疗。常用的抗炎保肝药物有甘草酸制剂、双环醇、多烯磷脂酰胆碱、水飞蓟素类、腺苷蛋氨酸、还原型谷胱甘肽等。

4. 一般治疗　代偿期患者应适当减少活动，注意劳逸结合。肝硬化时若碳水化合物供能不足，机体将消耗蛋白质供能，加重肝脏代谢负担，肠内营养是机体获得能量的最好方式，只要肠道尚可用，应鼓励肠内营养，减少肠外营养。肝硬化常有消化不良，应进食易消化的食物，以碳水化合物为主，蛋白质摄入量以患者可耐受为宜，辅以多种维生素，可给予胰酶助消化。对食欲减退、食物不耐受者，可予以消化的、蛋白质已水解为小肽段的肠内营养剂。肝功能衰竭或有肝性脑病先兆时，应限制蛋白质的摄入。有腹水时应少盐或无盐避免进食粗糙、坚硬食物。

5. 治疗并发症　应及时诊断并予以对症治疗。如腹水、食管－胃底静脉破裂出血、肝性脑病和肝肾综合征、脾功能亢进及自发性腹膜炎等处理，可参见中华医学会相关指南。

【中医治疗】

1. 治疗原则 以益气健脾、软坚散结、化瘀解毒为主要原则。根据病变的不同阶段，依患者感受病邪不同或体质差异，主要采取疏肝健脾、行气活血、利水祛湿、清热化瘀、补益肝肾等法；失代偿期则根据其相关并发症参考"鼓胀""黄疸""水肿""血证"、等内容进行治疗。应病证结合，基本治法与辨证论治结合灵活运用。

2. 辨证论治

（1）肝气郁结证

证候：胁肋胀痛或窜痛，急躁易怒，喜太息，口干口苦，或咽部有异物感，纳差或食后胃脘胀满，便溏，嗳气，或乳房胀痛或结块，舌质淡红，苔薄白或薄黄，脉弦。

治法：疏肝健脾，行气活血。

方药：柴胡疏肝汤加减。

加减：兼脾虚证，加四君子汤；苔黄，口干苦，脉弦数，加牡丹皮、栀子；头晕，失眠，加制何首乌、枸杞子；胁下刺痛不移，面青，舌紫，加延胡索、丹参；精神困倦，大便溏，舌质淡白苔腻，加干姜、砂仁。

中成药：肝爽颗粒，口服，每次 3g，每日 3 次。

（2）水湿内阻证

证候：腹胀如鼓，按之坚满或如蛙腹，胁下痞胀或疼痛，脘闷纳呆，恶心欲吐，下肢浮肿，小便短少，大便溏薄，舌质淡白苔白腻或滑，脉细弱。

治法：运脾化湿，理气行水。

方药：实脾饮加减。

加减：水湿过重，加肉桂、猪苓、泽泻；气虚明显，加人参、黄芪；胁满胀痛，加郁金、青皮、砂仁。

中成药：臌症丸，饭前口服，每次 10 粒，每日 3 次。

（3）湿热蕴结证

证候：目肤黄染，色鲜明，胁肋灼痛，恶心或呕吐，脘闷纳呆腹胀，口干或口臭，小便黄赤，大便秘结或黏滞不畅，舌质红苔黄腻，脉弦滑或滑数。

治法：清热利湿，攻下逐水。

方药：中满分消丸合茵陈蒿汤加减。

加减：热毒炽盛，黄疸鲜明，加龙胆草、半边莲；小便赤涩不利，加马鞭草；热迫血溢，吐血，便血，去厚朴，加水牛角、生地黄、牡丹皮、地榆。

中成药：强肝胶囊（丸），口服，每次 5 粒（胶囊），每日 3 次。

（4）肝肾阴虚证

症状：腰痛或腰酸腿软，胁肋隐痛，劳累加重，或伴眼干涩，口干咽燥，头晕眼花，五心烦热或低烧，耳鸣耳聋，小便短赤，大便干结，舌质红苔少，脉细或细数。

治法：滋养肝肾，活血化瘀。

方药：一贯煎合膈下逐瘀汤加减。

加减：内热口干，舌红少津，加天花粉、玄参；腹胀明显，加莱菔子、大腹皮；阴虚火旺，加知母、黄柏；低热明显，加青蒿、地骨皮；鼻衄甚，加白茅根、旱莲草。

中成药：扶正化瘀胶囊（片），饭后口服，胶囊每次 1.5g，片剂每次 1.6g，每日 3 次，早期湿热盛者慎用。

（5）脾肾阳虚证

证候：腹部胀满，入暮较甚，脘闷纳呆，面色萎黄或苍白或晦暗，阳痿早泄，神疲怯寒，下肢水肿，小便清长或夜尿频数，大便稀薄，舌质淡胖苔润，脉沉细或迟。

治法：温补脾肾，利水祛湿。

方药：附子理中丸合五苓散加减。

加减：腹部胀满，食后较甚，加木香、砂仁、厚朴；畏寒较甚，加巴戟天、淫羊藿；腹壁青筋显露，加赤芍、桃仁。

中成药：臌症丸，口服，每次 10 粒，每日 3 次，饭前服。

（6）瘀血阻络证

证候：胁痛如刺，痛处不移，腹大坚满，按之不陷而硬，腹壁青筋暴露，或胁下积块（肝或脾肿大），唇色紫褐，面色黧黑或晦暗，头、项、胸腹见红点赤缕，大便色黑，舌质紫暗，或有瘀斑瘀点，舌下静脉怒张，脉细涩或芤。

治法：活血行气，化瘀软坚。

方药：膈下逐瘀汤加减。

加减：瘀积明显，加土鳖虫、水蛭；腹水明显，加葶苈子、瞿麦、槟榔、大腹皮；气虚，加白术、人参、黄芪；阴虚，加鳖甲、石斛、北沙参；湿热，加茵陈、白茅根。

中成药：复方鳖甲软肝片，口服，每次 4 片，每日 3 次。瘀久化热者，可服用安络化纤丸，口服，每次 6g，每日 2 次。

【护理】

1.规律作息，劳逸结合。注意心理疏导，避免过度精神紧张。对原发病给予相应的调摄与护理。

2.禁止饮酒，宜进清淡而富有营养的饮食。

3. 患者教育。

【转诊】

转诊患者主要包括症状重、怀疑消化道出血、严重浆膜腔积液、确诊或怀疑有肝性脑病、严重肾功能损伤、肝硬化原因不明需进一步确定病因、怀疑有门静脉血栓及可疑恶变者。转诊后 2 ~ 4 周基层医务人员应主动随访，了解患者在上级医院的诊断结果或治疗效果，常规随访，预约下次随访时间；如治疗效果不佳者，仍建议在上级医院进一步治疗。

1. 初诊转诊

（1）老年患者，尤其有心、脑、肾等重要脏器慢性疾病者。

（2）肝硬化原因不明需进一步确定病因者。

（3）急性上消化道出血者。

（4）严重浆膜腔积液者。

（5）怀疑可疑恶变者。

2. 随访转诊

（1）常规治疗效果不佳、肝功能进一步恶化者。

（2）厌食、消瘦怀疑有恶变者。

（3）对有并发症的患者，应定期随访追踪治疗疗效，定期转诊复检腹部彩超、MRI、胃肠镜等。

（4）随访过程中发现相关并发症（呕血、黑便、水肿进行性加重、难以缓解的呼吸困难等）而难以处理者。

3. 急救车转诊

（1）急性上消化道出血、出血量超过 500mL 者。

（2）怀疑肝性脑病者。

（3）合并严重并发症者。

六、溃疡性结肠炎

溃疡性结肠炎（ulcerative colitis，UC）是一种由遗传背景与环境因素相互作用而导致的慢性非特异性肠道炎症性疾病，以结肠黏膜连续性、弥漫性炎症改变为特点，病因未明，暂无法治愈。反复发作的腹泻、黏液脓血便及腹痛是主要临床症状。本病可发生在任何年龄，多见于 20 ~ 40 岁，亦可见于儿童或老年人。男女发病率无明显差别。

根据其临床特点，多属于中医学"久痢""肠澼""泄泻""便血"等范畴。本病以缓慢发病为多，少数亦可急骤起病。病位主要在大肠与脾胃，亦常波及肝、肾。病性多为本虚标实，脾肾阳气虚弱为本，湿热瘀血为标；病程短者以标实为主。总趋势是湿热内侵，损伤脾胃，蕴结大肠，腑气不利，肠络受损，久则由脾及肾，瘀阻肠间，终致虚实错杂为患。

【诊断】

溃疡性结肠炎缺乏诊断的金标准，主要结合临床、实验室检查、影像学检查、内镜和组织病理学表现进行综合分析，在排除感染性和其他非感染性结肠炎的基础上做出诊断。若诊断存疑，应在一定时间（一般是 6 个月）进行内镜及病理组织学复查。

1. 临床表现 溃疡性结肠炎为持续或反复发作的腹泻、黏液脓血便伴腹痛、里急后重和不同程度的全身症状，病程多在 4 ~ 6 周以上，可有皮肤、黏膜、关节、眼、肝胆等肠外表现。黏液脓血便是 UC 最常见的症状。

2. 常规实验室检查 强调粪便常规检查和培养不少于 3 次。常规检查包括血常规、血清白蛋白、电解质、红细胞沉降率、C- 反应蛋白等。

3. 肠镜检查 结肠镜检查并黏膜活组织检查（以下简称活检）是 UC 诊断的主要依据。

诊断要点：具有上述典型临床表现者为临床疑诊，安排进一步检查；同时具备上述结肠镜和（或）放射影像学特征者，可临床拟诊；如再具备上述黏膜活检和（或）手术切除标本组织病理学特征者，可以确诊；初发病例如临床表现、结肠镜检查和活检组织学改变不典型者，暂不确诊 UC，应予以密切随访。

【西医治疗】

诱导并维持临床缓解及黏膜愈合，防治并发症，改善患者生命质量。

1. 活动期的治疗

（1）轻度 UC

1）氨基水杨酸制剂：是治疗轻度 UC 的主要药物。

2）激素：对氨基水杨酸制剂治疗无效者，特别是病变较广泛者，可改用口服全身作用激素。

（2）中度 UC

1）氨基水杨酸制剂：仍是主要药物。

2）激素：足量氨基水杨酸制剂治疗后（一般 2 ~ 4 周）症状控制不佳者，尤其是病变较广泛者，应及时改用激素。按泼尼松 0.75 ~ 1mg/（kg·d）（其他类型全身作用激素的剂量按相当于上述泼尼松剂量折算）给药。达到症状缓解后开始缓慢减量至停药，注意快速减量会导致早期复发。

3）硫嘌呤类药物：包括硫唑嘌呤和 6- 羟基嘌呤，适用于激素无效或依赖者。

4）沙利度胺：适用于难治性 UC 治疗，但不作为首选治疗药物。

5）英夫利西单克隆抗体（IFX）：当激素和上述免疫抑制剂治疗无效或激素依赖或不能耐受上述药物治疗时，可考虑 IFX 治疗。

6）选择性白细胞吸附疗法：其主要机制是降低活化或升高的粒细胞和单核细胞。对于轻、中度 UC 患者，特别是合并机会感染者可考虑应用。

2. 缓解期的维持治疗

（1）需要维持治疗的对象　除轻度初发病例、很少复发且复发时为轻度易于控制者外，均应接受维持治疗。

（2）维持治疗的药物　激素不能作为维持治疗药物。维持治疗药物的选择视诱导缓解时用药情况而定。

1）氨基水杨酸制剂：由氨基水杨酸制剂或激素诱导缓解后以氨基水杨酸制剂维持，用原诱导缓解剂量的全量或半量，如用柳氮磺吡啶（SASP）维持，剂量一般为 2 ~ 3g/d，并补充叶酸。

2）硫嘌呤类药物：用于激素依赖者、氨基水杨酸制剂无效或不耐受者、环孢素或他可莫司有效者。剂量与诱导缓解时相同。

3）IFX：以 IFX 诱导缓解后继续 IFX 维持。

4）其他：肠道益生菌和中药治疗。

（3）维持治疗的疗程　氨基水杨酸制剂维持治疗的疗程为 3 ~ 5 年或长期维持。对硫嘌呤类药物及 IFX 维持治疗的疗程未达成共识，视患者具体情况而定。

【中医治疗】

1. 治疗原则　以清热化湿、调气和血为基本原则，针对不同的证候特点结合健脾、调肝、补肾、温中、滋阴之法。临床又需根据病情分期、严重程度、病变部位的不同，采用不同的治疗和给药方法。①分期治疗：活动期，清热化湿，调气和血，敛疡生肌；缓解期，健脾益气，兼以补肾固本，佐以清热化湿。②分级治疗：轻、中度患者，活动期，可用中医辨证治疗诱导病情缓解，缓解期，可用中药维持缓解；重度患者，病情变化较快，应注意及时识别，综合判断，及时转诊至上级医院住院治疗。③分部治疗：直肠型或左半结肠型，采用中药灌肠或栓剂治疗；广泛结肠型，采用中药口服加灌肠，内外合治。

2. 辨证论治

（1）大肠湿热证

证候：腹泻，便下黏液脓血，腹痛，里急后重，肛门灼热，腹胀，小便短赤，口干，口苦，舌质红苔黄腻，脉滑。

治法：清热化湿，调气和血。

方药：芍药汤加减。

加减：大便脓血较多，加槐花、地榆、白头翁；大便白冻黏液较多，加苍术、薏苡仁、石菖蒲；腹痛较甚，加延胡索、徐长卿。

中成药：①虎地肠溶胶囊，口服，每次 4 粒，每日 3 次。②香连丸，口服，每次 3 ~ 6g，每日 2 ~ 3 次。

（2）热毒炽盛证

证候：便下脓血或血便，量多次频，腹痛明显，发热，里急后重，腹胀，口渴，烦躁不安，舌质红苔黄燥，脉滑数。

治法：清热祛湿，凉血解毒。

方药：白头翁汤加减。

加减：便下鲜血，舌质红绛，加紫草、茜草、地榆、槐花、生地黄、牡丹皮；伴发热，加金银花、葛根、黄芩。

中成药：葛根芩连丸，口服，每次 3g，每日 3 次。

（3）脾虚湿蕴证

证候：便下黏液脓血，白多赤少，或为白冻，或便溏泄泻，夹有不消化食物，脘腹胀满，腹部隐痛，肢体困倦，食少纳差，神疲懒言，舌质淡红，边有齿痕，苔薄白腻，脉细弱或细滑。

治法：益气健脾，化湿和中。

方药：补中益气汤加减。

加减：大便白冻黏液较多，加苍术、白芷；便中夹有脓血，加黄连、败酱草、地榆；大便夹有不消化食物，加神曲、山楂。

中成药：①补脾益肠丸，口服，每次 6g，每日 3 次。②参苓白术散，口服，每次 6 ~ 9g，每日 2 ~ 3 次。

（4）寒热错杂证

证候：大便稀薄，夹有赤白黏冻，反复发作，肛门灼热，腹痛绵绵，畏寒怕冷，渴不欲饮，饥不欲食，舌质红苔薄黄，脉弦或细弦。

治法：温中补虚，清热化湿。

方药：乌梅丸加减。

加减：大便伴脓血，加秦皮、地榆、仙鹤草；腹痛甚者，加白芍、徐长卿、延胡索。

中成药：乌梅丸，口服，每次 3g，每日 2 ~ 3 次。

（5）肝郁脾虚证

证候：大便稀溏，夹有黏液血便，常因情志因素诱发，大便次数增多，腹痛即泻，泻后痛减，排便不爽，腹胀，肠鸣，饮食减少，舌质淡红苔薄白，脉弦或弦细。

治法：疏肝理气，健脾化湿。

方药：痛泻要方合四逆散加减。

加减：腹痛较甚，加徐长卿、木瓜；排便不畅，里急后重，加木香；大便稀溏，加党参、茯苓、山药。

中成药：固肠止泻胶囊，口服，每次 6 粒，每日 3 次。

（6）脾肾阳虚证

证候：久泻不止，大便稀薄，夹有白冻，或伴有完谷不化，甚则滑脱不禁，腹痛，喜温喜按，腹胀，食少纳差，形寒肢冷，腰酸膝软，舌质淡胖，或有齿痕，苔薄白润，脉沉细。

治法：健脾补肾，温阳化湿。

方药：附子理中丸合四神丸加减。

加减：畏寒怕冷，加益智仁、肉桂；久泻不止，加赤石脂、石榴皮、诃子。

中成药：①固本益肠胶囊，口服，每次4粒，每日3次。②四神丸，口服，每次9g，每日1~2次。

（7）阴血亏虚证

证候：大便干结，夹有黏液脓血，排便不畅，腹中隐隐灼痛，形体消瘦，口燥咽干，虚烦失眠，五心烦热，舌红少津或舌质淡少苔或无苔，脉细弱。

治法：滋阴清肠，益气养血。

方药：驻车丸合四物汤加减。

加减：大便干结，加玄参、麦冬、火麻仁、瓜蒌子；脓血便，加白头翁、地榆、地锦草。

中成药：①驻车丸，口服，每次6~9g，每日3次。②增液口服液，口服，每次20mL，每日3次。

【护理】

1.注意生活调摄，起居规律，注意个人卫生，避免不洁食物，防止肠道感染。适度体育锻炼，可以选择太极拳、太极剑、气功等节奏和缓的体育项目。

2.活动期，选择低脂流质或低脂少渣半流质饮食，如含优质蛋白质的淡水鱼肉、瘦肉、蛋类等，避免摄入含乳糖蛋白食品，如牛奶；重度患者可予肠内营养制剂，摄入充足的蛋白质，避免摄入过于辛辣、油炸食物。

3.注意劳逸结合，情绪稳定，积极向上，学习处理疾病的各种办法，避免不良刺激，避免精神过度紧张。

【转诊】

病情重，伴有严重并发症及需要外科手术治疗的患者。转诊2~4周后，基层医务人员应及时主动随访，了解患者在上级医院的诊断及治疗情况，达标者恢复常规随访，预约下次随访时间；如未能确诊或达标，建议在上级医院继续进一步诊治。

1.初诊转诊

（1）伴有心脑肾等多种基础疾病、难以控制病情的患者。

（2）腹泻、便血严重，导致水电解质紊乱及贫血的严重患者。

（3）年龄在70岁以上的老年人。

（4）妊娠期或哺乳期妇女。

（5）伴有中毒性巨结肠、肠穿孔、下消化道大出血、上皮内瘤变和癌变等并发症患者。

（6）诊断不明，或怀疑癌变的患者。

2. 随访转诊

（1）病情突然加重，腹泻腹痛不可缓解、再次复发的患者。

（2）发生与药物有关的不良反应的患者。

（3）合并机会性感染的患者。

（4）出现难以控制的心、脑、肾、肠等并发症的患者。

3. 急救车转诊

（1）意识丧失或模糊的患者。

（2）随访过程中，突然出现生命体征不平稳，急需进一步抢救治疗的患者。

第四节　泌尿系统疾病

一、尿路感染

尿路感染（urinary tract infection，UTI）是指病原体在尿路中生长、繁殖而引起的尿路感染性疾病。女性尿路感染发病率明显高于男性。尿路感染的分类如下所示（表 1-9）。

表 1-9　尿路感染的分类

分类法	分类
根据感染部位	上尿路感染：主要为肾盂肾炎
	下尿路感染：主要为膀胱炎
根据患者的基础疾病	复杂性尿路感染：指患者同时伴有尿路功能性或结构性异常或免疫功能低下
	非复杂性（单纯性）尿路感染：主要发生在无泌尿生殖系统异常的女性，多数为膀胱炎
根据发作频次	初发或孤立发作性尿路感染 反复发作性尿路感染：指 1 年发作至少 3 次以上或 6 个月发作 2 次以上。反复发作可为复发或再感染。复发指病原体一致，多发生于停药 2 周内
无症状性菌尿	尿病原体检查阳性，但无临床症状

革兰阴性杆菌为尿路感染最常见致病菌，其中以大肠埃希菌最为常见，其次为克雷白杆菌、变形杆菌、柠檬酸杆菌属等。5% ~ 15% 的尿路感染由革兰阳性细菌引起，主要是肠球菌和凝固酶阴性的葡萄球菌。

本病属中医学"淋证"范畴，因外感湿热、饮食不节、情志失调、禀赋不足或劳伤久病引起。若湿热之邪侵犯膀胱，则可发为热淋；热灼血络，见尿血，则为血淋；久病体虚、劳伤脾肾、遇劳即发为劳淋。病位在膀胱与肾，与肝脾相关。多以肾虚为本，膀胱湿热为标。

【诊断】

有尿路感染的症状和体征，如尿路刺激征（尿频、尿痛、尿急）、耻骨上方疼痛和压痛、发热、腰部疼痛或肾区叩击痛等，尿细菌培养菌落数均 ≥ 10^5/mL，即可诊断尿路感染。如尿培养的菌落数不能达到上述指标，但可满足下列指标一项时，也可帮助诊断：①硝酸盐还原试验和（或）白细胞酯酶阳性。②白细胞尿（脓尿）。③未离心新鲜尿液革兰染色发现病原体，且一次尿培养菌落数均 ≥ 10^3/mL。

对于留置导尿管的患者出现典型的尿路感染症状、体征，且无其他原因可以解释，尿标本细菌培养菌落计数 > 10^3/mL 时，应考虑导管相关性尿路感染的诊断。

1. 尿路感染的定位诊断

下尿路感染（膀胱炎）：常以尿路刺激征为突出表现，一般少有发热、腰痛等。

上尿路感染（肾盂肾炎）：常有发热、寒战、甚至出现毒血症症状，伴明显腰痛、输尿管点和（或）肋脊点压痛、肾区叩击痛等，伴或不伴尿路刺激征。

2. 复杂性尿路感染　伴有泌尿道结构或功能异常（包括异物）或免疫功能低下的患者发生尿路感染。

3. 无症状性细菌尿　患者无尿路感染的症状，两次尿细菌培养菌落数均 ≥ 10^5/mL，均为同一菌种。

4. 慢性肾盂肾炎的诊断　除反复发作尿路感染病史之外，尚需结合影像学及肾脏功能检查。

【西医治疗】

根本目的为控制感染。治疗目标为尿路感染恢复正常并减少复发率。

1. 生活方式干预　急性期注意休息，多饮水，勤排尿。

2. 抗感染治疗

（1）急性膀胱炎　用药如下所示（表 1-10）。

表 1-10　急性单纯性膀胱炎的抗生素选择

抗菌药物	剂量（口服）	期限	常见的副作用
磺胺甲噁唑 - 甲氧苄啶（SMZ-TMP）	160mg、800mg，每日 2 次	3 天	恶心、呕吐、厌食、过敏反应等
呋喃妥因	50mg，每 8 小时 1 次	5 ~ 7 天	胃肠道紊乱、头痛、过敏反应等
磷霉素	3g 作为单剂量		腹泻、恶心、头痛、阴道炎、头晕等

（2）肾盂肾炎　①病情较轻者：可在门诊口服药物治疗，疗程 10 ~ 14 天，用药如下所示（表 1-11）。②严重感染全身中毒症状明显者：需住院治疗，应静

脉给药，常用药物如下所示（表1-12）。治疗72小时无好转，应按药敏试验结果更换抗生素，疗程不少于两周。经此治疗仍有持续发热者，应注意肾盂肾炎并发症，如肾盂积脓、肾周脓肿、感染中毒症等。慢性肾盂肾炎治疗的关键是积极寻找并去除易感因素。急性发作时治疗同急性肾盂肾炎。

表1-11 急性单纯性肾盂肾炎的抗生素选择

抗菌药物	剂量（口服）	常见的副作用
环丙沙星	0.25g（每日2次）	胃肠道紊乱、头痛、头晕、震颤、烦躁不安、精神错乱、皮疹等
氧氟沙星	0.2g（每日2次）	中耳炎、胃肠菌紊乱、眩晕、头痛等
阿莫西林	0.5g（每日3次）	恶心、呕吐、厌食等
头孢呋辛	0.25g（每日2次）	念珠菌感染、胃肠道紊乱、过敏反应等

表1-12 复杂性肾盂肾炎的抗生素选择

抗菌	剂量（静脉注射）	常见的副作用
氨苄西林	1.0~2.0g（每4小时1次）	过敏反应、胃肠道紊乱等
头孢噻肟钠	2.0g（每8小时1次）	过敏反应、胃肠道紊乱等
头孢曲松钠	1.0~2.0g（每12小时1次）	过敏反应、胃肠道紊乱等
左氧氟沙星	0.2g（每12小时1次）	胃肠道紊乱、头痛、头晕、震颤、烦躁不安、精神错乱、皮疹、念珠菌感染等

（3）反复发作性尿路感染 ①再感染：治疗方法与首次发作相同。对半年内发生2次以上者，可每晚临睡前排尿后服用小剂量抗生素1次。②复发：复发且为肾盂肾炎者，在去除诱发因素（如结石、梗阻、尿路异常等）的基础上，按药敏试验结果选择强有力的杀菌性抗生素，疗程不少于6周。

（4）复杂性尿路感染 因基础疾病不同，感染的部位、细菌种类和疾病的严重程度不一样，因此需要个体化对待，同时尽量根据尿培养结果选择用药。

（5）无症状性菌尿 是否治疗目前尚有争议，一般认为不需治疗，但有下述情况者应予治疗：①妊娠期无症状性菌尿者。②学龄前儿童。③出现有症状感染者。④肾移植、尿路梗阻及其他尿路有复杂情况者。根据药敏结果选择有效抗生素，主张短疗程用药。

抗菌药物的选择：阿莫西林500mg，口服，每8小时1次，3~5天；阿莫西林-克拉维酸钾500mg，口服，每12小时1次，3~5天；头孢氨苄500mg，口服，每8小时1次，3~5天或磷霉素氨丁三醇3g，口服，单剂治疗。

【中医治疗】

1.治疗原则 实则清利，虚则补益。对虚实夹杂者，又当通补兼施，审其主次缓急，兼顾治疗。

2. 辨证论治

（1）膀胱湿热证

证候：小便频数，灼热刺痛，色黄赤，小腹拘急胀痛，或见恶寒发热，或腰痛拒按，或见口苦，大便秘结，舌质红苔薄黄腻，脉滑数。

治法：清热利湿通淋。

方药：八正散加减。

加减：若大便秘结者，可重用生大黄，加枳实；兼心烦，口舌生疮糜烂，可加竹叶、甘草以清心火、利湿热；舌苔厚黄腻者，可加苍术、黄柏；湿热伤阴者，见口干咽燥、潮热盗汗、手足心热、舌光红等，去大黄、加生地黄、牛膝等。

中成药：甘露消毒丸，口服，每次 6 ~ 9g，每日 2 次。

（2）肝胆郁热证

证候：小便灼热刺痛，小便不畅，有时可见血尿，少腹胀满疼痛，烦躁易怒，口苦口黏，或寒热往来，胸胁苦满，舌质暗红，脉弦或弦细。

治法：疏肝解郁，清热通淋。

方药：小柴胡汤合石韦散加减。

加减：少腹胀满疼痛，痛引阴器，加川楝子；湿热伤阴，口干，舌红少苔，加知母、生地黄、白茅根等。

中成药：龙胆泻肝丸，口服，小蜜丸每次 6 ~ 12g（30 ~ 60 丸），大蜜丸每次 1 ~ 2 丸，每日 2 次。

（3）脾肾亏虚，湿浊缠绵证

证候：小便淋沥不已，时作时止，每于劳累后发作或加重，尿热，或有尿痛，面色无华，神疲乏力，少气懒言，腰膝酸软，食欲不振，口干不欲饮水，舌质淡，苔薄白润，脉沉细无力。

治法：补肾健脾，清利湿浊。

方药：清心莲子饮加减。

加减：兼脾虚气陷，肛门下坠，少气懒言，可合补中益气汤；腰膝酸软，畏寒肢冷，可合金匮肾气丸。

中成药：参苓白术丸，口服，每次 6g，每日 3 次。

（4）肾阴不足，湿热留恋证

证候：小便频数，滞涩疼痛，尿黄，腰膝酸软，手足心热，口干口渴，舌红少苔，脉细数。

治法：滋阴益肾，清热通淋。

方药：知柏地黄丸加减。

加减：小便灼热刺痛，加瞿麦、萹蓄、滑石；骨蒸潮热，加鳖甲、青蒿；气阴两虚，气短乏力，加黄芪、党参、白术。

中成药：知柏地黄丸，口服，水蜜丸每次 6g（30 粒），每日 2 次。

【护理】

1.注意外阴清洁，多饮水、勤排尿，每 2～3 小时排尿 1 次，房事后即行排尿，妇女在月经期、妊娠期、产后更应注意外阴卫生，以免虚体受邪。排便后从前到后擦拭。

2.养成良好的饮食起居习惯，饮食宜清淡，忌肥腻、辛辣、酒醇之品。

【转诊】

需转诊人群主要包括起病急、症状重、反复发作、病情复杂、多种药物无法控制的尿路感染患者。

1.初诊转诊

（1）经短期处理无法控制感染者。

（2）怀疑有肾乳头坏死、肾周围脓肿等严重并发症者。

（3）怀疑有严重感染全身中毒症状明显者。

（4）怀疑有肾功能衰竭等其他严重临床情况者。

（5）因诊断需要到上级医院进一步检查者。

2.随访转诊

（1）病情反复难以控制。

（3）怀疑有且难以处理的复杂因素。

（4）随访过程中发现严重临床疾患难以处理。

3.急救车转诊

（1）意识丧失或模糊。

（2）发热（T > 38℃或 T < 36℃）、心动过速（心率 > 90 次/分）、呼吸急促（呼吸频率 > 20 次/分）或外周血白细胞显著增加。

二、慢性肾小球肾炎

慢性肾小球肾炎简称慢性肾炎，以蛋白尿、血尿、高血压和水肿为基本临床表现，起病方式各有不同，病情迁延并呈缓慢进展，可有不同程度的肾功能损害，部分患者最终将发展至终末期肾衰竭。

本病属中医学"水肿""虚劳""腰痛"等病证范畴，多因先天之本不足，感受外邪风、寒、湿、热而起，多与肺、脾、肾相关。

【诊断】

患者尿检异常（蛋白尿、血尿），伴或不伴水肿及高血压史达 3 个月以上，无论有无肾功能损害均应考虑此病。除继发性肾小球肾炎及遗传性肾小球肾炎外，临床上可诊断为慢性肾炎。

1.症状 慢性肾小球肾炎可发生于任何年龄，但以青年、中年为主，男性多见。多数起病缓慢、隐匿。早期患者可无特殊症状，或有乏力、疲倦、腰部疼痛和食欲缺乏；水肿可有可无，一般不严重。

2. 体征 血压（特别是舒张压）持续性中等以上程度升高，甚至出现恶性高血压，严重者可有眼底出血，甚至视盘水肿。如血压控制不好，肾功能恶化较快，预后较差。另外，部分患者可因感染、劳累呈急性发作，或用肾毒性药物后病情急骤恶化，经及时去除诱因和适当治疗后病情可一定程度缓解，但也可能由此而进入不可逆的慢性肾衰竭。多数慢性肾炎患者肾功能呈慢性渐进性损害，肾脏病理类型是决定肾功能进展快慢的重要因素（如系膜毛细血管性肾小球肾炎进展较快，膜性肾病进展较慢），但也与治疗是否合理等相关。

慢性肾炎临床表现呈多样性，个体间差异较大，故切勿因某一表现突出而造成误诊。如慢性肾炎高血压突出而易误诊为原发性高血压，增生性肾炎（如系膜毛细血管性肾小球肾炎、IgA 肾病等）感染后急性发作时易误诊为急性肾炎，应予以注意。

3. 实验室检查 多为轻度尿异常，尿蛋白常为 1 ~ 3g/d，尿沉渣镜检红细胞可增多，可见管型。尿红细胞相差显微镜尿中红细胞形态检查和（或）尿红细胞容积分布曲线测定可判定血尿性质为肾小球源性血尿。血压可正常或轻度升高。肾功能正常或轻度受损（肌酐清除率下降），这种情况可持续数年，甚至数十年，肾功能逐渐恶化并出现相应的临床表现（如贫血、血压增高等），最后进入终末期肾衰竭。B 超检查早期肾脏大小正常，晚期可出现双肾对称性缩小、皮质变薄。肾脏活体组织检查可表现为原发病的病理改变，对于指导治疗和估计预后具有重要价值。

【西医治疗】

1. 积极控制高血压和减少尿蛋白 高血压和蛋白尿是加速肾小球硬化、促进肾功能恶化的重要因素，积极控制高血压和减少蛋白尿是两个重要的环节。高血压的治疗目标：力争把血压控制在理想水平（< 130/80mmHg）。尿蛋白的治疗目标：争取减少至 < 1g/d。

慢性肾炎常有水、钠潴留引起的容量依赖性高血压，故高血压患者应限盐（< 6g/d）：可选用噻嗪类利尿剂，如氢氯噻嗪 12.5 ~ 25mg/d。内生肌酐清除率 < 30mL/min 时，噻嗪类无效应改用袢利尿剂，一般不宜过多和长久使用。

如无禁忌证，首选具有肾脏保护作用的降压药如 ACEI 和 ARB 类药物。血压控制欠佳时，可联合使用多种抗高血压药物将血压控制到靶目标值。多数学者认为肾病患者的血压应较一般患者控制更严格，蛋白尿 ≥ 1.0g/24h，血压应控制在 125/75mmHg；如果蛋白尿 < 1.0g/24h，血压应控制在 130/80mmHg。

2. 限制食物中蛋白及磷的摄入量 肾功能不全患者根据肾功能的状况给予优质低蛋白饮食 0.6 ~ 1.0g/（kg · d），同时控制饮食中磷的摄入。在进食低蛋白饮食时，应适当增加碳水化合物的摄入以满足机体生理代谢所需要的热量，防止负氮平衡。在低蛋白饮食两周后可使用必需氨基酸或 α-酮酸 0.1 ~ 0.2g/（kg·d）。

3. 糖皮质激素和细胞毒药物 一般不主张积极应用，但是如果患者肾功能正常或仅轻度受损、病理类型较轻（如轻度系膜增生性肾炎、早期膜性肾病等）、尿蛋白较多，无禁忌证者可试用，但无效者则应及时逐步撤去。

4. 避免加重肾脏损害的因素 感染、劳累、妊娠及肾毒性药物（如氨基苷类抗生素、含马兜铃酸的中药如关木通、广防己等）均可能损伤肾脏，导致肾功能恶化，应予以避免。

【中医治疗】

1. 治疗原则 慢性肾炎的中医病机特点为本虚标实，虚实相兼。肺、脾、肾虚为本；风寒湿热浊毒侵袭、瘀血交阻为标。脏腑虚损与外邪侵袭为本病的中心环节，故慢性肾小球肾炎的治疗，以治本和治标相兼为原则。

2. 辨证论治

（1）脾肾气虚证

证候：腰脊酸痛，疲倦乏力，或浮肿，纳少或脘胀，大便溏，尿频或夜尿多，舌质淡红有齿痕苔薄白，脉细。

治法：健脾益肾。

方药：四君子汤合肾气丸加减。

加减：湿盛，加制苍术、藿香、佩兰、厚朴；便溏，加炒扁豆、炒芡实；水肿明显，加车前子、猪苓。

中成药：人参归脾丸、口服，每次 1 丸，每日 2 次。

（2）肝肾阴虚证

证候：目睛干涩或视物模糊，头晕耳鸣，五心烦热或手足心热，或口干咽燥，腰脊酸痛，遗精，滑精，或月经失调，舌质红少苔，脉弦细或细数。

治法：滋养肝肾。

方药：杞菊地黄丸加减。

加减：肝阴虚甚，加当归、白芍；心阴虚，加柏子仁、炒枣仁、五味子；肺阴虚，加天冬、麦冬、五味子；肝阳上亢，加天麻、钩藤、僵蚕；下焦湿热，加知母、黄柏、石韦；血尿，去熟地黄，加生地黄、大蓟、小蓟、白茅根；大便干结，加生大黄。

中成药：①六味地黄丸，口服，每次 8 丸，每日 3 次。②龟甲养阴片，口服，每次 8 ~ 10 片，每日 3 次。

（3）气阴两虚证

证候：面色少华，少气乏力，或易感冒，午后低热，或手足心热，腰痛或浮肿，口干咽燥或咽部暗红，咽痛，舌质红或偏红少苔，脉细或弱。

治法：益气养阴。

方药：参芪地黄汤加减。

加减：大便干，加玄参、柏子仁、生大黄；咽痛日久，咽喉暗红，加北沙参、麦冬、桃仁、赤芍；纳呆腹胀，加砂仁、木香；心气虚，加麦冬、五味子；肾气虚甚，加菟丝子、覆盆子。

中成药：肾炎康复片，口服，每次 5 片，每日 3 次。

（4）脾肾阳虚证

证候：全身浮肿，畏寒肢冷，腰脊冷痛，面色㿠白，纳少或便溏（泄泻、五更泄泻），精神萎靡，性功能失常（遗精、阳痿、早泄），或月经失调，舌质淡嫩胖有齿痕苔白，脉沉细或沉迟无力。

治法：温补脾肾。

方药：附子理中丸或济生肾气丸加减。

加减：水肿明显，可用实脾饮合真武汤；咳逆上气不能平卧，加用葶苈大枣泻肺汤；腹水，加用五皮饮，甚则可加牵牛子、甘遂以逐肠间水邪；脾虚甚，可加生黄芪。

中成药：济生肾气丸，口服，大蜜丸每次 1 丸，水蜜丸每次 6g，每日 2 ~ 3 次。

【护理】

1.情志护理：合理选择各种有效的调理情志方法，转移患者注意力，鼓励患者保持乐观的情绪和放松的思想，以便树立起战胜疾病的决心与信心。

2.饮食护理：合理安排饮食。优质低蛋白饮食，易消化，清淡饮食，切忌食用肥腻、辛辣食物，水肿严重者要低盐限水。

3.要充分休息，保证睡眠，避免疲劳。要防止感染，严防感冒及上呼吸道、皮肤感染。适当锻炼，增强抵抗疾病能力。注意个人卫生，起居生活要有规律。谨慎用药，以防药物伤肾。

【转诊】

转诊人群主要包括临床症状较重、蛋白尿、血尿持续升高、严重高血压、怀疑继发性肾小球肾炎及多种药物无法控制的难治性肾小球肾炎患者。

1. 初诊转诊

（1）水肿较重，或者有腹（胸）水，应用利尿剂也不能减轻。

（2）血压显著升高 ≥ 180/110mmHg，经短期处理仍无法控制。

（3）妊娠和哺乳期女性。

（4）怀疑继发性肾小球肾炎，如糖尿病肾病、狼疮性肾炎、乙肝病毒相关性肾炎、过敏性紫癜性肾炎、恶性肿瘤相关性肾小球疾病等。

2. 随访转诊

（1）尿常规中尿蛋白、隐血持续 4 周仍没有转阴者。

（2）24 小时尿蛋白定量＞1g 者。

（3）治疗过程中出现贫血者。

（4）因诊断需要到上级医院进一步检查。

3. 急救车转诊

（1）怀疑出现心、脑、肾并发症或其他严重临床情况者。

（2）不能处理的其他情况。

三、慢性肾衰竭

慢性肾衰竭是因各种慢性肾脏病持续进展导致肾小球滤过率（glomerular filtration rate，GFR）下降而引起的代谢紊乱和一系列临床症状组成的综合征，临床上主要以代谢产物潴留，水、电解质、酸碱平衡失调和全身各系统症状为表现，简称慢性肾衰。慢性肾脏病和慢性肾衰在含义上有很大重叠，临床常说的慢性肾衰竭代表慢性肾脏病中 GFR 下降至失代偿期那一部分群体，主要为慢性肾脏病 4 ~ 5 期。

中医学认为，本病系在久病肾虚基础上，反复感邪，或饮食劳倦，或情志内伤，诱使本病发作或加重。其基本病机是脾肾衰惫，气化失司，湿浊毒邪内蕴不得下泄。本病表现为本虚标实，寒热错杂，病位以肾为主，可累及五脏。由于阴阳互根，五脏相关，邪实与正虚之间互相影响，使病情不断恶化，最终因正不胜邪，发生内闭外脱、阴竭阳亡的危急之候。

【诊断】

慢性肾衰的诊断主要依据病史、肾功能检查及相关临床表现。

1. 以 2002 年美国肾脏病学会（ASN）制定的《慢性肾脏病临床实践指南》作为慢性肾脏病诊断标准。

（1）CKD 是指肾脏损伤（肾脏结构或功能异常）≥ 3 个月，可以有或无 GFR 下降，肾损害系指肾脏的结构或功能异常，可表现为下面任何一条：①病理形态学异常。②具备肾损害的指标，包括血、尿成分异常或肾脏影像学检查异常。

（2）GFR < 60mL/min · 1.73m^2 ≥ 3 个月，有或无肾损害表现。

在确诊慢性肾脏病后，应对慢性肾脏病进行分期。目前国际公认的慢性肾脏病分期依据肾脏病预后质量倡议（K/DOQI）分为 1 ~ 5 期，该分期方法根据 GFR 将慢性肾脏病分为 5 期（表 1–13）。

表 1-13　K/DOQI 对慢性肾脏病的分期及建议

分期	GFRmL/（min·1.73m²）	GFR 描述	防治目标 - 措施
1	≥ 90	正常或增高	慢性肾脏病（CKD）病因诊治，缓解症状；保护肾功能，延缓进展
2	60 ~ 89	轻度下降	评估、延缓 CKD 进展；降低心血管病风险
3a	45 ~ 59	轻到中度下降	延缓 CKD 进展
3b	30 ~ 44	中到重度下降	评估、治疗并发症
4	15 ~ 29	重度下降	综合治疗；肾脏替代治疗准备
5	< 15 或透析	肾功能衰竭	适时肾脏替代治疗

注：慢性肾衰代表慢性肾脏病 4 ~ 5 期

2. 临床表现如下所示。

（1）胃肠道症状　食欲减退和晨起恶心、呕吐是常见的早期表现，晚期可能发生胃肠道出血。

（2）心血管系统症状　高血压、左心室肥大、充血性心力衰竭及各种心律失常。

（3）血液系统症状　贫血是常见的临床表现。

（4）呼吸系统症状　临床上表现为弥散功能障碍和肺活量减少。

（5）神经肌肉症状　表现为中枢神经系统功能紊乱和周围神经病变。

（6）皮肤表现　瘙痒是尿毒症常见的难治性并发症。

（7）骨矿物质代谢异常症状　骨质疏松、骨硬化症、维生素 D 缺乏、继发性甲状旁腺功能亢进症等。

（8）内分泌代谢紊乱症状　雌激素、雄激素水平降低，促卵泡激素和黄体生成素水平升高以及胰岛素抵抗。

（9）感染　是慢性肾衰患者重要的死亡原因，可表现为呼吸系统、泌尿系统及皮肤等部位感染。

（10）代谢性酸中毒　长期代谢性酸中毒加重慢性肾衰患者的营养不良、肾性骨病及心血管并发症。严重代谢性酸中毒是慢性肾衰患者的主要死亡原因。

（11）水、电解质平衡失调　水钠潴留引发的水肿，高 / 低钠血症、高 / 低钾血症、低钙血症及高磷血症引起的各种临床表现。

对既往病史不明或存在近期急性加重诱因的患者，需与急性肾损伤鉴别。如有条件，可尽早行肾穿刺活检术以尽量明确导致慢性肾衰竭的基础肾脏病。

【西医治疗】

1. 慢性肾衰的病因多样，包括各种原发或继发性肾小球疾病、肾小管间质疾病、肾血管疾病、遗传性肾病等，其中原发性肾小球疾病、糖尿病肾病、高血压肾损害是三大主要病因。有效治疗原发病，可阻抑或延缓慢性肾衰进展。

2. 避免和纠正慢性肾衰进展的危险因素。

（1）严格控制血压　无论是否伴有糖尿病，若尿白蛋白＜30mg/24h，建议控制血压＜140/90mmHg；若尿白蛋白≥130mg/24h，建议控制血压＜130/80mmHg；如果尿蛋白≥1g/24h，则目标血压应更低。

降压措施包括生活方式的调整（强调低盐饮食）和降压药物的同时启用。合并肾脏病的高血压患者，降压药首选 ACEI 或 ARB，也可选用钙通道阻滞剂和噻嗪类利尿剂。但 ACEI 和 ARB 不宜同时使用，且在应用时需注意血清肌酐＞256μmol/L（或3mg/dL）、肾动脉狭窄或脱水、肾病综合征有效血容量不足、左心衰竭等情况宜慎用此类药物。

（2）控制血糖　糖化血红蛋白的靶目标＜7%；但对于老年人、情绪抑郁或有低血糖倾向的患者，靶目标应适当放宽至7%～8%。

（3）降低蛋白尿　将慢性肾衰患者尿蛋白控制在＜0.5g/d，可改善其长期预后。若尿白蛋白定量＞30mg/24h 时，合并糖尿病的慢性肾衰患者可单用一种 ARB 或 ACEI 药物；若尿白蛋白定量＞300mg/24h 时，无论是否合并糖尿病，均推荐采用 ARB 或 ACEI 药物降低尿蛋白。

（4）调节血脂　调脂治疗可预防慢性肾衰患者心血管疾病的高发生率及高病死率。推荐采用他汀类药物及依折麦布降低低密度脂蛋白胆固醇、非诺贝特类药物降低甘油三酯水平。

（5）饮食控制　如下所示。

1）低盐饮食：如无其他禁忌，推荐每日盐摄入＜5g。

2）低蛋白饮食：慢性肾衰患者蛋白摄入量一般控制在 0.6～0.8g/（kg·d），以满足基本生理需求。在严格低蛋白饮食的同时可适量补充必需氨基酸或 α-酮酸。低蛋白饮食的患者需注意保证摄入足够的热卡，一般为 30～35kcal/（kg·d）。

3）磷摄入：一般应＜600～800mg/d；对严重高磷血症患者，还应同时给予磷结合剂。

4）钾摄入：当 GFR＜25mL（min·1.73m^2）时，应限制钾的摄入（一般为1.52g/d）；当 GFR＜10mL/（min·1.73m^2）或血清钾水平＞5.5mmol/L 时，则严格限制钾的摄入（＜1g/d）。

（6）其他　包括改善生活方式，如戒烟、控制体重、有氧运动等。

3. 防治并发症。

（1）纠正酸中毒　血 pH＞7.2 时，建议口服碳酸氢钠；pH＜7.2 时应静脉滴注碳酸氢钠；必要时行透析治疗。

（2）纠正贫血　慢性肾衰患者若间隔两周或以上、连续2次血红蛋白（Hb）检测值均＜110g/L，应开始应用重组人促红细胞生成素治疗。同时评估是否缺铁，如需补铁，可优先考虑静脉补充蔗糖铁。慢性肾脏病贫血治疗 Hb 目标值为 110 ~ 120g/L，不推荐＞ 130g/L。

（3）纠正矿物质和骨代谢异常　建议在慢性肾衰初诊时至少检测 1 次血钙、磷、甲状旁腺激素、碱性磷酸酶活性。慢性肾衰早期可限制磷摄入，全段甲状旁腺激素（iPTH）目标值 35 ~ 70pg/L、血钙 2.1 ~ 2.55mmol/L、血磷 0.87 ~ 1.48mmol/L；慢性肾衰中期，应用骨化三醇或帕立骨化醇等活性维生素 D 制剂及磷结合剂，iPTH 目标值 70 ~ 110 pg/L，血钙、血磷靶目标同慢性肾衰早期；慢性肾衰晚期应用骨化醇 / 维生素 D 衍生物 / 钙敏感受体激动剂，必要者可考虑甲状旁腺切除，靶目标值 iPTH 150 ~ 300pg/L、血钙 2.1 ~ 2.37mmol/L、血磷 1.13 ~ 1.77mmol/L。

（4）防治心血管疾病　慢性肾衰患者应当监测脑钠肽和氨基末端脑钠肽原排查心衰并进行容量评估，检测血肌钙蛋白排查急性冠脉综合征，应及时预防慢性肾衰发生心血管疾病，主要是干预各种心血管疾病的危险因素，具体包括降压、调脂、纠正贫血、抗炎、改善钙磷代谢、抗血小板等治疗。

（5）防治水钠代谢紊乱　防治水钠潴留，需适当限制钠摄入量。个别水肿严重病例，可适当应用袢利尿剂，如呋塞米、托拉塞米等。血肌酐＞ 220μmol/L 者不宜应用噻嗪类利尿剂及潴钾利尿剂，因这两类药物此时疗效甚差。必要时及时给予血液净化治疗。轻中度低钠血症一般不必积极补钠。

（6）防治高钾血症　慢性肾衰患者应避免食用含钾量高的食物和水果；避免使用含钾高或减少尿钾排泄的药物（包括含钾高的中药汤剂）；如因病情需要输血时，避免使用库存血。一旦出现高钾血症，宜根据情况，用氯化钙或葡萄糖酸钙拮抗钾的毒性，用碳酸氢钠等碱性药物或葡萄糖促进钾的转移，用降血钾树脂或排钾利尿药促进钾的排泄，如药物治疗无效，及时进行血液净化治疗。

【中医治疗】

1. 治疗原则　前期以脾肾亏虚为主，治当健脾益肾，温阳补气；后期为虚实夹杂，脾肾更衰，湿浊毒瘀内蕴，治当在温补脾肾基础上予除湿降浊，排毒祛瘀之法。总之，正虚为本，邪实为标，治疗当以攻补兼施，标本兼顾。

2. 辨证论治

（1）脾肾气虚证

证候：倦怠乏力，气短懒言，食少纳呆，腰酸膝软，脘腹胀满，大便不实，口淡不渴，舌质淡有齿痕，脉沉细。

治法：补气健脾补肾。

方药：六君子汤加减。

加减：气虚较甚，加人参（单煎）；纳呆食少，加焦山楂、炒谷麦芽；肾阳虚，加肉桂、附子；易感冒，加黄芪、防风。

中成药：肾炎康复片，口服，每次 8 片，每日 3 次。

（2）脾肾阳虚证

证候：腰酸膝软，腰部冷痛，畏寒肢冷，倦怠乏力，气短懒言，食少纳呆，脘腹胀满，大便不实，夜尿清长，舌质淡有齿痕，脉沉弱。

治法：温补脾肾，振奋阳气。

方药：济生肾气丸加减。

加减：脾胃虚寒甚，加干姜、肉豆蔻；泛恶，加姜半夏、吴茱萸。

中成药：肾康宁片，口服，每次 5 片，每日 3 次。

（3）脾肾气阴两虚证

证候：腰酸膝软，倦怠乏力，口干咽燥，五心烦热，夜尿清长，舌质淡有齿痕，脉沉细。

治法：益气养阴。

方药：参芪地黄汤加减。

加减：面色少华，纳呆腹满，大便溏薄，加木香、砂仁、干姜、白术；小便清长甚，加桂枝、附子；口干唇燥，消谷善饥，加玉竹、天花粉、石斛；五心烦热，盗汗或小便黄赤，加黄柏、知母。

中成药：贞芪扶正颗粒，冲服，每次 1 袋，每日 2 次。

（4）阴阳两虚证

证候：腰酸膝软，畏寒肢冷，五心烦热，口干咽燥，夜尿清长，大便干结，舌质淡有齿痕，脉沉细。

治法：阴阳双补。

方药：桂附地黄丸加减。

加减：脾气虚弱，用防己黄芪汤；兼湿热，合八正散；湿浊，合藿香正气丸；兼瘀血，合桃红四物汤；水肿，合实脾饮；风动，合天麻钩藤饮。

中成药：①肾宝合剂，口服，每次 20mL，每日 3 次。②香砂六君丸，每次 6 ~ 9g，每日 2 ~ 3 次。

【护理】

1. 避风寒，畅情志，适当锻炼，勿劳累。

2. 宜低盐低脂优质蛋白高热量饮食，忌食含有大量非必需氨基酸的植物蛋白。

3. 日常穿柔软棉质贴身衣服，使用中性肥皂及温水洗澡，清洁全身皮肤黏膜，减少瘙痒感。注意定期消毒，开窗通风，保证居室内空气清新，减少病菌感染。

【转诊】

难以纠正的高钾血症、治疗期间出现血压下降、胸腔积液、烦躁嗜睡等症状、不明原因的肾功能持续恶化、需紧急透析的慢性肾衰患者。

1. 出现高钾血症，给予积极对症处理后，血钾仍 > 6.5mmol/L，心电图出现高钾表现，甚至出现骨骼肌无力患者。

2. 妊娠和哺乳期女性。

3. 在治疗期间，出现剧烈左胸痛，随呼吸加重，听诊有心包摩擦音；或治疗期间突然出现血压下降、脉压变小、末梢循环不良、颈静脉压力增高等表现者。

4. 有长期慢性肾衰病史，突然出现尿量减少或无尿（每日尿量少于 400mL 或少于 100mL），给予积极对症处理后，无尿 2 天或少尿 4 天以上，并伴有体液过多（如眼结膜水肿、胸腔积液、心力衰竭等）、持续呕吐、烦躁或嗜睡，需要透析治疗。

5. 肾功能衰竭经积极治疗后仍难以控制者。

6. 因诊断需要到上级医院进一步行肾穿刺等检查。

第五节　血液系统疾病

一、贫血

贫血是指人体外周血红细胞容量减少，低于正常范围下限，不能运输足够的氧至组织而产生的综合征。临床以外周单位容积内血红蛋白（Hb）、红细胞数（RBL）及（或）血细胞比容（HCT）代替红细胞容量来反映贫血程度。一般在我国海平面地区，成年男性 Hb < 120g/L、成年女性（非妊娠）Hb < 110g/L、孕妇 Hb < 100g/L 就是贫血。贫血根据不同的临床特点，有着不同的分类，如按贫血进展速度分急、慢性贫血；按红细胞形态分大细胞性贫血、正常细胞性贫血和小细胞低色素性贫血；按骨髓红系增生情况分为增生性贫血和增生不良性贫血等。

中医学认为，贫血多由饮食失调、脾胃虚弱、长期失血、劳累过度、妊娠失养或虫积引起气血虚弱、脏腑经络失养所致。病机主要有脾胃虚弱，气血化生无源；肾精亏虚，精血不能相生；肝失封藏，脾失统血，血溢脉外；毒热内盛，或相火妄动，伤精耗髓；痰浊瘀血阻滞，髓海无以化生气血。其中，脾胃虚弱，运化失常，虫积及失血所致气血生化不足是本病的基本病机。本病病位在脾胃，与心、肝、肾密切相关，临床多为虚证，亦可表现为虚实错杂证。

【诊断】

1.缺铁性贫血（IDA） 符合以下第（1）条和第（2）～（9）条中任两条或以上，可诊断为 IDA。

（1）小细胞低色素性贫血：男性 Hb < 120g/L，女性 Hb < 110g/L，红细胞形态可有明显低色素性表现。

（2）有明确的缺铁病因和临床表现。

（3）血清铁蛋白 < 14μg/L。

（4）血清铁 < 8.95μmol/L，总铁结合力 > 64.44μmol/L。

（5）运铁蛋白饱和度 < 0.15。

（6）骨髓铁染色显示骨髓小粒可染铁消失，铁粒幼细胞 < 15%。

（7）红细胞游离原卟啉（FEP）> 0.9μmol/L（全血），血液锌原卟啉（ZEP）> 0.9μmol/L（全血），或 FEP/Hb > 4.5μg/g Hb。

（8）血清可溶性运铁蛋白受体浓度 > 26.5 nmol/L（2.25 mg ／ L）。

（9）铁治疗有效。

2.再生障碍性贫血（AA）

（1）血常规检查 全血细胞（包括网织红细胞）减少，淋巴细胞比例增高。至少符合以下三项中两项：HB < 100g/L；血小板计数（PLT）< $50×10^9$/L；中性粒细胞绝对值（ANC）< $1.5×10^9$/L。

（2）骨髓穿刺 多部位（不同平面）骨髓增生减低或重度减低；小粒空虚，非造血细胞（淋巴细胞、网状细胞、浆细胞、肥大细胞等）比例增高；巨核细胞明显减少或缺如；红系、粒系细胞均明显减少。

（3）骨髓活检（髂骨） 全切片增生减低，造血组织减少，脂肪组织和（或）非造血细胞增多，网硬蛋白不增加，无异常细胞。

（4）除外检查 必须除外先天性和其他获得性、继发性骨髓造血衰竭。

3.溶血性贫血（HA）

（1）有急慢性溶血性贫血临床表现 ①急性溶血：有输血史，起病急，伴寒战高热、腰背疼痛、恶心、呕吐等表现。②慢性溶血：起病缓慢，反复出现，伴皮肤瘙痒、面色萎黄、眼睑苍白、肝脾肿大等表现。

（2）实验室检查 网织红细胞增加、血清间接胆红素升高、尿隐血阳性、尿蛋白阳性、红细胞阴性等。

【西医治疗】

1.缺铁性贫血

（1）病因治疗 去除导致缺铁的病因。

（2）补铁治疗 患者常规补铁治疗，补铁治疗需要考虑患者 Hb 水平、口服铁剂的耐受性和影响铁吸收的并发症。治疗性铁剂分为无机铁和有机铁；按应用途径分为口服铁和静脉铁。口服铁剂中无机铁以硫酸亚铁为代表，有机铁包括右旋糖酐铁、葡萄糖酸亚铁、山梨醇铁、富马酸亚铁、琥珀酸亚铁和多糖铁复合物等。

2. 再生障碍性贫血

（1）支持治疗 ①成分血输注：红细胞输注指征一般为 HB < 60g/L。②保护措施：预防感染，避免出血，杜绝接触各类危险因素，预防性抗真菌治疗。③祛铁治疗：长期输血的 AA 患者血清铁蛋白水平增高，应给予去铁治疗。

（2）针对发病机制的治疗 ①免疫抑制治疗：如抗淋巴 / 胸腺细胞球蛋白。②促造血治疗：雄激素可以刺激骨髓红系造血，减轻女性患者月经期出血过多，是 AA 治疗的基础促造血用药。③造血干细胞移植。

3. 溶血性贫血

（1）病因治疗 如药物诱发的溶血性贫血，应立即停药并避免再次用药；自身免疫性溶血性贫血采用糖皮质激素或脾切除术治疗等。

（2）对症治疗 针对贫血及 HA 引起并发症等的治疗，如输注红细胞，纠正急性肾衰竭、休克、电解质紊乱，抗血栓形成，补充造血原料。

【中医治疗】

1. 缺铁性贫血

（1）治疗原则 本病多为虚证，虫积后伤脾耗血则为虚实夹杂之证。辨证首当明辨虚实标本，针对脾胃虚弱、脾肾阳虚、肝肾阴虚等病机，分别治以健脾和胃、温补脾肾、滋肾养肝。

（2）辨证治疗

1）脾胃虚弱证

证候：面色萎黄，口唇色淡，爪甲无泽，纳少，腹胀，便溏，舌质淡苔薄腻，脉细弱。

治法：健脾和胃，益气养血。

方药：香砂六君子汤合当归补血汤加减。

加减：腹泻便溏，加薏苡仁、山药；恶心，呕吐，加竹茹、生姜。

中成药：人参健脾丸，口服，每次 2 丸，每日 2 次。

2）气血两虚证

证候：面色苍白，倦怠乏力，头晕目眩，心悸失眠，少气懒言，食欲不振，毛发干脱，爪甲裂脆，舌质淡胖苔薄，脉濡细。

治法：益气补血，养心安神。

方药：八珍汤加减。

加减：心悸失眠，加五味子、丹参、龙眼肉。

中成药：十全大补丸，口服，每次 6g，每日 2 次。

3）脾肾阳虚证

证候：面色萎黄或苍白无华，形寒肢冷，唇甲色淡，周身浮肿，眩晕耳鸣，腰膝冷痛，大便溏或五更泻，小便清长，舌质淡胖有齿痕，脉沉细。

治法：益气健脾，温补肾阳。

方药：实脾饮合四神丸加减。

加减：纳差，腹胀，加鸡内金、砂仁；腹泻，加山药、白扁豆；水肿，加猪苓、泽泻。

中成药：右归丸，口服，每次1丸，每日3次。

4）肝肾阴虚证

证候：口唇色淡，爪甲无泽，头晕耳鸣，两目干涩，面部烘热，胁肋隐痛，五心烦热，潮热盗汗，咽干口燥，舌质红少津少苔或无苔，脉细数。

治法：滋肾养肝，养阴清热。

方药：四物汤合二至丸加减。

加减：头晕耳鸣较甚，加石决明、菊花、钩藤、刺蒺藜；目干涩畏光，加枸杞子、决明子；急躁易怒，尿赤便秘，加夏枯草、牡丹皮、栀子。

中成药：六味地黄丸，口服，每次6g，每日3次。

2. 再生障碍性贫血

（1）治疗原则：初起以虚证为主，发病日久，邪入血络，可见虚实夹杂之证。当出血、发热症状明显，中医辨证多属阴虚，治以滋阴补肾、凉血止血；贫血症状为主时，辨证属阳虚，治以温阳补肾；当出现阴阳两虚证时，治以阴阳双补。

（2）辨证治疗

1）肾阴虚证

证候：低热，眩晕耳鸣，手足心热，口渴，咽干思饮，失眠多梦，出血明显，舌质红少苔，脉细数。

治法：滋阴补肾，益气养血。

方药：左归饮合当归补血汤加减。

加减：反复出血，加茜根散；咽干咽痛，加射干、木蝴蝶。

中成药：左归丸，口服，每次9g，每日2次。

2）肾阳虚证

证候：面色苍白，头晕无力，形寒肢冷，腰膝软弱，夜尿多，便溏，舌质淡体胖边有齿痕，脉迟细或滑。

治法：温阳补肾，益气养血。

方药：右归饮合当归补血汤加减。

加减：五更泄泻，加四神丸；小便频数，加金樱子、益智仁。

中成药：右归丸，口服，每次1丸，每日3次。

3）肾阴阳两虚证

证候：面白无华，畏冷，心悸气短，盗汗自汗，手足心热，渴不思饮，失眠遗精，便溏，少量出血，舌质淡苔少，脉细数或虚大而数。

治法：滋阴助阳；益气养血。

方药：左归丸、右归丸合当归补血汤加减。

加减：潮热，盗汗，加地骨皮、秦艽；心悸气短，加五味子、龙眼肉。

中成药：益肾生血片，口服，每次 5 片，每日 3 次。

4）肾虚血瘀证

证候：心悸气短，周身乏力，面色晦暗，头晕耳鸣，腰膝酸软，皮肤紫斑，肌肤甲错，胁痛，出血不明显，舌质紫暗，有瘀血或瘀斑，脉细涩。

治法：补肾活血。

方药：六味地黄丸或肾气丸合桃红四物汤加减。

加减：乏力明显，加人参、白术；腰膝酸软明显，加杜仲、补骨脂。

中成药：桂附地黄丸，口服，每次 6 ~ 9g，每日 2 次。

5）气血两虚证

证候：面白无华，唇淡，头晕，心悸，气短乏力，动则加剧，舌淡苔薄白，脉细弱。

治法：补益气血。

方药：八珍汤加减。

加减：头晕目眩，加菊花、钩藤；双目干涩，视物模糊，加女贞子、决明子。

中成药：生血丸，口服，每次 5g，每日 3 次。

3. 溶血性贫血

（1）治疗原则　发作期清热利湿为主，补虚为辅；非发作期以补虚扶正为主，佐以清热活血；久病入络，出现瘀血之征，配合活血化瘀法。

（2）辨证治疗

1）湿热内蕴证

证候：目睛、皮肤发黄，尿色黄如浓茶或深如酱油，或有发热，口渴而不思饮，腰背酸痛，大便干结或便溏，舌质红苔黄腻，脉濡数。

治法：清热利湿。

方药：藿朴夏苓汤合茵陈蒿汤加减。

加减：面色无华，神疲乏力，加党参、黄芪、当归；纳差腹胀，湿阻脾胃，加陈皮、砂仁。

中成药：茵栀黄颗粒，口服，每次 6g，每日 3 次。

2）气血两虚证

证候：面色萎黄，目黄，气短乏力，心悸头晕，自汗，神疲懒言，尿色黄或清，舌质淡胖苔薄白，脉细。

治法：益气养血，利湿退黄。

方药：归脾汤加减。

加减：纳呆神疲，脘腹胀痛，食少便溏，脉细弱，为肝郁脾虚证，应健脾调肝，可改用归芍六君子汤。

中成药：归脾丸，口服，每次 6 ~ 9g，每日 3 次。

3）脾肾两虚证

证候：面色无华，目睛微黄，头晕耳鸣，纳少便溏，腰膝酸软。偏阴虚者，五心烦热，舌质红，少苔，脉细数；偏阳虚者，畏寒肢冷，舌体淡胖边有齿痕，苔白，脉沉细弱或细弱。

治法：温补脾肾。

方药：十全大补丸合六味地黄丸或桂附地黄丸。

加减：阴虚明显，加制何首乌、女贞子、玄参；阳虚明显，加淫羊藿、鹿茸；黄疸未净，加茵陈、泽泻。

中成药：河车大造丸，口服，每次 1 丸，每日 2 ~ 3 次。

4）气滞血瘀证

证候：面色晦暗，腹有积块，推之不移，胁肋胀痛，舌质暗或有瘀斑，苔薄白，脉细涩。

治法：理气活血。

方药：膈下逐瘀汤加减。

加减：气虚明显，加黄芪、党参；湿热发黄，加茵陈、泽泻、虎杖；心悸气短，加西洋参、五味子。

中成药：桂枝茯苓丸，口服，每次 4g，每日 1 ~ 2 次。

【护理】

1. 注意休息，预防各类感染。

2. 鼓励患者在药物充分治疗条件下加强自我锻炼与调养，以提高体质。

3. 重视营养知识的教育及妇幼保健工作。

4. 定期检查、治疗寄生虫感染。

5. 注意饮食习惯，不偏食，多吃含铁丰富的食物。

6. 加强宣教，避免滥用家用化学溶剂、染发剂等，提高人群的自我保护能力。

【转诊】

起病急、症状重、出血无法停止及需要输血治疗的贫血患者。妊娠和哺乳期女性贫血患者不建议基层就诊。转诊后 2 ~ 4 周基层医务人员应主动随访，了解患者在上级医院的诊断结果或治疗效果，达标者恢复常规随访，预约下次随访时间；如未能确诊或达标者，仍建议在上级医院进一步治疗。

1. 初诊转诊

（1）Hb < 60g/L，精神状态差，伴血流动力学不稳定，需输血治疗者。

（2）怀疑有其他心、脑、肾并发症或其他临床情况者。

（3）妊娠和哺乳期女性。

（4）感染严重伴有休克者。

（5）因诊断需要到上级医院进一步检查。

2. 随访转诊

（1）治疗过程中出现药物相关明显不良反应。

（2）随访过程中发现严重临床疾病或心脑肾损害而难以处理。

3. 急救车转诊

（1）意识丧失或模糊。

（2）Hb < 60g/L，伴面色苍白、呼吸困难、血压降低、呼吸加快等症状。

（3）口服药物治疗出现过敏性休克、血管性水肿等。

二、白细胞减少症

白细胞减少症是各种病因导致外周血白细胞绝对计数持续低于 4.0×10^9/L 所引起的一组临床综合征。由于中性粒细胞在白细胞中占 50% ~ 70%，故白细胞减少大多数情况都是中性粒细胞减少所致。白细胞减少症主要临床表现为头昏、自觉疲乏、食欲减退、四肢乏力、低热等。

中医学认为，本病的病因包括先天禀赋不足、饮食失节、毒物戕伤、外感毒邪等。本病主要病机为肾、脾虚损，外感邪毒，导致气血虚衰、阴阳失调而发病。其病位在脾、肾，与肝密切相关；病性有虚证及虚实错杂之分，内因与外邪相互交织而发为本病。

【诊断】

1. 病史 详细询问病史，特别是服药史、化学物品或放射线接触史、感染史；阳性体征的发现（如肿瘤、感染和肝脾大等）有助于寻找病因；部分白细胞减少症病因不明确者，应详细询问家族史。

2. 临床表现 白细胞减少常继发于多种全身性疾病，临床表现以原发病为主。一般来说，除原发病和感染的表现外，中性粒细胞减少本身的症状往往不具有特异性，可见头晕、乏力、食欲不振、低热等。有的患者可见反复感染，如口腔炎、上呼吸道感染、支气管炎、肺炎、中耳炎、皮肤感染或泌尿系统感染。而粒细胞缺乏症起病急骤，突发畏寒高热，周身不适，2 ~ 3 日后多缓解，仅见极度疲乏，常被忽视。6 ~ 7 日后粒细胞已极度低下，出现严重感染，临床以骤然高热、咽部红肿疼痛，甚至溃疡、坏死。此外，可见口腔、鼻腔、食管、肛门、阴道等黏膜出现溃疡性坏死。严重者可因并发肺部感染、败血症导致死亡。

3. 体格检查 炎症部位红肿、溃疡和坏死及相应体征，淋巴引流部位淋巴结肿大，可有肝脾肿大和原发病的体征。

4. 实验室及特殊检查 由于白细胞生理性变异较大，易受多种因素影响，须定期多次血常规检测方能确定有无白细胞减少症。其中，当中性粒细胞绝对数低于 $2.0 \times 10^9/L$ 时称为粒细胞减少症；低于 $0.5 \times 10^9/L$ 时称为粒细胞缺乏症，为重症粒细胞减少症，极易发生严重而难以控制的感染。骨髓检查可观察粒细胞增生程度，也可排除其他血液疾病。

【西医治疗】

1. 一般治疗 对可疑药物或其他致病因素，应立即停止接触，去除病因。继发性减少者，应积极治疗原发病。原因不明的白细胞减少症，伴有感染者应及时控制感染。

2. 促粒细胞生成 重组人粒细胞集落刺激因子和重组人粒细胞巨噬细胞集落刺激因子，常用剂量为 $2 \sim 10\mu g/(kg \cdot d)$。常见副作用有发热、肌肉骨骼酸痛、皮疹等。亦可使用 B 族维生素（维生素 B_4、B_6）、鲨肝醇、利血生等药物。

3. 免疫抑制剂 自身免疫性粒细胞减少和免疫机制所致的粒细胞缺乏可用糖皮质激素等免疫抑制剂治疗。

4. 脾切除 仅适用于明显脾大、脾功能亢进、周期性中性粒细胞缺乏、骨髓增生活跃的白细胞减少症且上述治疗无效的患者。

【中医治疗】

1. 治疗原则 本病以虚证多见，首辨五脏气血阴阳亏虚的不同。初期以气血两虚、脾气亏损为主，日久则伤及肝肾，导致肾阴虚、肾阳虚或阴阳两虚。其次，要辨有无兼夹外邪，若见发热不退、咽痛面赤、头晕乏力、舌质红绛、苔黄脉数者为正虚邪犯，邪盛正衰之虚实夹杂证。治疗时以补虚为基本原则。无邪热者根据五脏病理属性的不同，分别采用益气、养血、滋阴、温阳的治疗方法；邪盛正衰者宜扶正祛邪。

2. 辨证论治

（1）气血两虚证

证候：面色萎黄，倦怠乏力，易于外感，头晕目眩，少寐多梦，心悸气短，纳呆食少，舌质淡苔薄白，脉细弱。

治法：益气养血。

方药：归脾汤加减。

加减：脾虚厌食，加山药、神曲、麦芽；舌质紫暗，有瘀点、瘀斑，加丹参、赤芍。

中成药：①升白康复口服液，口服，每次 10mL，每日 3 次。②参芪十一味颗粒，口服，每次 1 袋，每日 3 次。

（2）脾肾阳虚证

证候：神疲乏力，腰膝酸软，少气懒言，纳差便溏，面色㿠白，畏寒肢冷，小便清长，舌质胖大或有齿痕，苔白，脉沉细或沉迟。

治法：温补脾肾。

方药：黄芪建中汤合右归丸加减。

加减：内有寒湿，腹胀呕恶，加砂仁、姜半夏、干姜；肾虚遗精，加金樱子、桑螵蛸；浮肿尿少，加猪苓、茯苓、泽泻。

中成药：芪胶升白胶囊，口服，每次 4 粒，每日 3 次。

（3）气阴两虚证

证候：面色少华，神疲乏力，心悸失眠，头晕目眩，五心烦热，自汗盗汗，舌淡红少津，脉细弱。

治法：益气养阴。

方药：生脉散加减。

加减：胸闷心悸，加丹参、瓜蒌皮、酸枣仁；气虚甚，加黄芪、白术、炙甘草；失眠，加酸枣仁、煅龙骨；纳呆食少，加山楂、砂仁、陈皮；肝肾阴虚，头晕耳鸣，腰膝酸软，口干咽燥，低热，遗精，舌红少苔，脉细数，可合用六味地黄丸。

中成药：①贞芪扶正颗粒，口服，每次 1 袋，每日 2 次。②双黄升白颗粒，口服，每次 1 袋，每日 3 次。

（4）气营两燔证

证候：寒战高热，或发热不退，口渴欲饮，面赤咽痛，烦躁，头晕乏力，舌质红绛苔黄，脉滑数或细数。

治法：清热解毒，滋阴凉血。

方药：清营汤合玉女煎加减。

加减：发热恶寒，加荆芥、防风；神疲乏力且自汗出，加西洋参、五味子。

中成药：地榆升白片，口服，每次 2 ~ 4 片，每日 3 次。

【护理】

1. 注意气候的变化，及时增减衣被，防止感受外邪而发病。

2. 避免接触可能引起骨髓抑制的各种理化因素（放射线、烷化剂等）。

3. 避免过度劳累。

4. 注意口腔、皮肤清洁护理；注意隔离消毒，防止交叉感染。

5. 多进食高蛋白食物，如鱼肉、鸡蛋、牛奶。饮食宜清淡而富于营养，忌肥甘厚腻，以防湿生困脾。疾病感染期间，要慎食温补、辛辣、生冷之品。

6. 消除焦虑不安及恐惧心理。

【转诊】

转诊人群主要为起病急、症状重，伴发感染及治疗后白细胞计数仍持续下降的患者。妊娠和哺乳期女性患者不建议基层就诊。转诊后 2 ~ 4 周基层医务人员应主动随访，了解患者在上级医院的诊断结果或治疗效果，达标者恢复常规随访，预约下次随访时间；如未能确诊或达标者，仍建议在上级医院进一步治疗。

1. 初诊转诊

（1）继发于其他疾病而发生的白细胞减少，如急性白血病、自身免疫性疾病等。

（2）急性白细胞减少症、呈进行性下降者。

（3）怀疑有其他并发症或其他临床情况。

（4）妊娠和哺乳期女性。

（5）严重感染并出现休克者。

（6）因诊断需要到上级医院进一步检查。

2. 随访转诊

（1）连续使用升白细胞药物数月、白细胞持续下降者。

（2）伴发热等感染症状、经治疗未见好转者。

（3）治疗过程中出现药物相关明显不良反应。

（4）随访过程中发现严重临床疾病或心脑肾损害而难以处理。

3. 急救车转诊

（1）意识丧失或模糊。

（2）白细胞 < 0.5×10^9/L，伴寒战、高热、血压降低、呼吸加快等症状。

（3）口服药物治疗出现过敏性休克、血管性水肿等。

第六节　内分泌系统、营养代谢与风湿性疾病

一、甲状腺功能亢进症

甲状腺功能亢进症（hyperthyroidism）简称甲亢，是指甲状腺腺体本身产生甲状腺激素过多而引起的甲状腺毒症。按照发病部位和病因可分为原发性甲亢和中枢性甲亢。原发性甲亢，属于甲状腺腺体本身病变，包括自身免疫性甲亢——Graves 病、多结节性毒性甲状腺肿、甲状腺自主高功能腺瘤及碘甲亢。而中枢性甲亢，又称垂体性甲亢，是由于垂体分泌过多 TSH 所致。甲亢的患病率为 1%，其中 80% 以上是 Graves 病引起。Graves 病的典型征象是甲状腺弥漫性肿大、浸润性突眼、胫前黏液性水肿。本病女性多于男性，各年龄组均可发病，但以

20 ～ 40 岁最为多见。一般起病缓慢，不易确定发病日期，精神因素是最主要诱因。经 2 ～ 3 年的坚持治疗，多数患者可持续缓解，少数转归不良，如甲状腺危象或内分泌浸润性突眼症等，前者可危及生命。

甲亢属于中医学的"瘿瘤""惊悸""肝火"等范畴。其主要由情志内伤、饮食及水土失宜所引起，并与体质有密切关系。气滞、痰凝、血瘀壅结颈前是此病的基本病理。初期多为气机郁滞、津凝痰聚、痰气搏结颈前所致，日久引起血脉瘀阻；气、痰、瘀三者合而为患。本病的病变部位主要在肝脾，与心有关。肝郁则气滞，脾伤则气结，气滞则津停，脾虚则酿生痰湿，痰气交阻，血行不畅，则气、血、痰壅结而成瘿病。瘿病日久，在损伤肝阴的同时，也会伤及心阴，出现心悸、烦躁、脉数等症。瘿病的病理性质以实证居多，久病由实致虚，可见气虚、阴虚等虚候或虚实夹杂之候。

【诊断】

诊断程序：①甲状腺毒症的诊断：测定血清促甲状腺素（TSH）、总三碘甲腺原氨酸（TT_3）、总甲状腺素（TT_4）、游离三碘甲腺原氨酸（FT_3）、游离甲状腺素（FT_4）的水平。②确定甲状腺毒症是否来源于甲状腺的功能亢进。③确定甲亢的原因，如毒性弥漫性甲状腺肿（GD）、结节性毒性甲状腺肿、甲状腺自主高功能腺瘤等。

1. 甲亢的诊断　①高代谢症状和体征。②甲状腺肿大。③血清 TT_4、FT_4 增高，TSH 减低。具备以上三项诊断即可成立。应注意的是，淡漠型甲亢的高代谢症状不明显，仅表现为明显消瘦或心房颤动，尤其在老年患者；少数患者无甲状腺肿大；T_3 型甲亢仅有血清 TT_3 增高。

2.GD 的诊断　①甲亢诊断确立。②甲状腺弥漫性肿大触诊和 B 超证实，少数病例可无甲状腺肿大。③眼球突出和其他浸润性眼征。④胫前黏液性水肿。⑤促甲状腺素受体抗体（TRAb）、甲状腺刺激抗体（TSAb）、甲状腺过氧化物酶抗体（TPOAb）阳性。以上标准中，①②项为诊断必备条件，③④⑤项为诊断辅助条件。

【西医治疗】

Graves 病的治疗选择包括抗甲状腺药物（ATD）治疗、放射性碘（^{131}I）治疗和手术治疗。采取何种治疗措施，应综合考虑，可依据患者的具体情况、治疗方式利弊和治疗意愿而定。

1. ATD 治疗　ATD 治疗是甲亢的基础治疗，但是单纯 ATD 治疗的治愈率仅为 40% 左右，复发率高达 50% ～ 60%。ATD 也用于手术和 ^{131}I 治疗前的准备阶段。常用 ATD 主要包括咪唑类和硫氧嘧啶类，前者的代表药物是甲巯咪唑（MMI），后者的代表药物是丙硫氧嘧啶（PTU）。PTU 肝毒性大于 MMI，故除严重病例、甲状腺危象或对 MMI 过敏者首选 PTU 治疗外，其他病例将 MMI 列为首选药物。ATD 适应症状轻、甲状腺轻至中度肿大者;20 岁以下、老年人、妊娠,或患心、肝、肾疾病不宜手术者;手术后复发而不宜 ^{131}I 治疗者。

2. ^{131}I 治疗 ^{131}I 治疗甲亢的目的是破坏甲状腺组织,减少甲状腺激素产生。该方法简单、经济、治愈率高,尚无致畸、致癌、副作用增加的报告。其适用于:①甲状腺肿大Ⅱ度以上。②对 ATD 过敏。③ATD 治疗或者手术治疗后复发。④甲亢合并心脏病。⑤甲亢伴白细胞计数减少、血小板计数减少或全血细胞减少。⑥甲亢合并肝、肾等脏器功能损害。⑦拒绝手术治疗或者有手术禁忌证。⑧浸润性突眼。对轻度和稳定期的中、重度 Graves 眼病(GO)可单用 ^{131}I 治疗甲亢,对活动期患者,可以加用糖皮质激素。妊娠和哺乳期妇女是其禁忌证。^{131}I 治疗的主要并发症是甲状腺功能减退症,年发生率 2% ~ 3%。

3. 手术治疗 适应证为:①甲状腺肿大显著(> 80g),有压迫症状。②中、重度甲亢,长期服药无效,或停药复发,或不能坚持服药者。③胸骨后甲状腺肿。④细针穿刺细胞学证实甲状腺癌或者怀疑恶变。⑤ATD 治疗无效或过敏的妊娠期甲亢患者,手术需要在孕中期实施。合并较重心、肝、肾疾病不能耐受手术者,以及孕中期和孕晚期为其禁忌证。患者在术前应用 ATD 将甲状腺功能控制正常后再行手术治疗,主要术式为次全切除术或全切除术。

4. 其他治疗

(1)碘剂 减少碘摄入量是甲亢的基础治疗之一。甲亢患者应当食用无碘食盐,忌用含碘药物和含碘照影剂。复方碘化钠溶液仅在手术前和甲状腺危象时使用。

(2)β 受体拮抗药 作用机制是:①阻断甲状腺激素对心脏的兴奋作用。②阻断外周组织 T_4 向 T_3 的转化,主要在 ATD 治疗初期使用,可较快控制甲亢的临床症状。通常应用普萘洛尔,每次 10 ~ 40mg,每日 3 ~ 4 次。对于有支气管疾病者,可选用 β_1 受体拮抗药,如阿替洛尔、美托洛尔等。

【中医治疗】

1. 治疗原则 治疗瘿病的主要原则是理气化痰,消瘿散结,活血软坚,滋阴降火,可针对不同的证候选用适当的方药。对本病的预防应防止情志内伤并注意饮食调摄。

2. 辨证论治

(1)肝郁痰结证

证候:颈前喉结两旁结块肿大,质软不痛,颈部觉胀,胸闷,喜太息,或兼胸胁窜痛,病情常随情志波动,或见便溏恶心,舌质淡红苔白腻,脉弦或濡滑。

治法:理气舒郁,化痰消瘿。

方药:四海舒郁丸加减。

加减:胸闷胁痛,加郁金、香附;腹胀便溏,加党参、白豆蔻(后下);瘿肿较硬，加黄药子、露蜂房。

中成药：①消瘿气瘰丸，口服，每次 6g，每日 2 次。②五海瘿瘤丸，口服，每次 4g，每日 2 次。

（2）肝火旺盛证

证候：颈前喉结两旁轻度或中度肿大，一般柔软、光滑，烦热，容易出汗，性情急躁易怒，眼球突出，手指颤抖，面部烘热，口干口苦，舌质红苔薄黄，脉弦数。

治法：清肝泄火，消瘿散结。

方药：栀子清肝汤合消瘰丸加减。

加减：口干欲饮，加石斛、北沙参；大便溏泄，加山药、白扁豆。

中成药：丹栀逍遥胶囊，口服，每次 3 ~ 4 粒，每日 2 次。

（3）心肝阴虚证

证候：颈前喉结两旁结块或大或小、质软，病起较缓，头晕目花，心悸不宁，心烦少寐，易出汗，手指颤动，眼干，口干多饮，倦怠乏力，舌质红苔少或无苔，舌体颤动，脉弦细数。

治法：滋阴降火，宁心熄风。

方药：天王补心丹或一贯煎加减。

加减：急躁易怒，加龙胆草、柴胡；头晕目花，加石斛、菊花；手颤明显，加白芍、钩藤、刺蒺藜、龟甲；颈肿不散，加浙贝母、牡蛎；眼突，目光炯炯，加青葙子、夏枯草。

中成药：甲亢灵，口服，每次 4 粒，每日 3 次。

（4）痰结血瘀证

证候：颈前喉结两旁结块肿大，按之较硬或有结节，肿块经久未消，胸闷，纳差，舌质暗或紫苔薄白或白腻，脉弦或涩。

治法：理气活血，化痰消瘿。

方药：海藻玉壶汤加减。

加减：瘿肿长期不消，加黄药子、三棱、莪术。

中成药：消瘿五海丸，口服，每次 1 丸，每日 2 次。

（5）气阴两虚证

证候：瘿肿难消，口干多汗，心慌气短，怔忡失眠，头晕腰酸，神疲便溏，舌质淡红苔薄白，脉细或细数无力。

治法：益气养阴，散结消瘿。

方药：生脉散加味。

加减：气短乏力，加黄芪；口干明显加石斛、北沙参；盗汗，加稽豆衣、浮小麦；头晕腰酸，加桑寄生、杜仲；虚热稽留，脉细数，加知母。

中成药：六味生脉片，口服，每次 4 ~ 6 片，每日 2 ~ 3 次。

【护理】

1. 饮食护理 可食用高糖、高蛋白、高维生素食物，提供足够热量和营养以补充消耗，满足高代谢需要。

2. 眼睛护理 指导患者保护眼睛，戴深色眼镜，减少光线和灰尘刺激；用0.5% 甲基纤维素或 0.5% 氢化可的松溶液滴眼，可减轻眼睛局部刺激症状；高枕卧位和限制钠盐摄入可减轻球后水肿；每日做眼球运动以锻炼眼肌改善眼肌功能。

3. 起居护理 解释情绪、行为改变的原因，提高对疾病的认知水平；减少不良刺激，合理安排生活；帮助患者处理突发事件。

4. 健康教育 教育患者有关甲亢的临床表现、诊断性试验、治疗、饮食原则和要求、眼睛的防护方法；上衣宜宽松，严禁用手挤压甲状腺以免受压后甲状腺激素分泌增多，加重病情；强调抗甲状腺药物长期服用的重要性，服用抗甲状腺药物者应每周查血常规 1 次；每日清晨卧床时自测脉搏，定期测量体重，脉搏减慢、体重增加是治疗有效的重要标志；每隔 1 ~ 2 个月门诊随访做甲状腺功能测定；出现高热、恶心、呕吐、大汗淋漓、腹痛、腹泻、体重锐减、突眼加重等，提示甲亢危象可能，应及时就诊。

【转诊】

转诊患者主要包括症状重、需要调整 ATD 治疗方案、有严重并发症、病因不明确需进一步确定病因、特殊类型甲亢、结节需明确性质者。转诊后 2 ~ 4 周基层医务人员应主动随访，了解患者在上级医院的诊断结果或治疗效果，常规随访，预约下次随访时间；如治疗效果不佳者，仍建议在上级医院进一步治疗。

1. 初诊转诊

（1）老年患者，尤其有心、脑、肾等重要脏器慢性疾病者。

（2）无法完成甲亢的相应检查、不能明确病因者。

（3）需行放射性碘或手术治疗。

（4）甲亢性心脏病。

（5）妊娠期甲亢。

（6）甲状腺结节，需要明确结节性质者。

（7）甲亢合并其他疾病，基层医疗机构处理困难者。

2. 随访转诊

（1）ATD 治疗效果不理想或出现 ATD 不良反应，需要调整治疗方案。

（2）治疗过程中症状加重，出现明显消瘦、虚弱、浸润性突眼、多系统损害等。

（3）对有并发症的患者，应定期随访追踪治疗疗效，定期转诊复检甲状腺彩超、甲状腺功能、TRAb 等相关检查。

（4）随访过程中发现相关并发症（放射性甲状腺炎、加重活动性 GO、诱发甲状腺危象等）而难以处理者。

3. 急救车转诊

（1）甲状腺危象

（2）ATD 致粒细胞缺乏症。

（3）低钾性周期性麻痹。

转运前应完成相应的紧急医疗处理，严密监测患者生命体征，做好转运准备。

二、甲状腺功能减退症

甲状腺功能减退症简称甲减，是由各种原因导致的低甲状腺激素血症或甲状腺激素抵抗而引起的全身性低代谢综合征，其病理特征是黏多糖在组织和皮肤堆积，表现为黏液性水肿。以面色苍白或萎黄、神疲、嗜卧、表情淡漠、浮肿、畏冷、纳差腹胀及便秘等为主症，基础代谢率减低为主要临床特征。按起病年龄分为三型：起病于胎儿或新生儿者，称为呆小病（克汀病）；起病于儿童者，称为幼年型甲减；起病于成年者，称为成年型甲减。前两型常伴有智力障碍。本病多见于中年女性，男女之比为 1:（5 ~ 10），普通人群患病率为 0.8% ~ 1.0%，永久性甲减者若坚持治疗可生活如常人，不及时治疗或中断治疗者可因严重并发症而死亡。本节主要介绍成年型甲减。

甲状腺功能减退症属于中医学的"五迟""虚劳""浮肿"等范畴，病因多由于先天禀赋不足，或后天摄养失调，以致脾肾俱虚；或因手术、药物等损伤元阳，而致脾肾阳气亏损发病。病理变化为先天不足，元阳素弱，肾精衰少，或后天失调，脾虚失健，纳运失常，则纳差、便秘；化源不足，气血两亏，则贫血，面色无华，神疲乏力；肾精失充，脑髓失养，元神失主，则神情淡漠，智力减退；脾肾阳虚，水邪潴留，泛滥肌肤，则浮肿；上凌心肺，则心悸气促，甚至心肾阳衰，危及生机。

【诊断】

1. 临床表现

（1）病史　详细地询问病史有助于本病的诊断，如甲状腺手术、甲亢 ^{131}I 治疗史、Graves 病史、桥本甲状腺炎病史和家族史等。

（2）临床表现　本病发病隐匿，病程较长，不少患者缺乏特异症状和体征。症状主要表现以代谢率减低和交感神经兴奋性下降为主，病情轻的早期患者可以没有特异症状。典型患者畏寒、乏力、手足肿胀感、嗜睡、记忆力减退、少汗、关节疼痛、体重增加、便秘，女性月经紊乱，或月经过多、不孕。

（3）体格检查　典型患者可有表情呆滞、反应迟钝、声音嘶哑、听力障碍、面色苍白、颜面和眼睑水肿、唇厚舌大、皮肤干燥、皮肤温度低、手脚掌皮肤可呈姜黄色、毛发稀疏干燥、跟腱反射时间延长、脉率缓慢。少数病例出现胫前黏液性水肿。本病累及心脏可以出现心包积液和心力衰竭。重症患者可发生黏液性水肿昏迷。

2. 实验室诊断

（1）血清 TSH、TT_4、FT_4 　原发性甲减血清 TSH 增高，TT_4、FT_4 均降低。TSH 增高、TT_4 和 FT_4 降低的水平与病情程度相关。血清 TT_3、FT_4 早期正常，晚期减低。因为 T_3 主要来源于外周组织 T_4 的转换，所以不作为诊断原发性甲减的必备指标。亚临床甲减仅有 TSH 增高，TT_4、FT_4 正常。

（2）甲状腺过氧化物酶抗体（TPOAb）、甲状腺球蛋白抗体（TgAb）　是确定原发性甲减病因的重要指标和诊断自身免疫甲状腺炎（包括桥本甲状腺炎、萎缩性甲状腺炎）的主要指标。

【西医治疗】

原发性临床甲减的治疗目标是症状和体征消失，血清 TSH、TT_4、FT_4 维持在正常范围。继发于下丘脑和垂体的甲减，以血清 TT_4、FT_4 达到正常范围作为治疗的目标。

1. 一般治疗　保暖，避免感染等各种应激状态。有贫血者可补充铁剂、维生素 B_{12} 和叶酸，缺碘者应补碘。

2. 药物治疗　主要采用左甲状腺素（$L-T_4$）单药替代治疗，一般需要终生用药。$L-T_4$ 治疗的剂量取决于甲减的程度、病因、年龄、特殊情况、体重和个体差异。临床甲减、甲状腺功能明显减退，成人 $L-T_4$ 替代剂量按照标准体重计算为 $1.6 \sim 1.8\mu g/（kg \cdot d）$，儿童约 $2.0\mu g/（kg \cdot d）$，老年人约 $1.0\mu g/（kg \cdot d）$；甲状腺癌术后患者约为 $2.2\mu g/（kg \cdot d）$，妊娠时替代剂量需要增加 $20\% \sim 30\%$。

起始药物剂量和达到完全替代剂量所需时间要根据患者的年龄、心脏状态、特定状况确定。年轻体健的成年人可以完全替代剂量起始；＞50 岁患者服用 $L-T_4$ 前要常规检查心脏功能状态，一般从 $25 \sim 50\mu g/d$ 开始，每 $3 \sim 7$ 天增加 $25\mu g$，直至达到治疗目标；老年人、有心脏病者应小剂量起始，如 $12.5\mu g/d$，缓慢加量，每 $1 \sim 2$ 周增加 $12.5\mu g$；妊娠妇女则应完全替代剂量起始或尽快增至治疗剂量。

$L-T_4$ 每天服药 1 次，早餐前 $30 \sim 60$ 分钟服用，或睡前服用。与一些特殊药物如铁剂、钙剂等和食物（如豆制品）等的服用间隔应＞4 小时，以免影响 $L-T_4$ 的吸收和代谢。

$L-T_4$ 替代治疗后 $4 \sim 8$ 周监测血清 TSH，治疗达标后，每 $6 \sim 12$ 个月复查 1 次，或根据临床需要决定监测频率。原发性甲减根据 TSH 水平调整 $L-T_4$ 剂量，治疗目标个体化。中枢性甲减依据 TT_4、FT_4 水平，而非 TSH 调整治疗剂量。替代治疗过程中要注意避免用药过量导致临床甲亢或亚临床甲亢。

【中医治疗】

1. 治疗原则　根据其气血两亏、脾肾俱虚的病机，予以益气养血、补脾温肾等辨证论治。

2. 辨证论治

（1）气虚血亏证

证候：神疲肢软，面色苍白，眩晕，记忆力减退，心慌气短，纳差，腹胀，便秘，畏寒，舌质淡苔薄，脉细。

治法：益气养血，补脾温肾。

方药：八珍汤加减。

加减：贫血严重，加人参、阿胶、制何首乌；腹胀便秘，加槟榔、枳壳；伴浮肿，加猪苓、泽泻。

中成药：益气养血胶囊，口服，每次4粒，每日3次。

（2）脾肾阳虚证

证候：纳呆身重，嗜卧，全身浮肿，神情淡漠，嗜卧，智力减退，面色萎黄，倦怠乏力，皮肤粗糙，毛发脱落，腰膝酸软，心悸气促，形寒肢冷，舌质淡胖苔薄白，脉沉细或沉迟。

治法：温阳利水，补益脾肾。

方药：真武汤、防己黄芪汤合肾气丸加减。

加减：水肿甚，加猪苓、车前子、生薏苡仁、冬瓜皮；胸闷，心悸，气促，加人参、益母草、泽兰；腰膝酸软，加杜仲、续断、桑寄生、怀牛膝；神情淡漠、智力减退，加石菖蒲、远志。

中成药：济生肾气丸或肾气丸，口服，每次6g，每日3次。

【护理】

1. 便秘　与代谢率降低及体力活动减少引起的肠蠕动减慢有关。

（1）饮食护理　给予高蛋白、高维生素、低钠、低脂肪饮食，细嚼慢咽，少量多餐。进食含纤维食物，如蔬菜、水果或全麦制品，促进胃肠蠕动。每天摄入足够的水分，以保证大便通畅。桥本甲状腺炎所致甲状腺功能减退症者应避免摄取含碘食物和药物，以免诱发严重黏液性水肿。

（2）建立正常的排便形态　指导患者每天定时排便，养成规律排便的习惯，并为卧床患者创造良好的排便环境，教会患者促进便意的技巧，如适当按摩腹部，或用手指进行肛周按摩，以促进胃肠蠕动和引起便意。患者应每天进行散步、慢跑等适度的运动。

（3）用药护理　必要时根据医嘱给予轻泻剂，并观察大便的次数、性质、量的改变，观察有无腹胀、腹痛等麻痹性肠梗阻的表现。

2. 体温过低　与机体基础代谢率降低有关。

（1）加强保暖　室温应为 22 ～ 23℃，避免病床靠近门窗，避免患者受凉。可用添加衣服、睡眠时加盖棉被或用热水袋保暖等方法缓慢升高体温。冬天外出时，避免四肢暴露在冷空气中。

（2）病情观察　监测生命体征变化，观察患者有无寒战、皮肤苍白等体温过低表现及心律不齐、心动过缓等现象，并及时处理。

3. 健康指导。

（1）防治病因，避免诱因　告知患者发病原因及注意事项，如地方性缺碘者可采用碘化盐，药物引起者应调整剂量或停药；注意个人卫生，保暖，预防感染和创伤。慎用催眠、镇静、止痛、麻醉等药物。

（2）配合治疗　对需终身替代治疗者，向其解释终身坚持服药的重要性和必要性。不可随意停药或变更剂量，否则可能导致心血管疾病，如心肌缺血、梗死或充血性心力衰竭。指导患者自我监测甲状腺激素服用过量的症状，如出现多食消瘦、脉搏＞100 次 / 分、心律失常、体重减轻、发热、大汗、情绪激动等情况时，及时报告医师。

【转诊】

1. 门诊转诊

（1）病因不明确的甲减、中枢性甲减患者。

（2）临床症状较重，或已发生甲减并发症的患者。

（3）特殊情况下的甲减患者，如甲减合并妊娠、儿童甲减患者。

（4）当地诊断及治疗有困难者。

2. 住院转诊

（1）病因虽然明确，但经过替代治疗症状改善不明显的原发性甲减患者。

（2）中枢性甲减患者怀疑有其他内分泌靶腺受累者。

（3）有并发症的甲减患者，如甲减性心脏病（心包积液或心力衰竭）、肝肾功能损害、周围神经病变等。

（4）甲减合并其他疾病（妊娠、严重高脂血症、感染、心脑血管病等）者。

（5）原因不明的甲减患者。

（6）本地医院认为诊断及治疗有难度者。

3. 紧急转诊　甲减患者出现嗜睡、木僵、精神异常、体温低下等，考虑黏液性水肿昏迷时，应立刻转诊。转诊前宜保温，但避免使用电热毯，因其可以导致血管扩张，血容量不足；补充糖皮质激素，静脉滴注氢化可的松 200 ～ 400mg/d；对症治疗，伴发呼吸衰竭、低血压和贫血采取相应的抢救治疗措施；其他支持疗法。

三、骨质疏松症

骨质疏松症（osteoporosis，OP）是最常见的骨骼疾病，是一种以骨量降低和骨组织微结构破坏，导致骨脆性增加和易于骨折的一种全身性骨病，骨质疏松症分为原发性和继发性两大类。原发性骨质疏松症包括绝经后骨质疏松症（Ⅰ型）、老年骨质疏松症（Ⅱ型）和特发性骨质疏松症（包括青少年型）。绝经后骨质疏松症多出现在女性绝经后5～10年内。老年骨质疏松症多指70岁以后出现的骨质疏松；特发性骨质疏松症主要发生在青少年，病因尚未明确。继发性骨质疏松症是指由任何影响骨代谢的疾病和（或）药物及其他明确病因导致的骨质疏松。本章节主要针对原发性骨质疏松。

本病属于中医学"骨痹""骨痿""骨枯"等范畴，原发性骨质疏松症的发病多因患者年老肾亏，气血不足，或复因寒湿之邪侵袭，使气血凝滞，络脉不通，筋骨失养，导致"骨痹""骨痿"的发生。本病发生的基本病机是由于本虚，病位在骨，证属本虚标实，以肝、脾、肾三脏虚弱，尤以肾虚为本，寒湿血瘀为标，然总归于精亏髓减、骨失所养而致。各种原因导致肾精不足、肾阳亏虚、肝肾阴虚、脾胃虚弱、脾肾阳虚、肾虚血瘀及气滞血瘀等，则均可导致该病的发生与发展。

【诊断】

1. 流行病学　OP多见于绝经后妇女或老年男性；严重患者可有既往骨折史；患者父母既往有脆性骨折史。

2. 临床诊断　多数患者早期常无明显的自觉症状，但随着病情的发展，骨量不断丢失及骨微结构被破坏，可出现典型临床表现为疼痛、脊柱变形（如身长缩短、驼背）、骨质疏松性（脆性）骨折。部分患者也可没有临床症状，仅在骨折后X线或骨密度检查时发现骨质疏松改变才被诊断为OP。

（1）疼痛　OP最常见的症状，以腰背痛为主，疼痛沿脊柱向两侧扩散，仰卧或坐位时疼痛减轻，直立时后伸或久立、久坐时疼痛加剧，日间疼痛轻，夜间和清晨醒来时加重，弯腰、肌肉运动、咳嗽时疼痛加重，严重时翻身、坐起及行走有困难。

（2）脊柱变形　骨质疏松严重者可出现身长缩短或驼背。胸腰椎体压缩性骨折会导致胸廓畸形，甚至对心、肺功能产生影响，严重的腰椎压缩性骨折会导致腹部脏器功能异常，引起便秘、腹痛、腹胀、食欲减低等不适。

（3）骨折　轻度外伤或日常活动后发生的骨折为脆性骨折。发生脆性骨折的常见部位为椎体（胸、腰），髋部，桡、尺骨远端和肱骨近端。其他部位亦可发生骨折。发生过一次脆性骨折后，再次发生骨折的风险明显增加。

（4）呼吸功能下降　胸、腰椎压缩性骨折，脊椎后弯，胸廓畸形，可使肺活量和最大换气量明显减少，患者往往可出现胸闷、气短、呼吸困难等症状。

（5）骨密度测定　骨密度（双能 X 线骨密度仪或定量超声骨密度仪 QUS）降低超过 2.5 个标准差为骨质疏松（T 值 ≤ −2.5）。

（6）影像学诊断　X 线可对骨质疏松的程度、类型进行鉴别，胸腰椎正侧位片可作为评定脊柱骨质疏松压缩性骨折及压缩程度的首选方法，当 X 线上显示骨质疏松时，骨质的丢失量已达 30% 以上。CT 对脊柱骨折和细微的骨折有诊断意义。CT 三维重建可清晰地显示细微骨折及关节内外骨折。MRI 可鉴别新鲜骨折和陈旧性损伤。

【西医治疗】

1. 一般治疗

（1）加强营养，均衡膳食　建议摄入富含钙、低盐和适量蛋白质的均衡膳食，推荐每日蛋白质摄入量为 0.8 ~ 1.0g/（kg·d），并每天摄入牛奶 300mL 或相当量的奶制品。

（2）充足日照　尽可能多地暴露皮肤于阳光下晒 15 ~ 30 分钟，每周两次，以促进体内维生素的合成，尽量不涂抹防晒霜，以免影响日照效果。需注意避免强烈阳光照射，以防灼伤皮肤。

（3）规律运动　建议进行有助于骨健康的体育锻炼和康复治疗运动可改善机体敏捷性、力量、姿势及平衡等，减少跌倒风险运动还有助于增加骨密度。适合于骨质疏松症患者的运动包括负重运动及抗阻运动，推荐规律的负重及肌肉力量练习，以减少跌倒和骨折风险。肌肉力量练习包括重量训练，其他抗阻运动及行走、慢跑、太极拳、瑜伽、舞蹈和乒乓球等。运动应循序渐进、持之以恒。骨质疏松症患者开始新的运动训练前应咨询临床医生，进行相关评估。

2. 一般药物治疗　对 OP 伴有疼痛的患者应当运用非甾体抗炎药物治疗，如塞来昔布胶囊，每次 100 ~ 200mg，每天 1 次；或阿司匹林，每次 0.3 ~ 0.6g，每天不超过 3 次；或桂美辛，每次 150mg，每天 3 次。

3. 特殊药物治疗　根据骨代谢的作用，可分为三类：骨矿化促进剂、骨吸收抑制剂、骨形成促进剂。

（1）抗吸收类药物　①双膦酸盐类药物：代表药为阿仑膦酸钠，每日 10mg，坚持服用，每次 70mg，或每周口服 1 次；依替磷酸二钠，晨起空腹服用，服药 1 小时后才可进餐，坚持服用 2 ~ 3 周；其他药物包括帕米膦酸钠、唑来膦酸二钠等（肾功能不全及血栓栓塞性疾病禁用）。②雌孕激素：戊酸雌二醇，每日 1 ~ 2mg；替勃龙，每日 1.25 ~ 2.5mg；炔雌醇，每日 10 ~ 20μg，由于长期服用雌激素会大大增加乳腺癌、子宫内膜癌、血栓性疾病、心血管意外等疾病发生的风险，必须严格掌握实施激素治疗的适应证和禁忌证。因此，不建议将雌孕激素替代疗法作为预防绝经后妇女 OP 的首选药物。③降钙素类药物：鲑鱼降钙素用于预防因制动造成的急性骨量丢失和由于骨质溶解、骨质减少引起疼痛，以及其他药物治疗无效的骨质疏松患者，用量为每日 50 ~ 100mg，皮下或肌肉注射，有效后改为每周 2 ~ 3 次；鳗鱼降钙素，每次 20U，每周肌肉注射 2 次；降钙素喷剂，用量为每日 100IU。

（2）骨形成促进药物　代表药有甲状旁腺素，主要对于老年性骨质疏松、绝经后骨质疏松有治疗作用，推荐用量为每日 400 ~ 800U。其他药物还包括他汀类药物、氟化物、阿尔法骨化三醇或骨化三醇胶丸、维生素 K 等。

（3）骨矿化药物　钙尔奇、维生素 D。

4. 物理疗法　物理疗法主要使用中频电疗、短波、超声波、蜡疗等仪器来缓解患者的疼痛。此类疗法在一定程度上能改善患者的骨密度，维持机体的骨骼结构和功能，从而达到止痛和改善局部血循环的效果。关节畸形者在运用物理疗法的同时可配合矫形器，骨折者配合制动、牵引、复位和手术治疗等。

【中医治疗】

1. 治疗原则　本病多由于多种因素长期导致的慢性全身性疾病，肾精亏虚是本病的基本病机，并与肝、脾密切相关。临床常见的如肾阳亏虚、肝肾阴虚、脾肾阳虚、脾胃虚弱、血瘀气滞、肾虚血瘀等均可导致本病的发生，临床上以补肾壮骨、健脾益气、活血通络为治疗原则。

2. 辨证论治

（1）肾阳虚证

证候：以腰背冷痛、酸软乏力为主症。兼见胸、腰椎压缩性骨折，弯腰驼背，身形变矮，活动受限，畏寒喜暖，尤以下肢为甚，小便频多且夜尿多，舌质淡苔白，脉沉弱。

治法：补肾壮阳，强筋健骨。

方药：右归丸加减。

加减：虚寒证候明显，加用仙茅、肉苁蓉、淫羊藿、骨碎补。

中成药：①淫羊藿总黄酮胶囊，口服，每次 2 粒，每日 3 次。②右归丸，口服，每次 1 丸，每日 3 次。

（2）肝肾阴虚证

证候：以腰膝酸软、眩晕耳鸣、失眠多梦为主症。兼见手足心热，弯腰驼背，两目干涩，形体消瘦，口渴咽干，潮热盗汗，溲黄便干，舌质红少苔，脉细数。

治法：补益肝肾，填精壮骨。

方药：六味地黄汤加减。

加减：阴虚火旺明显，加知母、黄柏；酸痛明显，加桑寄生、怀牛膝。

中成药：①芪骨胶囊，口服，每次 3 粒，每日 3 次，疗程 6 月。②六味地黄丸，口服，每次 6g，每日 3 次。

（3）脾胃虚弱证

证候：以形体瘦弱、肌肉无力为主症。兼见大便溏泄，食少纳呆，面色萎黄或浮肿，肢体倦怠，少气懒言，舌质淡苔薄白，脉细弱。

治法：健脾益气，补益脾胃。

方药：参苓白术散加减。

加减：气虚甚，加黄芪。

中成药：参苓白术片，口服，每次 5 ~ 8 片，每日 2 ~ 3 次。

（4）气滞血瘀证

证候：以患处青紫肿痛、痛有定处为主症。兼见痛处拒按，肌肉萎缩，常伴有骨折病史，唇甲晦暗，肌肤甲错，舌质紫暗，脉细涩。

治法：行气活血，化瘀止痛。

方药：身痛逐瘀汤加减。

加减：骨痛以上肢为主，加桑枝、姜黄；下肢为甚，加独活、防己、鸡血藤。

中成药：活血止痛散，用温黄酒或温开水送服，每次 1.5g，每日 2 次。

（5）肾虚血瘀证

证候：以腰部刺痛、腰膝酸软为主症。兼见下肢痿弱，步履艰难，耳鸣，舌质淡紫，脉细涩。

治法：补肾益气，活血化瘀。

方药：补肾活血方加减。

中成药：骨疏康胶囊，口服，每次 4 粒，每日 3 次，疗程 6 个月。

【护理】

1.加强卫生宣教，提高骨质疏松症的防范意识。

2.调整生活方式：加强营养，均衡膳食，保证每天摄入足量的钙，补充适量蛋白质、维生素。

3.充足日照。

4.戒烟限酒，避免过量饮用咖啡、碳酸饮料等，尽量避免或少用影响骨代谢的药物。

5.规律运动。

6.指导患者日常生活采用正确的姿势，提高活动安全性；还可分散患者注意力，减少对疼痛的关注，缓解焦虑、抑郁等负面情绪。

7.行动不便者可选用拐杖、助行架等辅助器具，以提高行动能力，减少跌倒发生。此外，可行适当的环境改造，如将楼梯改为坡道，浴室增加扶手等，以增加安全性。OP 性骨折患者可佩戴矫形器，以缓解疼痛、矫正姿势、预防再次骨折等。

【转诊】

出现以下情况建议转诊：如髋部骨折、脊柱压缩性骨折、肱骨近端骨折、桡骨远端骨折、关节外骨折经手法整复失败者；骨质疏松伴发呼吸道和肺部感染、褥疮、心血管疾病、慢性肾衰竭等症状者。

四、糖尿病

糖尿病是一组以慢性血葡萄糖水平增高为特征的代谢疾病群，高血糖是由于胰岛素分泌缺陷和（或）胰岛素功能缺陷而引起。久病可引起多系统损害，导致眼、肾、神经系统、心脏、血管等慢性进行性病变，引起功能缺陷及衰竭。糖尿病在临床上可分为 1 型糖尿病、2 型糖尿病、妊娠期糖尿病和其他特殊类型的糖尿病。

本病相当于中医学"消渴"范畴，其主要的病理变化是阴虚燥热，与肺、胃、肾三脏关系较为密切。消渴病的病因比较复杂，禀赋不足、情志失调、饮食不节、劳欲过度是引起消渴病的主要原因。其主要病机在于阴津亏损，燥热偏盛，而以阴虚为本，燥热为标，两者互为因果。

【诊断】

糖尿病诊断上缺乏疾病的特异性标志，目前以血糖异常升高作为诊断依据，但是单纯空腹血糖正常也不能排除糖尿病的可能性，应加验餐后血糖，必要时做负荷试验（如葡萄糖耐量试验）。

1. 临床表现　血糖升高后因渗透性利尿引起多尿，继而因口渴而多饮水。由于外周组织对葡萄糖利用障碍，脂肪分解增多，蛋白质代谢负平衡，患者会出现消瘦、疲乏无力、体重减轻。为了补偿丢失的糖分，患者易饥、多食，故糖尿病表现"三多一少"，即多尿、多饮、多食和体重减轻。相当一部分患者并无表现明显的"三多一少"症状，仅因各种并发症或伴发病就诊，化验后发现血糖升高。有的 2 型糖尿病患者进食后胰岛素分泌高峰延迟，餐后 3～5 小时血浆胰岛素水平不适当地升高，会有反应性低血糖的表现。

2. 并发症　①急性并发症：糖尿病酮症酸中毒、高渗性非酮症糖尿病昏迷、感染。②慢性并发症：糖尿病大血管病变、微血管病变、神经病变、糖尿病足、白内障、青光眼等。

3. 实验室检查　①尿糖测定：在监测血糖条件不足时，每日 4 次尿糖定性检查和 24 小时尿糖定量可作为判断疗效的指标，并提供调整降血糖药物剂量的参考。②血葡萄糖测定：血糖升高是目前诊断糖尿病的主要依据，抽静脉血或取毛细血管血，进行葡萄糖氧化酶法测定。③葡萄糖耐量试验（OGTT）：成人口服

75g 无水葡萄糖或 82.5g 含一分子水的葡萄糖，溶于 250 ～ 300mL 水中，5 分钟内饮完，2 小时后再测静脉血浆糖量。④糖化血红蛋白 A1 和糖化血浆白蛋白测定：糖化血红蛋白 A1 测定可反应取血前 8 ～ 12 周血糖的总水平，以补空腹血糖只反映瞬时血糖值的不足，成为糖尿病控制情况的监测指标之一。糖化血浆白蛋白的测定可反映糖尿病患者近 2 ～ 3 周内血糖总的水平，成为糖尿病患者近期病情监测的指标。⑤血浆胰岛素和 C– 肽测定：血浆胰岛素和 C– 肽测定有助于了解 B 细胞功能和指导治疗，但不作为诊断糖尿病的依据。

4. 诊断标准 糖尿病诊断基于空腹、任意时间或葡萄糖耐量中 2 小时血糖值。①具有典型糖尿病症状（烦渴多饮、多尿、多食、不明原因的体重下降）且随机静脉血糖＞ 11.1mmol/L。②或空腹静脉血糖＞ 7.0mmol/L。③或 OGTT 葡萄糖负荷后 2 小时血糖＞ 11.1mmol/L。

注意：①空腹状态指至少 8 小时没有进食热量。②如无典型糖尿病症状，须改日复查空腹静脉血糖或 OGTT 葡萄糖负荷后 2 小时血浆葡萄糖以确认。③急性感染、创伤或其他应激情况下可出现暂时性血糖增高，若没有明确的高血糖病史，须在应激消除后复查，重新评定糖代谢状态。

【西医治疗】

纠正代谢紊乱，消除症状，保障正常生长发育，预防各种并发症的发生，降低病残率和病死率，使血糖控制到正常水平。

1. 糖尿病控制目标 空腹血糖 4.4 ～ 7.0 mmol/L、非空腹血糖＜ 10mmol/L。

2. 糖尿病健康教育 健康教育是重要的基本治疗措施之一，通过健康教育让患者了解糖尿病的基础知识和治疗控制要求，学会正确使用血糖仪监测血糖，掌握饮食治疗的具体措施和体育锻炼的具体要求，使用降糖药物的注意事项，学会胰岛素注射技术，在医务人员的指导下坚持合理治疗并达标。

3. 饮食治疗 饮食治疗是重要的基础治疗措施，应该严格并长期执行，其原则是控制总热量、均衡营养、定时定量、少食多餐。计算出患者标准体重：标准体重（kg）= 身高（厘米）–105。实际体重在标准体重 10% 内为正常，低于 10% 为偏瘦，超过 10% 为超重。每日所需总热量 = 标准体重 × 每公斤体重需要的热量。每天碳水化合物占总热量的 50% ～ 60%，提倡用粗制米、面和一定量的杂粮。蛋白质摄入不超过总能量的 15%，脂肪约占总能量的 30%。提倡食用绿叶蔬菜、豆类、粗谷物、含糖低的水果等。

4. 体育锻炼 应进行有规律的合适运动。根据年龄、性别、体力、病情及有无并发症等不同条件，循序渐进和长期坚持。适当的运动有利于减轻体重、提高胰岛素敏感性、改善血糖和脂代谢紊乱。

5. 口服药物治疗

（1）促进胰岛素分泌剂 ①磺脲类：格列本脲、格列吡嗪、格列齐特、格列波脲、格列喹酮、格列美脲、甲苯磺丁脲、氯磺丙脲。②非磺脲类：瑞格列奈、那格列奈。只适用于无急性并发症的2型糖尿病，不适用于1型糖尿病、有严重并发症的2型糖尿病、孕妇、哺乳期妇女、大手术围手术期、儿童糖尿病和全胰腺切除术后等。该类药不良反应主要是低血糖。

（2）双胍类 常用二甲双胍，是肥胖或超重的2型糖尿病患者的一线药物。肾功能不全、心力衰竭、缺氧、急性感染、糖尿病酮症酸中毒、孕妇及哺乳期妇女禁用。不良反应以胃肠不适为主，餐中或餐后服药可减轻不良反应。

（3）葡萄糖苷酶抑制剂 常用的有阿卡波糖、伏格列波糖，服用时应与第一口饭同时服用。孕妇及哺乳期妇女禁用。不良反应是腹胀、腹泻。

（4）胰岛素增敏剂 常用有罗格列酮、吡格列酮、噻唑烷二酮。孕妇及哺乳期妇女禁用。主要不良反应为水肿，有心力衰竭倾向和肝病者不用或慎用，服药期间监测肝功能。

6. 胰岛素

（1）适应证 ①1型糖尿病。②2型糖尿病经饮食及口服降糖药治疗未获得良好控制。③糖尿病酮症酸中毒、高渗性昏迷和乳酸性酸中毒伴高血糖时。④合并重症感染、视网膜病变、消耗性疾病，急性心肌梗死、肾病、脑卒中。⑤围术期、妊娠和分娩。⑥全胰腺切除引起的继发性糖尿病。

（2）用药注意事项 ①未开封的胰岛素放在冰箱4~8℃冷藏保存；已开封的胰岛素在常温下（不超过28℃）使用28天，无须放入冰箱，应免过冷、过热、太阳直晒。②准确用药：剂型、剂量准确。普通胰岛素于饭前半小时皮下注射；鱼精蛋白锌胰岛素在早餐前1小时皮下注射，用专用注射器，皮下注射为主。③吸药顺序：长、短效胰岛素混合使用时，先抽"短"再抽"长"，然后混匀，不可逆行操作，以免将长效胰岛素混入短效内，影响其速效性。④注射部位：皮肤疏松部位如腹部、大腿前侧、上臂三角肌、臀大肌等，注射部位应经常更换，如在同一区域注射，则应与上次注射部位相距2cm以上，选择无硬结的部位注射。⑤注射胰岛素时应严格执行无菌操作，防止发生感染。

【中医治疗】

1. 治疗原则 基本病机主要为阴虚燥热，阴虚为本，燥热为标，故以清热润燥、养阴生津为本病的治疗大法。

2. 辨证论治

（1）痰热互结证

证候：形体肥胖，腹部胀大，口干口渴，喜冷饮，饮水量多，脘腹胀满，易饥多食，心烦口苦，大便干结，小便色黄，舌质红苔黄腻，脉弦滑。

治法：清热化痰。

方药：小陷胸汤加减。

加减：口渴喜饮，加生石膏、知母；腹部胀满，加炒莱菔子、焦槟榔。

中成药：二陈丸，口服，每次 12 ~ 16 丸，每日 3 次。

（2）热盛伤津证

证候：口干咽燥，渴喜冷饮，易饥多食，尿频量多，心烦易怒口苦，尿赤便秘，舌质红苔黄燥，脉细数。

治法：清热生津止渴。

方药：消渴方或白虎加人参汤加减。

加减：肝胃郁热，大柴胡汤加减；胃热，三黄汤加减；热盛津伤甚，连梅饮加减；肠热，增液承气汤加减。

中成药：玉蓝降糖胶囊，口服，每次 3 ~ 5 粒，每日 3 次。

（3）气阴两虚证

证候：咽干口燥，口渴多饮，神疲乏力，气短懒言，心悸失眠，形体消瘦，舌红苔薄白干或少苔乏津，脉弦细数。

治法：益气养阴。

方药：玉泉丸或玉液汤加减。

加减：倦怠乏力甚，重用黄芪；口干咽燥甚，重加麦冬、石斛。

中成药：十味玉泉胶囊，口服，每次 4 粒，每日 4 次。

（4）肝肾阴虚证

证候：小便频数，浑浊如膏，视物模糊，腰膝酸软，眩晕耳鸣，五心烦热，低热颧红，口干咽燥，多梦遗精，皮肤干燥，雀目，或蚊蝇飞舞，或失明，皮肤瘙痒，舌质红少苔，脉细数。

治法：滋补肝肾。

方药：杞菊地黄丸或麦味地黄丸加减。

加减：视物模糊，加茺蔚子、桑葚；头晕，加桑叶、天麻。

中成药：①六味地黄丸，口服，每次 6g，每日 3 次。②杞菊地黄丸，口服，每次 6g，每日 2 次。③麦味地黄丸，口服，每次 9g，每日 2 次。

（5）阴阳两虚证

证候：小便频数，夜尿增多，浑浊如脂如膏，甚至饮一溲一，五心烦热，口干舌燥，神疲，耳轮干枯，面色黧黑，腰膝酸软无力，畏寒肢凉，四肢欠温，阳痿，下肢浮肿，甚则全身皆肿，舌质淡苔白而干，脉沉细无力。

治法：滋阴补阳。

方药：肾气丸加减。

加减：偏肾阳虚，用右归饮加减；偏肾阴虚，用左归饮加减。

中成药：桂附地黄丸，口服，每次 6 ~ 9g，每日 2 次。

【护理】

1.心理护理 糖尿病是内分泌系统常见疾病，长期焦虑易激发或诱发糖尿病，应保持开朗、乐观的心态。

2.饮食护理 饮食护理是糖尿病治疗的基础，维持正常体重，纠正已发生的代谢紊乱，使血糖、血脂达到或接近正常水平。

3.并发症的护理

（1）感染的预防和护理　指导患者注意个人卫生，保持全身和局部清洁，尤其是口腔、皮肤和会阴部的清洁。注射胰岛素时皮肤应严格消毒，以防感染。

（2）足部护理　①促进足部血液循环。②预防足部受伤。③保持足部清洁。④每天检查双足1次。⑤如果足部起水疱和疼痛必须及时就诊。

4.适量运动 运动应在餐后1小时左右进行，饥饿时不宜运动。

【转诊】

1初次发现血糖异常、病因和分型不明确者。

2.儿童和年轻人（年龄＜18岁）糖尿病患者。

3.妊娠和哺乳期妇女血糖异常者。

4.糖尿病急性并发症：严重低血糖或高血糖伴或不伴有意识障碍（糖尿病酮症：疑似为糖尿病酮症酸中毒、高血糖高渗综合征或乳酸性酸中毒）。

5.反复发生低血糖者。

6.血糖、血压、血脂长期治疗不达标者。

7.糖尿病慢性并发症（视网膜病变、肾病、神经病变、糖尿病足或周围血管病变）的筛查、治疗方案的制定和疗效评估有困难者。

8.糖尿病慢性并发症导致严重靶器官损害需要紧急救治者（急性心脑血管病；糖尿病肾病导致的肾功能不全；糖尿病视网膜病变导致的严重视力下降；糖尿病外周血管病变导致的间歇性跛行和缺血性症状；糖尿病足）。

9.血糖波动较大、基层处理困难或需要制定胰岛素控制方案者。

10.出现严重降糖药物不良反应难以处理者。

11.明确诊断、病情平稳的糖尿病患者每年应由专科医师进行一次全面评估，对治疗方案进行评估。

12.医生判断患者需上级医院处理的情况或疾病时。

五、高尿酸血症与痛风

痛风（Gout）属于一种风湿病范畴，与嘌呤代谢障碍及尿酸的排泄减少所致的高尿酸血症有直接密切的关联，表现为单钠尿酸盐侵犯骨关节、肾脏和皮下等部位，从而触发急、慢性炎症及组织损伤。急性期主要表现为痛风性关节炎，其临床表现为关节（第一跖趾关节、踝关节、膝关节等）处出现红、肿、热、痛及功能障碍，痛风的反复发作易导致痛风石的形成，日久导致关节或肾功能损害。高尿酸血症是痛风的首要危险因素。

中医学认为，本病发生源于先天禀赋不足，五脏功能失调，饮食劳倦、饮食不节、外感邪气是本病的主要诱因。基本病机为水湿内停。病位在脾，涉及肝、肾、肺、心。对于痛风的病因，主要分为内因和外因两大类，外因多为风、寒、暑、湿等邪侵袭所致，内因多为饮食不节、房劳、先天禀赋不足、年老体衰等。

【诊断】

1. 流行病学 ①多见于男性，年龄多在 40 岁以上。②女性发病多在 40 岁以上。③常有家族遗传史。

2. 临床诊断

（1）血尿酸值 男性和绝经后女性的血尿酸值＞420μmol/L（7.0mg/dL）或绝经前女性＞358μmol/L（6.0mg/dL）可诊断为高尿酸血症。

（2）临床分期及特点

1）无症状期：此阶段可无症状或仅出现血尿酸值波动或持续性升高，血尿酸值增高至痛风症状出现可长达数年，也有人终生不出现症状，痛风的发病率随着患者年龄增长也逐渐增高，同时和高尿酸血症的水平及持续时间有关。

2）急性关节炎期：发病多出现在半夜或者早晨，数小时内便出现关节的红肿热痛和功能障碍，关节部位疼痛剧烈，难以忍受，呈撕裂样、刀割样；疼痛部位最常见于足第 1 跖趾关节，也可见于趾、踝、膝、腕、指、肘等关节部位；患者可出现高尿酸血症，但也有患者急性发作期时血尿酸水平仍在正常水平；痛风的发作可在数天内自行缓解，常具有自限性；在关节液或皮下痛风石抽吸物中发现尿酸盐结晶是确诊本病的依据；服用秋水仙碱可迅速缓解症状。

3）痛风石及慢性关节炎期：表现为持续性关节肿痛、压痛、畸形、关节功能障碍。痛风石是痛风的特征性临床表现，常沉积在耳郭，也可见于病变关节部、尺骨鹰嘴、跟腱、髌骨滑囊等处。痛风石多为大小不一的黄白色赘生物，破溃后可排除白色粉状或者糊状物体。痛风石的大量堆积可对关节及周围组织造成破坏。

（3）并发症 ①痛风性肾病：起病隐匿，临床表现为尿浓缩功能下降，出现夜尿增多、低比重尿、低分子蛋白尿、白细胞尿、轻度血尿及管型等。晚期可出现肾小球滤过功能下降，出现肾功能不全及高血压、水肿、贫血等。②尿酸性肾结石：有 10% ～ 20% 的痛风患者肾有尿酸结晶。结石较小者可无明显症状，晶体可通过尿液排出；结石较大者可引起血尿、肾绞痛、排尿困难等症状。

【西医治疗】

痛风的急性期以迅速缓解急性关节炎发作为主；慢性期以控制高尿酸血症、防止急性关节炎、预防尿酸结石形成和肾功能损害为主；痛风石期以剔除痛风石、提高患者生活质量为主要目标。尽可能使患者血尿酸值恢复至"正常"或"理想"水平。

1. 一般治疗 一般治疗主要包括调整患者的饮食结构及改善患者的生活方式两种。痛风患者应遵循以下原则。

（1）减少高嘌呤食物的摄入，如动物内脏、肉类、海鲜等，同时鼓励增加低嘌呤食物的摄入，如低嘌呤新鲜蔬菜、低脂肪或脱脂乳制品等食物。

（2）戒酒禁酒。

（3）防止剧烈运动或突然受凉，规律运动。

（4）减少富含果糖饮料的摄入。

（5）大量饮水（每日饮水量 2000mL 以上）。

（6）控制体重。

（7）规律饮食和作息。

2. 药物治疗

（1）急性期发作期 主要是对症治疗，以缓解局部炎性症状以及遏制关节损害，目前临床上主要选用以下三类药物。

1）非甾体抗炎药：双氯芬酸钠缓释片，具有明显的消炎、镇痛及解热的作用，通过抑制前列腺素的合成而起作用；选择性环氧化酶 –2（COX–2）抑制剂相对于非选择性非甾体抗炎药而言不良反应小，其中依托考昔（安康信）作为一种新型选择性 COX–2 抑制剂，其胃肠道副作用明显减小，但有心血管疾病者应慎用。

2）秋水仙碱：为治疗痛风的特效药，但因为高剂量不良反应较多现已少用。一般首剂量为 1mg，以后每 1 ~ 2 小时 0.5mg，一天总量不超过 6mg。

3）糖皮质激素：临床上非甾体抗炎药或秋水仙碱治疗效果不显著，或者不能耐受非甾体抗炎药或秋水仙碱者，可选用糖皮质激素或促肾上腺皮质激素（ACTH），或者在关节腔内注射糖皮质激素，因为糖皮质激素可减轻和防止组织对炎症的反应，防止或抑制细胞中介的免疫反应，还可以减轻细胞损害，发挥保护机体的作用。但糖皮质激素或促肾上腺皮质激素（ACTH）不宜长期使用，因其可诱发感染、骨质疏松、消化性溃疡、糖耐量减退和糖尿病加重等，急性痛风时应用秋水仙碱或非甾体抗炎药治疗时配合口服糖皮质激素疗效会更佳。对于伴有中、重度慢性肾病的急性痛风患者，糖皮质激素为首选药物。

以上药物可单药治疗或联合使用。联合使用包括：①口服秋水仙碱＋口服NSAIDs。②口服糖皮质激素＋口服秋水仙碱。③关节腔内注射糖皮质激素＋其他治疗方法。

4）生物制剂：如临床上使用的 IL–1 或抗 TNF–α 等生物制剂较秋水仙碱更能有效地减轻痛风的急性发作率，为治疗痛风性关节炎上增加另一条途径，但目前尚处于 II 期临床试验阶段。

（2）慢性期及发作间歇期的药物治疗　主要以降尿酸为主，使其维持在 6mg/dL 以下，若有痛风石沉积者则需要控制在 5mg/dL 以下，使沉积的痛风石溶解。

降尿酸的药物总体分为以下三类。

1）抑尿酸生成的药：别嘌醇是嘌呤类似物，初始剂量不超过 100mg/d，中重度慢性肾功能不全患者从其 50mg/d 开始，每 2 ~ 5 周加量，最大维持剂量＞300mg/d，最大剂量 600mg/d。非布司他最大剂量 80mg/d。降尿酸的作用机制是抑制黄嘌呤氧化酶，达到减少尿酸的产生的作用。由于中国人在使用别嘌醇时可能会发生严重的过敏反应，因此临床上限制使用；奥昔嘌呤有较强的抑制黄嘌呤氧化酶的活性，适用于服用别嘌醇疗效不显著者；非布索坦为选择性黄嘌呤氧化酶抑制剂，因非布索坦不抑制体内嘌呤和嘧啶代谢酶的活性，因此患者耐受程度较别嘌醇高，于 2009 年美国食品药品监督管理局（FDA）批准上市，适用于服用别嘌醇副作用大者。

2）促进尿酸排泄的药：该类药物可抑制近端肾小管重吸收，从而促进其外排。但此类药物容易引发尿路结石，对于已有尿路结石以及慢性尿酸盐肾病应谨慎选用，服用该类药物应嘱患者多饮水，并口服碳酸氢钠片 0.5 ~ 2g，每日 3 次以碱化尿液。患者肾功能正常者可选择丙磺舒和磺吡酮。倘若有轻、中度肾功能障碍者可选用苯溴马隆，但对于肾结石患者不能使用，因为其会引起尿酸盐在尿路沉积，引发肾损害等。

3）尿酸酶类药物：可促进尿酸盐转化成尿囊素，尿囊素易从肾脏中排出。目前主要有聚乙二醇化重组尿酸氧化酶，主要用于残疾性的痛风患者并伴有痛风石者。另外，重组黄曲霉菌氧化酶可有效降低肿瘤患者伴发的高尿酸血症，此类药物因降尿酸迅速容易诱发痛风的急性发作，且具有抗原性，可能引发耐药及超敏反应。

【中医治疗】

1. 治疗原则　以扶正祛邪、标本兼治为原则，痛风的发生与湿、热、痰、瘀相关，主要涉及脾、肾、肝三脏，治疗应以清热除湿化瘀为主，兼顾补肝健脾益肾。

2. 辨证论治

（1）湿热蕴结证

证候：以下肢小关节突然红肿疼痛、灼热拒按、得凉则舒为主症，兼见发热口渴，心烦不安，舌质红苔黄腻，脉滑数。

治法：清热利湿、通络止痛。

方药：四妙散加减。

加减：热甚，加连翘、大青叶、忍冬藤；上肢疼痛，加威灵仙、姜黄；下肢疼痛，加木瓜。

中成药：①湿热痹片，口服，每次 6 片，每日 3 次。②痛风定胶囊，口服，每次 4 粒，每日 3 次。

（2）瘀热阻滞证

证候：以关节红肿刺痛为主症，兼见局部肿胀变形，伸曲受限，局部包块，皮肤暗紫，触之稍硬，皮肤干燥，皮色暗黧，舌质紫暗苔薄黄，脉细涩或沉弦。

治法：清热利湿，通络止痛。

方药：桃红四物汤加减。

加减：瘀甚，加丹参、三七、乳香、没药；热甚，加金银花、蒲公英、鱼腥草。

中成药：新癀片，外用，冷开水调化，敷患处。

（3）痰浊阻滞证

证候：以关节肿胀，甚则关节周围漫肿，局部酸麻疼痛为主症，兼见包块不红，伴有目眩，面浮足肿，胸腹痞满，舌质紫暗体胖苔腻白，脉弦滑。

治法：化痰散结，活血通络。

方药：六君子汤加减。

加减：关节僵硬、畸形，加桃仁、红花、血竭；麻木，加蜈蚣、地龙、络石藤。

中成药：当归拈痛丸，口服，每次 9g，每日 2 次。

（4）肝肾阴虚证

证候：以病久屡发、关节痛如被杖、局部关节变形、昼轻夜重、肌肤麻木不仁为主症，兼见行走困难，屈伸不利，头晕耳鸣，面红口干，舌质红少苔，脉弦细或细数。

治法：补益肝肾，强健筋骨。

方药：独活寄生汤加减。

加减：头晕，加天麻、钩藤；尿结石，加金钱草、石韦、威灵仙、三棱。

中成药：知柏地黄丸，口服，每次 6g，每日 3 次。

【护理】

1. 急性发作期的痛风患者建议卧床休息为主，抬高患肢并冷敷，在 24 小时后可根据情况进行局部热敷、理疗等，以减轻疼痛症状。

2. 痛风患者应遵循"三低一高"的原则，即低嘌呤或无嘌呤、低热量、低盐低脂、高水分，严格控制食物中嘌呤的含量。

3. 在急性发作期患者会出现强烈的疼痛，因此患者容易出现焦躁、烦躁的心理，严重者甚至会出现失眠及食欲不振的现象，因此对于患者情绪的护理同样非常重要。

4. 养成良好的生活习惯，戒烟戒酒，作息规律，避免劳累、受凉，保护好关节，加强休息，在疼痛缓解之后可进行适当运动。

【转诊】

1. 出现严重的并发症，如溃疡、感染、瘘或神经压迫。
2. 结石较大者可引起血尿、肾绞痛、排尿困难者。
3. 痛风石病灶破坏骨质致局部骨折时。
4. 痛风性肾病后期出现肾功能不全及高血压、水肿、贫血等症状时。

六、代谢综合征

代谢综合征（metabolic syndrome，MS）是一组以肥胖、高血糖、血脂异常及高血压等集簇存在为标志的代谢紊乱症候群。MS的中心环节是肥胖和胰岛素抵抗，其主要发病原因是肥胖，尤其是中心性肥胖。目前研究显示，代谢综合征患者是发生心脑血管疾病的高危人群，因此迫切需要关注疾病的预防、早期诊断和干预，减少伴随多种代谢紊乱而增加的心血管疾病危险因素，由于MS是一个多系统疾病，其难点在于多靶点，目前西医在治疗上缺少整体治疗方案和早期干预措施。

MS属于中医学"肥胖"的范畴，根据临床症状的不同，可见于"消渴""痰饮""脾瘅"等诸多病证当中。中医对本病病因的认识主要为青年发病，主要由于先天禀赋、饮食不当、情志失调、过逸少动、起居无常等因素引起；除此之外，饮食不当，损伤脾胃，情志不疏，肝气郁结，气郁日久化热也有导致，因此青年发病以肝胃郁热证、肝郁脾虚证为主，病性多表现为实证；中年肾气渐衰，元阳不足，脾土不温，运化失司，津液失于运化而为痰浊，痰瘀互结，病性多为虚实夹杂；老年患者肾气亏虚，火不暖土，脾肾两虚，日久阳虚及阴，导致肝肾阴虚、脾肾气虚；此外病程日久，浊、瘀血等病理产物积聚体内，易引起其他变证，病性为本虚标实。本病与脾、肝、肾和三焦诸脏关系密切，痰浊、瘀血贯穿疾病始终；脾失健运，肝失疏泄，脾肾不足，水湿内生，痰浊停滞，瘀血内阻发为本病。

【诊断】

1. 流行病学　①饮食习惯：膳食偏咸、高碳水化合物、高脂肪、低蔬菜摄入。②生活方式：吸烟史，性格急躁，缺乏体力活动。③遗传因素：高血压、糖尿病、冠心病、高脂血症等家族史。

2. 临床诊断　①腹型肥胖（即中心型肥胖）：腰围男性≥90cm，女性≥85cm。②高血糖：空腹血糖≥6.1mmol/L或糖负荷后2小时血糖≥7.8mmo/L和（或）已确诊为糖尿病并治疗者。③高血压：血压≥130/85mmHg及（或）已确认为高血压并治疗者。④空腹TG≥1.70mmol/L。⑤空腹HDLC＜1.04mmol/L；

以上具备三项或更多项即可诊断。

MS 与单纯高血压、糖尿病、脂质代谢紊乱和肥胖应做相应鉴别，MS 是一组代谢紊乱症候群，因此与单纯性代谢病不难鉴别。

【西医治疗】

由于代谢综合征中的每一种成分都是心血管病的危险因素，它们的联合作用更强，所以有学者将代谢综合征称为"死亡四重奏"（中心性肥胖、高血糖、高甘油三酯血症和高血压），因此代谢综合征是对一组高度相关疾病的概括性和经济的诊断与治疗的整体概念，要求进行生活方式的干预（如减轻体重、增加体育锻炼和精神协调），降血糖、调脂和抗高血压等治疗。所有的治疗都应围绕降低各种危险因素，包括有效减轻体重、减轻胰岛素抵抗、良好控制血糖、改善脂代谢紊乱、控制血压等。

1. 一般治疗 一般治疗主要是生活方式干预和心理健康维护，通过增加运动及改善饮食结构来保持体重在健康范围内；同时做到戒烟、不过量饮酒及保持良好的身心状态。通过良好的生活方式的干预，不仅能减轻胰岛素抵抗，同时也能降低心血管疾病危险因素。

2. 分组药物治疗

（1）糖尿病合并高血压患者的降压目标应低于 130/80mmHg，糖尿病患者的血压 ≥ 140/90mmHg 者应开始药物降压治疗。降血压药物宜选用不影响糖和脂肪代谢者，首选 ACEI 和 / 或 ARB，尚可增加胰岛素敏感性，常用药物有卡托普利、依那普利、培哚普利、雷米普利、福辛普利等，均为每日 1 次用药。ARB 制剂有科素亚、安搏维和代文；钙离子拮抗剂宜选用长效者，常用药物有氨氯地平、非洛地平和硝苯地平控释片。

（2）糖调节受损的患者最好起始于生活方式干预，对生活方式干预不能有效控制血糖的患者，给予二甲双胍可有效预防糖尿病；对于空腹血糖升高、年龄 < 60 岁的肥胖人群，可给予二甲双胍干预。

（3）代谢综合征合并血脂紊乱患者常表现为血 TG、极低密度脂蛋白（VLDL）水平升高、游离脂肪酸（FFA）水平升高，高密度脂蛋白胆固醇（HDL-C）水平下降，持续性餐后高脂血症及 DLC 水平轻度升高，应以降低低密度脂蛋白胆固醇（LDL-C）作为首要目标，首选他汀类调脂药物；LDL-C 达标后，若 TG 水平仍较高（2.3 ~ 5.6mmol/L），可在他汀类药物治疗的基础上加用降 TG 药物，如非诺贝特。

（4）糖尿病伴心血管疾病的高危 MS 人群应启动抗血小板治疗：年龄 ≥ 50 岁的患者，并有至少另外 1 项主要危险因素（早发动脉硬化性心血管疾病家族史、高血压、血脂异常、吸烟，或慢性肾脏病 / 蛋白尿），且无出血高风险，推荐使用阿司匹林一级预防；对于急性冠脉综合征（ACS）患者，推荐氯吡格雷与阿司匹林联用至少 1 年。

【中医治疗】

1. 治疗原则　本病临证主要依据病证结合的思路，早期以疏肝健脾、清热解郁为主；中期泻实为主，兼以补虚，治宜益气养阴，行气散瘀；后期补泻兼施，以益火扶土、滋补肝肾为主，兼化痰祛瘀。MS 的"肥胖 MS- 血管并发症"发病过程与《黄帝内经》描述的"肥胖 – 脾瘅 – 消瘅、仆击、偏枯、痿厥"有类似特征，因此治疗中后期要重视化浊、行瘀。

2. 辨证论治

（1）肝胃郁热证

证候：形体肥胖，腹部胀大，口干口苦，或口中异味，或伴泛酸，多食易饥，烦躁易怒，头目眩晕或伴胁肋胀闷，小便黄赤，大便干结，舌质红苔薄黄，脉弦数。

治法：开郁清热。

方药：大柴胡汤加减。

加减：寐差，加酸枣仁、首乌藤；泛酸严重，加煅瓦楞子、乌贼骨；食积明显，口有异味，加炒麦芽、焦山楂；大便干结甚，加大大黄用量，另加白术、厚朴；头晕明显，用半夏白术天麻汤加味。

中成药：保和丸，口服，每次 6 ~ 9g，每日 2 次。

（2）肝郁脾虚证

证候：形体肥胖，倦怠乏力，焦虑抑郁，咽中异物感，食少便溏，脘腹痞胀，或伴心烦失眠，或伴咽中有痰，舌质淡红苔薄黄而腻，脉滑数。

治法：疏肝健脾，行气化痰。

方药：四逆散合六君子汤加减。

加减：心烦失眠，加酸枣仁、制远志、合欢皮；脘痞腹胀，喜嗳气，加甘松、佛手；纳凉后胃脘疼痛不适，加干姜、小茴香、姜黄。

中成药：健脾丸，口服，每次 6 丸，每日 3 次。

（3）痰瘀互结证

证候：头身困重，或头目眩晕，四肢倦怠，胸脘腹胀，或伴胸胁刺痛，咽部不适感，局部肿块刺痛，舌质暗有瘀斑，脉弦或沉涩。

治法：健脾除湿，活血行滞。

方药：清瘀化痰饮加减。

加减：咽部异物感明显，用半夏厚朴汤加减；手脚发麻，加鸡血藤、桂枝；肝功受损，加垂盆草、茵陈；长期大量饮酒伴有高尿酸血症，湿热中阻明显，加土茯苓、半边莲、半枝莲；女性若有月经不调、子宫肌瘤等病史，加用桂枝茯苓丸加益母草、茺蔚子。

中成药：丹篓片，口服，每次 5 片，每日 3 次。

（4）气阴两虚证

证候：疲倦乏力，气短，自汗或盗汗，平素易于感冒，口干多饮，尿频，大便干结，舌质淡红少苔，脉沉细无力或细数。

治法：益气养阴，化浊行瘀。

方药：参芪地黄汤加减。

加减：头目昏沉，加石菖蒲、益智仁；心悸不宁，加柏子仁、煅龙骨、煅牡蛎；大便溏薄，加炒薏仁、白扁豆；血尿酸升高，加萆薢、蚕沙。

中成药：天芪降糖胶囊，口服，每次 5 粒，每日 3 次。

（5）肝肾阴虚证

证候：头晕耳鸣，健忘失眠，腰膝酸软，盗汗，或伴口苦，头晕，视物模糊，五心烦热，舌质红少苔，脉细数。

治法：滋补肝肾，活血化瘀。

方药：左归丸加减。

加减：多梦，加酸枣仁、夜交藤；烘热汗出明显，加太子参、五味子、牡丹皮；头晕、口苦甚，加川芎、柴胡；视物不清，加石决明、枸杞子。

中成药：天麦消渴片，口服，第 1 周每次 2 片，每日 2 次，以后每次 1 ~ 2 片，每日 2 次。

（6）脾肾气虚证

证候：气短乏力，头昏耳鸣，腰膝酸痛，记忆力减退，或伴畏寒肢冷，面色无华，喜热饮，下肢水肿，小便清长、夜尿频多，尿浊如脂，大便溏泄，多五更泻，舌质淡胖或嫩苔薄白，脉沉细或细弱无力。

治法：补脾益肾。

方药：六味地黄丸合二仙汤加减。

加减：五更泄泻，加补骨脂、肉豆蔻；蛋白尿明显，加芡实、金樱子；下肢水肿明显，加车前子、白茅根；心悸明显，加全瓜蒌、薤白、桂枝；平素畏寒，加黄芪、防风。

中成药：六味能消胶囊，口服，每次 1 粒，每日 3 次。

【护理】

1. 心理护理 调畅情绪、舒畅心情，生活中尽量避免强烈的喜、怒、忧、思、悲、恐、惊的精神刺激（心理创伤）导致疾病。

2. 饮食护理 粗、细粮搭配，荤、素食搭配，主、副食搭配，从而达到三平衡，即酸性和碱性平衡、营养平衡、热量平衡。

3. 积极运动 穿舒适的鞋、袜进行中等强度的有氧运动，如游泳、慢跑、慢走等来维持理想体重。

【转诊】

代谢综合征患者多会出现腹部肥胖和超重的现象，若并发症较多，加之生活方式干预效果不良，护理不当，则会加速糖尿病、心脑血管病的发生发展速度和死亡危险，应及时进行进一步治疗。

第七节 神经系统疾病

一、面神经炎

面神经炎是由茎乳孔内面神经非特异性炎症所致的周围性面瘫，又称 Bell 麻痹、特发性面神经麻痹。该病发生确切的病因未明，可能与嗜神经病毒感染有关，常在受凉后发病。临床特征为急性起病，多在 1 周内逐渐加重，表现为单侧周围性面瘫。该病具有自限性，但早期合理的治疗可以加快面瘫的恢复，减少并发症。

本病属于中医学"口僻"范畴，又称"吊线风""歪嘴风"。病机由于正气不足，外感风寒或风热，邪入脉络，或风痰阻络所致。早期以邪实为主，后期以正虚为主。

【诊断】

面神经炎诊断主要依靠临床症状。

1.病史。急性起病，部分患者病前有着凉史。

2.临床症状。面部一侧表情肌瘫痪，患侧额纹、鼻唇沟变浅或消失，患侧眼睑闭合不全、露白睛；口角歪向健侧，流涎，鼓腮无力，吹口哨时漏气，食物残渣滞留于颊部；可有舌前 2/3 味觉丧失，唾液分泌减少，乳突部疼痛，听觉过敏，外耳道或鼓膜出现疱疹。

3.查体。无其他神经系统阳性体征，排除颅内器质性病变，可确诊面神经炎。

4.注意排除吉兰巴雷综合征、耳源性周围性面瘫等。

【西医治疗】

1.激素 急性期尽早应用，可选强的松 30～60mg/d，每日 1 次顿服，或地塞米松 10mg 静脉滴注，在 7～10 天内逐渐减量。

2.B 族维生素 维生素 B_1、维生素 B_{12} 口服或肌肉注射。

3.抗病毒药物 可根据病情联合使用激素和抗病毒药物，有疱疹者可用阿昔洛韦 0.2～0.4g 口服，每日 3～5 次，或 0.5g 静脉滴注，每 12 小时 1 次。

4.理疗 急性期可在茎乳孔口局部热敷、红外线、超短波等治疗，有利于改善局部的血液循环，减轻水肿。

5.防护 注意保护眼睛、口鼻，可戴眼罩、口罩、围巾等。

【中医治疗】

1.治疗原则 基本治法为祛风通络、疏调经筋，至中、后期据情况加用补益气血、濡养经筋之法。

2.辨证论治

（1）风寒袭络证

证候：突然眼睑闭合不全，口眼歪斜，伴畏风恶寒、发热，或有头痛鼻塞，面肌发紧，口角流涎，肌肉关节酸痛，舌质淡红苔薄白，脉浮紧或浮缓。

治法：祛风散寒，温经通络。

方药：小续命汤加减。

加减：骨节烦痛有热，去附子，倍白芍，加两面针；乏力自汗，加黄芪、白术；面肌抽搐，加天麻、蜈蚣。

中成药：大风丸，口服，每次9g，每日3次。

（2）风热袭络证

证候：起病骤然，眼睑闭合不全，口眼歪斜，头痛面热，或发热恶风，心烦口苦，耳后疼痛，舌质红苔薄黄，脉浮数或弦数。

治法：祛风清热，止痉通络。

方药：大秦艽汤加减。

加减：风热甚，去细辛、羌活，加桑叶、菊花、蝉蜕；痰瘀重，加石菖蒲、胆南星、三七、桃仁、红花。

中成药：大活络丸，口服，每次1丸，每日3次。

（3）风痰阻络证

证候：突然口眼歪斜，眼睑闭合不全，或面肌麻木、抽搐，溢泪，颜面作胀，头重身软，舌质淡红或舌体胖大苔白腻，脉弦滑。

治法：祛风化痰，止痉通络。

方药：牵正散合导痰汤加减。

加减：面肌抽搐频发，加地龙、蜈蚣、乌梢蛇；瘀血，加红花、丹参、川芎。

中成药：天麻眩晕宁合剂，口服，每次30mL，每日3次。

（4）瘀血阻络证

证候：口眼歪斜，日久不愈，面肌时有抽动，或见神疲倦怠及颜面肌肉萎缩，舌质紫暗苔薄白，脉弦涩。

治法：活血祛瘀，通络止痉。

方药：通窍活血汤加减。

加减：若痰浊阻络甚，加白芥子、陈皮、胆南星；气虚血滞，加黄芪、党参、红花。

中成药：脑心通胶囊，口服，每次 3 粒，每日 3 次。

3. 针灸治疗

主穴：攒竹、阳白、四白、颧髎、颊车、牵正、地仓、承浆、合谷、太冲。

配穴：风寒袭络证，加风池；风热袭络证，加曲池；风痰袭络证，加丰隆；气虚血瘀证，加足三里；人中沟歪斜，加水沟；鼻唇沟浅，加迎香；乳突部疼痛，加翳风；舌麻、味觉减退，加廉泉；目合困难，加鱼腰、申脉（或昆仑）；流泪多者，加睛明。

操作要点如下。

（1）发病 1 周内浅刺轻刺激，禁用电针。

（2）面部穴位用平补平泻法。

（3）临床结合透刺法的应用，如攒竹、阳白均向鱼腰部透刺等。

【护理】

1. 面部避免吹风受寒，用温水漱口、洗脸，外出戴口罩、眼罩、围巾防护。

2. 调畅情志、保持开朗豁达的心态有利于病情恢复。

3. 饮食清淡，避免辛辣、海鲜等饮食。

4. 面部表情肌康复锻炼，如鼓腮、皱眉等。

【转诊】

需转诊人群主要包括起病急、症状重、怀疑继发性周围性面瘫的患者。妊娠和哺乳期女性、儿童面神经炎患者不建议基层就诊。

1. 初诊转诊

（1）面瘫症状重者。

（2）怀疑继发性周围性面瘫、双侧面瘫者。

（3）妊娠和哺乳期女性。

（4）发病年龄＜ 10 岁。

2. 急救车转诊

（1）面瘫伴头晕、肢体功能障碍者。

（2）面瘫加重出现意识障碍者。

（3）双侧面瘫伴呼吸困难者。

二、老年性痴呆综合征

老年性痴呆综合征又称为阿尔茨海默病（AD），是发生在老年和老年前期、以进行性认知功能障碍和行为损害为特征的中枢神经系统退行性病变。临床表现为记忆力下降，失语、失用、失认、抽象思维和计算力损害、人格和行为改变。AD 主要的病理特征是老年斑、神经元纤维纠缠合并广泛的神经元缺失。临床常见痴呆分为：①阿尔茨海默病，即老年性痴呆。②血管性痴呆。③混合性痴呆。④其他类型痴呆，如脑外伤、中毒、脑积水、帕金森病和慢性病毒脑炎等引起的痴呆。

中医学认为，脑髓空虚是老年性痴呆的基本病理变化，髓减脑消、神机失用是其基本病机，虚为精、气、血亏损导致髓海失充，脑失所养，标实为气、火、痰、瘀内阻于脑，上扰清窍。病理性质多属本虚标实，本虚为阴精、气血亏虚，标实是气、火、痰、瘀内阻于脑。

【诊断】

痴呆的诊断一般分三步：首先明确是否为痴呆，再明确痴呆的病因，最后明确痴呆的严重程度。

1. AD 痴呆阶段的临床诊断标准

（1）很可能的 AD 痴呆

1）核心临床标准：①符合痴呆诊断标准。②起病隐匿，症状在数月至数年中逐渐出现。③有明确的认知损害病史。④表现为遗忘综合征（学习和近记忆下降，伴 1 个或 1 个以上其他认知域损害），或者非遗忘综合征（语言、视空间或执行功能三者之一损害，伴 1 个或 1 个以上其他认知域损害）。

2）排除标准：①伴有与认知障碍发生或恶化相关的卒中史，或存在多发或广泛脑梗死，或存在严重的白质病变。②有路易体痴呆的核心症状。③有额颞叶痴呆的显著特征。④有原发性进行性失语的显著性特征。⑤有其他引起进行性记忆和认知功能损害的神经系统疾病，或非神经系统疾病，或用药证据。

3）支持标准：①在以知情人提供、正规神经心理测验得到的信息为基础的评估中，发现进行性认知下降的证据。②找到致病基因突变的证据。

（2）可能的 AD 痴呆有以下任一情况时，即可诊断。

1）非典型过程：符合很可能的 AD 痴呆核心临床标准中的第①、④条，但认知障碍突然发生，或病史不详，或认知进行性下降的客观证据不足。

2）满足 AD 痴呆的所有核心临床标准，但具有以下证据：①伴有与认知障碍发生或恶化相关的卒中史，或存在多发或广泛脑梗死，或存在严重的白质病变。②有路易体痴呆特征。③有引起进行性记忆和认知功能损害的其他神经系统疾病，或非神经系统疾病，或用药证据。

2. AD 源性轻度认知功能障碍（MCI）的临床诊断标准

（1）符合 MCI 的临床表现　由患者主诉，或者知情者、医生发现的认知功能改变，有一个或多个认知领域受损的客观证据，尤其是记忆受损，日常生活力保持独立性。未达痴呆标准。

（2）发病机制符合的 AD 病理生理过程　排除血管性、创伤性、医源性引起的认知功能下降，有纵向随访发现认知功能持续下降的证据，有与 AD 遗传因素相关的疾病。

【西医治疗】

1.生活护理。家人的照护非常重要，能够避免摔伤、迷路、营养不良等发生，防止压疮、肺部感染等并发症，改善患者的生活质量、延长寿命。

2.非药物治疗包括职业训练、认知康复训练、音乐治疗等。

3.药物治疗老年性痴呆主张早诊断、早治疗，采取综合治疗方法，尽早开始药物治疗。一般选用胆碱酯酶抑制剂联合脑微循环改善药物。

4.改善痴呆药物

（1）盐酸多奈哌齐　临床主要用于治疗轻中度阿尔茨海默病。多奈哌齐可逆性地抑制一线胆碱酯酶，使乙酰胆碱水解减少，增加受体部位的乙酰胆碱含量。作用机制中可能还包括对神经递质受体或 Ca^{2+} 通道的直接作用。本药具有更高的选择性和专属性，外周抗胆碱酯酶活性较小，半衰期长，服用方便且耐受性好，肝毒性较小，可改善轻度 AD 的认知和日常生活综合能力。

（2）重酒石酸卡巴拉汀　也称利凡斯明或利斯的明，是一种新型"假性不可逆"的脑内乙酰胆碱选择性抑制剂，属于氨基甲酸类药物，可通过延缓乙酰胆碱的降解，而促进胆碱能神经传导。

（3）石杉碱甲　我国自行研制的阿尔茨海默病治疗药物，是一种可逆性胆碱酯酶抑制剂，对真性胆碱酯酶具有选择性抑制作用，口服活性高，作用时程长，副作用小，有中枢选择性。

（4）盐酸美金刚　是另一类 AD 治疗一线药物，为兴奋性氨基酸受体拮抗剂，能选择性改善一些关键认知域障碍，如语言、记忆、定向力、行为、视空间能力。

（5）氢溴酸加兰他敏　可透过血脑屏障，为可逆性抗胆碱药，适用于良性记忆障碍，提高患者指向记忆、联想学习、图像回忆、无意义图形及人像回忆等能力。

（6）尼莫地平　为二氢吡啶类钙拮抗药，具有很高的亲脂性，易透过血–脑屏障，主要分布在与学习、记忆有关的脑皮层和海马等区域。本药可选择性扩张脑血管，增加脑血流量，从而起到脑保护作用；作用于电压依赖性钙通道的二氢吡啶类受体，引起受体构型发生改变，使钙通道稳定在不活动状态，从而阻断钙内流，降低细胞内钙浓度。

【中医治疗】

1.治疗原则　补虚泻实。补虚常用补肾填精、补益气血以治本；泻实常用治标开郁逐痰、活血通窍、平肝泻火以治其标。注意先天后天同补，补肾加入血肉有情之品如鹿角胶、龟甲胶等，补脾以充养后天。

2. 辨证论治

（1）髓海不足证

证候：智能减退，记忆力、计算力、定向力、判断力明显减退，神情呆钝，词不达意，头晕耳鸣，腰酸骨软，齿枯发焦，步履艰难，懈惰思卧，舌瘦色淡苔薄白，脉沉细弱。

治法：补肾益髓，填精养神。

方药：七福饮加减。

加减：肝肾阴虚明显，加怀牛膝、生地黄、制首乌；形寒肢冷，加制附片、巴戟天、益智仁、淫羊藿。

中成药：①知柏地黄丸，口服，每次 6g，每日 3 次。②河车大造丸，口服，每次 1 丸，每日 2～3 次。

（2）脾肾两虚证

证候：表情呆滞，沉默寡言，记忆力减退，口齿含糊，词不达意，伴食少纳呆，气短懒言，口涎外溢，肌肉萎缩，四肢不温，腹痛喜按，鸡鸣泄泻，腰膝酸软，舌质淡白舌体胖大苔白，或舌质红少苔或无苔，脉沉细弱，双尺尤甚。

治法：补肾健脾，益气生精。

方药：还少丹加减。

加减：气短较著，肌肉萎缩，加紫河车、阿胶、断续、制何首乌；食少纳呆，时吐痰涎，加陈皮、姜半夏、薏苡仁、白豆蔻；阴虚明显，加天花粉、玉竹、石斛、麦冬。

中成药：知柏地黄丸，口服，每次 6g，每日 3 次。

（3）痰浊蒙窍证

证候：表情呆钝，智力减退，哭笑无常，喃喃自语，或终日不语，呆若木鸡，伴不思饮食，脘腹胀满，痞满不适，口多涎沫，头重如裹，舌质淡苔白腻，脉滑。

治法：豁痰开窍，健脾化浊。

方药：涤痰汤加减。

加减：脾虚明显，加党参、白术、麦芽、砂仁；痰浊化热，加瓜蒌子、栀子、黄芩、天竺黄。

中成药：复方鲜竹沥口服液，口服，每次 10mL，每日 3 次。

（4）瘀血内阻证

证候：表情呆钝，言语不利，善忘，易于惊恐，思维异常，行为古怪，伴肌肤甲错，口干不欲饮，双目晦暗，舌质暗或有瘀点瘀斑，脉细涩。

治法：活血化瘀，开窍醒脑。

方药：通窍活血汤加减。

加减：伴气血不足，加黄芪、党参；阴虚明显，加熟地黄、阿胶、鳖甲、制首乌；病久入络，加蜈蚣、僵蚕、全蝎。

中成药：龙生蛭胶囊，口服，每次 3 粒，每日 3 次。

（5）心肝火旺证

证候：急躁易怒，善忘，言行颠倒，伴眩晕头痛，面红目红，心烦失眠，口干咽燥，口臭生疮，尿黄便秘，舌质红苔黄，脉弦数。

治法：清热泻火，安神定志。

方药：黄连解毒汤加减。

加减：便秘，加大黄、火麻仁；眩晕头痛，加天麻、钩藤、石决明；失眠多梦，加酸枣仁、柏子仁、夜交藤。

中成药：牛黄清心丸，口服，每次 8 丸，每日 3 次。

【护理】

1. 正确认识和对待疾病，解除思想顾虑。

2. 养成规律的生活习惯，饮食宜清淡，少食肥甘厚味，多食具有补益肾精作用的食疗之品，如核桃、黑芝麻、山药等。

3. 智能训练。对患者耐心细致地进行智能训练，使之掌握一定的生活和工作技能，多参加社会活动，或练气功、太极拳等，避免过逸恶劳。

4. 要防止患者走失、自伤或伤人。

【转诊】

需转诊人群主要包括起病急、症状重、有精神症状的老年性痴呆患者。转诊后 2～4 周基层医务人员应主动随访，了解患者在上级医院的诊断结果或治疗效果，达标者恢复常规随访，预约下次随访时间；如未能缓解，仍建议在上级医院进一步治疗。

1. 初诊转诊

（1）首次就诊的痴呆患者建议转神经内科确诊。

（2）突然出现的认知功能障碍。

（3）伴有精神症状者。

2. 随访转诊

（1）规律服药症状仍波动明显。

（2）严重痴呆出现肺部感染、泌尿系感染、压疮等并发症。

（3）精神症状未能有效控制、家属难以照护者。

（4）随访过程中发现严重临床疾患或心脑肾损害而难以处理。

3. 急救车转诊

（1）意识丧失或模糊。

（2）烦躁、有伤人倾向。

三、帕金森病

帕金森病，又称震颤麻痹，是一种常见于中老年的神经系统变性疾病，临床上以静止性震颤、运动迟缓、肌强直和姿势平衡障碍为主要特征，同时患者可伴有抑郁、便秘和睡眠障碍等非运动症状。帕金森病主要的病理改变为黑质多巴胺能神经元变性死亡，但引起黑质多巴胺能神经元变性的原因不明，与遗传因素、环境因素、年龄老化等多因素交互作用有关。本病是一种慢性进展性疾病，无法治愈。随着病情进展，到晚期由于全身僵硬、活动困难，最终导致卧床，最后常死于肺炎等各种并发症。

中医学认为，本病因年老体虚、情志过急、饮食不节、劳逸失当等因素引起，筋脉失养、肝脾肾功能失调。病机主要为肝风内动、筋脉失养。本虚标实是其致病关键，本虚为气血阴阳亏虚，其中以阴津精血亏虚为主；标实为因脏腑功能失调或虚损而导致的风、火、痰、瘀。

【诊断】

诊断帕金森病基于 3 个核心运动症状，即必备运动迟缓和至少存在静止性震颤或肌强直 2 项症状的 1 项，上述症状必须是显而易见的，且与其他干扰因素无关。对所有核心运动症状的检查必须按照统一帕金森病评估量表（UPDRS）中所描述的方法进行。

1. 临床确诊的帕金森病需要具备 不符合绝对排除标准；至少存在 2 条支持标准；没有警示征象。

2. 临床很可能的帕金森病需要具备 不符合绝对排除标准；如果出现警示征象则需要通过支持标准来抵消：如果出现 1 条警示征象，必须需要至少 1 条支持标准抵消；如果出现 2 条警示征象，必须需要至少 2 条支持标准抵消；如果出现 2 条以上警示征象，则诊断不能成立。

【西医治疗】

1. 用药目标 以改善临床症状，提高患者工作能力和生活质量为目标。

2. 生活方式干预 应多饮水、多进食富含纤维的食物有助于便秘的改善，太极拳可改善平衡状态。

3. 药物治疗 帕金森病目前主张早期诊断、早期治疗，治疗包括药物、手术、运动疗法、心理疏导及照料护理等。药物治疗是首选治疗方法，遵循"尽可能以小剂量达到满意临床效果"的原则。

4. 药物选择 根据患者发病年龄及病情程度，选择合适的药物，一般开始多以单药治疗，力求疗效最佳，维持时间更长，运动并发症发生率更低。常用药物有复方左旋多巴、单胺氧化酶 B 型抑制剂、抗胆碱能药、多巴胺受体激动剂、儿

茶酚 – 氧位 – 甲基转移酶抑制剂。

（1）复方左旋多巴（包括左旋多巴 / 苄丝肼和左旋多巴 / 卡比多巴） 左旋多巴是多巴胺的前体。外周补充的左旋多巴可通过血脑屏障，在脑内经多巴脱羧酶的脱羧转变为多巴胺，从而发挥替代治疗的作用。苄丝肼和卡比多巴是外周脱羧酶抑制剂，可减少左旋多巴在外周的脱羧，增加左旋多巴进入脑内的含量及减少其外周的副作用。应从小剂量开始，逐渐缓慢增加剂量直至获较满意疗效，不求全效。剂量增加不宜过快，用量不宜过大。餐前一小时或餐后一个半小时服药。老年患者可尽早使用，年龄小于 65 岁，尤其是青年帕金森病患者应首选单胺氧化酶 B 抑制剂或多巴胺受体激动剂。当上述药物不能很好控制症状时再考虑加用复方左旋多巴。活动性消化道溃疡者慎用，闭角型青光眼、精神病患者禁用。

（2）抗胆碱能药物 主要是通过抑制脑内乙酰胆碱的活性，从而提高多巴胺效应。临床常用的是盐酸苯海索，还有丙环定、苯扎托品、东莨菪碱等，主要适用于震颤明显且年龄较轻的患者，老年患者慎用，闭角型青光眼及前列腺肥大患者禁用。

（3）单胺氧化酶 B（MAO–B）抑制剂 通过不可逆地抑制脑内 MAO–B，阻断多巴胺的降解，相对增加多巴胺含量而达到治疗的目的。MAO–B 抑制剂可单药治疗新发、年轻的帕金森病患者，也可辅助复方左旋多巴治疗中晚期患者。它可能具有神经保护作用，因此原则上推荐早期使用。MAO–B 抑制剂包括司来吉兰和雷沙吉兰。晚上使用易引起失眠，故建议早晨、中午服用。胃溃疡者慎用，禁与 5– 羟色胺再摄取抑制剂（SSRI）合用。

（4）多巴胺受体（DR）激动剂 可直接刺激多巴胺受体而发挥作用。目前临床常用的是非麦角类 DR 激动剂，适用于早期帕金森病患者，也可与复方左旋多巴联用治疗中晚期患者。年轻患者病程初期首选 MAO–B 抑制剂或 DR 激动剂。激动剂均应从小剂量开始，逐渐加量。使用激动剂症状波动和异动症的发生率低，但直立性低血压和精神症状发生率较高，常见的副作用包括胃肠道症状，嗜睡，幻觉等。非麦角类 DR 激动剂有普拉克索、罗匹尼罗、吡贝地尔、罗替戈汀和阿扑吗啡。

（5）金刚烷胺 可促进多巴胺在神经末梢的合成和释放，阻止其重吸收。对少动、僵直、震颤均有轻度改善作用，对异动症可能有效。肾功能不全、癫痫、严重胃溃疡、肝病患者慎用。

（6）儿茶酚 – 氧位 – 甲基转移酶（COMT）抑制剂 通过抑制 COMT 减少左旋多巴在外周的代谢，从而增加脑内左旋多巴的含量。COMT 抑制剂包括恩他卡朋和托卡朋。帕金森病患者出现症状波动时可加用 COMT 抑制剂以减少 "关期"。恩他卡朋需与左旋多巴同时服用才能发挥作用。托卡朋第一剂与复方左旋多巴同服，此后间隔 6 小时服用，可以单用。COMT 抑制剂的副作用有腹泻、头痛、多汗、口干、氨基转移酶升高、腹痛、尿色变黄等。托卡朋有可能导致肝功能损害，须严密监测肝功能，尤其在用药前 3 个月。

5. 帕金森病患者初始药物的选择 如下所示（表 1-14）。

表 1-14　帕金森病患者初始药物的选择

临床类型	推荐药物					
	DR 激动剂	复方左旋多巴	抗胆碱药	MAO-B	COMT 抑制剂	金刚烷胺
早发型	√①	√⑤		√②	√④	√③
晚发型	②	√①		√③		

注：①②③④⑤代表药物使用优先级，①为首选药物

【中医治疗】

1. 治疗原则　以补益肝肾、清热化痰熄风为基本治则，疾病初期本虚不著，常以痰热内蕴为主，故以清热、化痰、熄风为主，中后期久病体虚，肝肾亏虚为主，当以补益肝肾、填精益髓为主。

2. 辨证论治

（1）风阳内动证

证候：头部或肢体摇动、颤抖，不能自主，由单个上肢逐渐发展到同侧下肢、对侧肢体，伴有眩晕耳鸣，头痛且胀，失眠多梦，肌肉强直，易怒，腰膝酸软，颜面潮红，尿黄便秘，舌质红苔黄，脉弦细数。

治法：镇肝熄风，舒筋止颤。

方药：天麻钩藤饮合镇肝熄风汤加减。

加减：肝火偏盛，焦虑心烦，加龙胆草、夏枯草；痰多，加竹沥、天竺黄；眩晕耳鸣，加知母、黄柏、牡丹皮；心烦失眠，加酸枣仁、柏子仁、丹参；颤动不止，加僵蚕、全蝎。

中成药：天麻钩藤颗粒，口服每次 5g，每日 3 次。

（2）痰热风动证

证候：神呆懒动，形体稍胖，头胸前倾，头或肢体震颤尚能自制，活动缓慢，胸脘痞满，口干或多汗，头晕或头沉，痰黄，小便短赤，大便闭结或数日不行，舌质红或暗红苔黄或黄腻，脉细数或弦滑。

治法：清热化痰，平肝熄风。

方药：导痰汤合羚角钩藤汤加减。

加减：胸闷恶心，咯吐痰涎，苔厚腻，脉滑，加煨皂角、白芥子；震颤较重，加珍珠母、生石决明、全蝎；心烦易怒，加天竺黄、牡丹皮、郁金；胸闷脘痞，加瓜蒌皮、厚朴、苍术；肌肤麻木不仁，加地龙、丝瓜络、竹沥；神识呆滞，加石菖蒲、远志。

中成药：复方鲜竹沥口服液，口服，每次 10mL，每日 3 次。

（3）气血亏虚证

证候：头摇肢颤，面色㿠白，表情淡漠，神疲乏力，动则气短，心悸健忘，眩晕，纳呆，舌体胖大舌质淡红苔薄白滑，脉沉濡无力或沉细弱。

治法：益气养血，濡养筋脉。

方药：人参养荣汤加减。

加减：痰盛，加法半夏、白芥子、胆南星；心悸，失眠，健忘，加酸枣仁、柏子仁；肢体颤抖，疼痛麻木，加鸡血藤、丹参、桃仁、红花。

中成药：人参养荣丸，口服，水蜜丸每次6g，大蜜丸每次1丸，每日1～2次。

（4）阴虚风动证

证候：头部或肢体摇动、颤抖、不能自主，单个上肢逐渐发展到同侧下肢，对侧肢体，动作迟缓，伴有纳呆，头晕心悸，神疲乏力，气短懒言，肢冷便溏，舌质淡红苔薄白滑，脉沉无力。

治法：填精补髓，育阴熄风。

方药：龟鹿二仙膏合大定风珠加减。

加减：肢体颤抖、眩晕较著，加天麻、全蝎、石决明；五心烦热，躁动失眠，便秘溲赤，加黄柏、知母、丹皮、玄参；肢体麻木，拘急强直，加木瓜、僵蚕、地龙，重用白芍、甘草。

中成药：左归丸，口服，每次8丸，每日3次。

（5）阳气虚衰证

证候：头摇肢颤，筋脉拘挛，畏寒肢冷，四肢麻木，心悸懒言，动则气短，自汗，舌质淡苔薄白，脉沉迟无力。

治法：补肾助阳，温煦筋脉。

方药：地黄饮子加减。

加减：大便稀溏，加干姜、肉豆蔻；心悸，加柏子仁。

中成药：桂附地黄丸，口服，每次6～9g，每日2次。

【护理】

1.保持心情舒畅、乐观平和。

2.饮食宜富于营养，清淡而易于消化。忌食肥甘厚味、海鲜、生冷之品。戒烟酒及辛辣助火刺激之物。

3.适当运动对平衡有益，如太极拳、八段锦等。

【转诊】

需转诊人群主要包括初诊、中晚期、怀疑继发性肺部感染等多种并发症的高血压患者。

1.初诊转诊 首次就诊患者建议转神经专科确诊。

2. 随访转诊

（1）使用三种抗帕金森病药物仍未控制病情。

（2）出现运动并发症，如剂末恶化、开关现象等。

（3）伴随严重精神症状。

四、中风后遗症

中风后遗症系指脑卒中患者经临床两周或者一个月以治疗后仍存在半身不遂、口舌歪斜、舌强语謇、偏身麻木等症状的状态，相当于脑卒中的恢复期和后遗症期。脑卒中分为缺血性和出血性两大类，临床以缺血性脑卒中为主，是致残致死的主要原因。

中医学认为，本病常因本虚、阴阳失调、气血逆乱、痰瘀阻滞、肢体失养所致。痰瘀为本病的主要病理因素，痰瘀阻滞脉络而致肢体不能随意运动，久则患肢枯瘦，麻木不仁。本虚标实是其致病关键，本虚为脏腑功能失调或虚损，以心、脑、肝、肾为主；标实为因脏腑功能失调或虚损而导致的风、火、痰、瘀等。

【诊断】

中风后遗症诊断主要依据中风病史，结合遗留偏瘫、失语、口舌歪斜等症状确诊。

脑卒中的诊断标准：急性起病；局灶性神经功能缺损，少数为全面神经功能缺损；脑 CT 明确出血，或 MRI 有责任梗死病灶。

【西医治疗】

1. 药物治疗

（1）控制血压、血糖　根据病情使患者血压控制在 140/90mmHg 之内，血糖制在正常范围内。

（2）降脂　治疗中风患者尽快启动二级预防，常规应用他汀类降脂药能够保护血管内皮。

（3）抗血小板聚集　缺血性卒中应抗血小板聚集治疗，后遗症期一般单抗治疗即可，选用阿司匹林肠溶片或硫酸氢氯吡格雷片。出血性卒中启动抗血小板聚集药时间点仍有争议。

2. 康复治疗　中风后遗症是康复治疗的最佳适应证，积极开展肢体功能康复、语言康复、心理康复等方面。结合针灸、推拿按摩能够明显促进临床症状改善。

3. 生活方式干预　限盐减重多运动，戒烟限酒心态平。

【中医治疗】

1. 治疗原则 恢复期、后遗症期多见虚实夹杂证，多见气虚、气阴两虚、肝肾阴虚证，故当以补益气血、滋补肝肾、潜阳熄风、豁痰祛瘀为主要原则。

2. 辨证论治

（1）风痰瘀阻证

证候：口眼歪斜，舌强语塞或失语，半身不遂，肢体麻木，舌暗紫苔腻滑，脉弦滑。

治法：搜风化痰，行瘀通络。

方药：解语丹加减。

加减：痰热偏盛，加瓜蒌子、竹茹；头晕著，加钩藤、石决明。

中成药：华佗再造丸，口服，每次 50 丸，每日 3 次。

（2）气虚血瘀证

证候：肢体偏枯不用，肢软无力，面色萎黄，舌质淡紫或有瘀斑苔薄白，脉细涩或细弱。

治法：益气养血，化瘀通络。

方药：补阳还五汤加减。

加减：气虚明显，加人参；血瘀重，加水蛭、血竭；上肢无力，加桑枝、桂枝；下肢无力，加杜仲、怀牛膝、桑寄生。

中成药：脑心通胶囊，口服，每次 3 粒，每日 3 次。

（3）肝肾亏虚证

证候：半身不遂，患肢僵硬，拘挛变形，舌强不语，或偏瘫，肢体肌肉萎缩，舌质红，脉细，或舌质淡红，脉沉细。

治法：滋养肝肾。

方药：地黄饮子加减。

加减：腰膝酸软，加杜仲、桑寄生、怀牛膝。

中成药：左归丸，口服，每次 1 丸，每日 3 次。

【护理】

1.注意调适心理，避免不良刺激，保持情绪稳定，树立信心，积极配合治疗。

2.低盐、低脂饮食。饮食宜清淡，富含营养，多进食水果、蔬菜。

3.适当加强锻炼，注意防止跌倒，谨防再次中风

【转诊】

需转诊人群主要包括再次中风或出现严重并发症的患者。

1. 随访转诊

（1）血压显著升高≥180/110mmHg，经短期处理仍无法控制。

（2）怀疑新出现中风。

2. 急救车转诊

（1）意识丧失或模糊。

（2）血压≥180/110mmHg，伴剧烈头痛、呕吐，或突发言语障碍和／或肢体瘫痪。

（3）血压显著升高，伴持续性胸、背部剧烈疼痛。

（4）因吞咽困难造成误吸，引起气短、呼吸困难。

第二章　传染病

一、病毒性肝炎

病毒性肝炎病（viral hepatitis）是由多种肝炎病毒引起的，以肝脏损害为主的一组全身性传染病。目前按病原学明确分类的有甲型、乙型、丙型、丁型和戊型五型肝炎。各型病毒性肝炎临床表现相似，以疲乏、食欲减退、厌油、肝功能异常为主，部分病例出现黄疸。甲型和戊型主要表现为急性感染，经粪－口途径传播；乙型、丙型、丁型多呈慢性感染，少数病例可发展为肝硬化或肝细胞癌，主要经血液、体液等胃肠外途径传播。

中医学认为，急性肝炎的基本病机是疫毒外邪入侵，引起正邪交争，定位于肝后，导致脾胃升降失常、湿热蕴结。病毒性肝炎急性期，病邪虽盛，正气尚实，若治疗及时适当，则邪去而疾病可愈。若失治或误治，则使病邪留滞，脏腑失调；或素体脾虚，或饮食失节，劳累过度，均可使病程迁延而发为慢性肝炎。

（一）流行病学资料

1. 甲型肝炎　病前是否在甲肝流行区，有无进食未煮熟海产如毛蚶、蛤蜊及饮用污染水，多见于儿童。

2. 乙型肝炎　是否有输血史、不洁注射史、乙型肝炎病毒（HBV）感染者接触史，家庭成员有无 HBV 感染者，特别是婴儿母亲是否乙型肝炎表面抗原（HBsAg）阳性等有助于乙型肝炎的诊断。

3. 丙型肝炎　有输血及血制品、静脉吸毒、血液透析、多个性伴侣、不洁注射及纹身等的肝炎患者应怀疑丙型肝炎。

4. 丁型肝炎　同乙型肝炎，我国以西南地区感染率较高。

5. 戊型肝炎 基本同甲型肝炎，暴发以水传播为多见，多见于成年人。

（二）临床诊断

1. 急性肝炎 起病较急，常有畏寒、发热、乏力、食欲缺乏、恶心、呕吐等急性感染症状。肝大、质偏软，谷丙转氨酶（ALT）显著升高。黄疸型肝炎血清胆红素正常或 > 17.1μmol/L，尿胆红素阳性。黄疸型肝炎可有黄疸前期、黄疸期、恢复期三期经过，病程不超过 6 个月。

2. 慢性肝炎 病程超过半年或发病日期不明确而有慢性肝炎症状、体征、实验室检查改变者，常有乏力、厌油、肝区不适等症状，可有肝病面容、肝掌、蜘蛛痣、胸前毛细血管扩张、肝大质偏硬、脾大等体征。根据病情轻重、实验室指标改变等综合评定轻、中、重三度。

3. 重型肝炎（肝衰竭） 重型肝炎（肝衰竭）主要有肝衰竭症候群表现。急性黄疸型肝炎病情迅速恶化，两周内出现Ⅱ度以上肝性脑病或其他重型肝炎表现者，为急性肝衰竭；15 天至 26 周出现上述表现者为亚急性肝衰竭；在慢性肝炎或肝硬化基础上出现的重型肝炎为慢性肝衰竭。

4. 淤胆型肝炎 起病类似急性黄疸型肝炎，黄疸持续时间长，症状轻，有肝内梗阻的表现。

5. 肝炎肝硬化 肝炎肝硬化多有慢性肝炎病史，有乏力、腹胀、尿少、肝掌、蜘蛛痣、脾大、腹水、双下肢水肿、胃底食管下段静脉曲张、白蛋白下降等肝功能受损和门脉高压表现。

（三）病原学诊断

1. 甲型肝炎 有急性肝炎临床表现，并具备下列任何一项均可确诊为甲型肝炎：抗甲型肝炎病毒（HAV）IgM 阳性；抗 HAV IgG 急性期阴性，恢复期阳性；粪便中检出 HAV 颗粒或抗原或 HAV 核糖核酸（RNA）。

2. 乙型肝炎 急性乙型肝炎现已少见，慢性 HBV 感染可分为：

（1）慢性乙型肝炎

1）乙型肝炎 e 抗原（HBeAg）阳性慢性乙型肝炎：血清 HBsAg、HBeAg 阳性和 HBV 脱氧核糖核酸（DNA）阳性，乙肝 e 抗体（抗 HBe）阴性，血清 ALT 持续或反复升高，或肝组织学检查有肝炎病变。

2）HBeAg 阴性慢性乙型肝炎：血清 HBsAg 和 HBV DNA 阳性，HBeAg 持续阴性，抗 HBe 阳性或阴性，血清 ALT 持续或反复异常，或肝组织学检查有肝炎病变。根据生化试验及其他临床和辅助检查结果，上述两型慢性乙型肝炎可进一步分为轻度、中度和重度。

（2）HBV 携带者

1）慢性 HBV 携带者：血清 HBsAg 和 HBV DNA 阳性，HBeAg 或抗 HBe 阳

性，但1年内连续随访3次以上，血清ALT和AST均在正常范围，肝组织学检查一般无明显异常或轻度异常。

2）非活动性HBsAg携带者：血清HBsAg阳性、HBeAg阴性、抗HBe阳性或阴性，HBV DNA检测不到（PCR法）或低于最低检测限，1年内连续随访3次以上，ALT均在正常范围。肝组织学检查显示Knodell肝炎活动指数（HAI）＜4或其他的半定量计分系统病变轻微。

（3）隐匿性慢性乙型肝炎　血清HBsAg阴性，但血清和（或）肝组织中HBV DNA阳性，并有慢性乙型肝炎的临床表现。患者可伴有血清抗HBs、抗HBe和（或）乙肝病毒核心抗体（抗HBc）阳性。另约20%隐匿性慢性乙型肝炎患者除HBV DNA阳性外，其余HBV血清学标志均为阴性。诊断需排除其他病毒及非病毒因素引起的肝损伤。

3. 丙型肝炎　丙肝病毒抗体（抗HCV）IgM和（或）IgG阳性，HCV RNA阳性，可诊断为丙型肝炎。无任何症状和体征，肝功能和肝组织学正常者为无症状HCV携带者。

4. 丁型肝炎　有HBV感染，同时血清丁肝抗原（HDV-Ag）或丙肝病毒抗体（抗HDV）IgM或高滴度抗HDV IgG或HDV RNA阳性，或肝内HDV-Ag或HDV RNA阳性，可诊断为丁型肝炎。低滴度抗HDV IgG有可能为过去感染不具备临床表现，仅血清HBsAg和HDV血清标记物阳性时，可诊断为无症状HDV携带者。

5. 戊型肝炎　戊型肝炎抗体（抗HEV）IgG高滴度，或由阴性转为阳性，或由低滴度到高滴度，或由高滴度到低滴度甚至阴转，或血HEV RNA阳性，或粪便HEV RNA阳性或检出HEV颗粒，均可诊断为戊型肝炎。抗HEV IgM阳性可作为诊断参考，但须排除假阳性。

【西医治疗】

病毒性肝炎的治疗应根据不同病原、不同临床类型及组织学损害区别对待。各型肝炎的治疗原则均以足够的休息、合理饮食，辅以适当药物，避免饮酒、过劳和损害肝脏药物。

1. 急性肝炎　急性肝炎一般为自限性，多可完全康复。以一般治疗及对症支持治疗为主，急性期应进行隔离，症状明显及有黄疸者应卧床休息，恢复期可逐渐增加活动量，但要避免过劳。饮食宜清淡易消化，适当补充维生素，热量不足者应静脉补充葡萄糖。避免饮酒和应用损害肝脏药物，辅以药物对症支持治疗及恢复肝功能，药物不宜太多，以免加重肝脏负担。

一般不采用抗病毒治疗，急性丙型肝炎则例外，因急性丙型肝炎容易转为慢性，早期应用抗病毒治疗可降低转慢率。可选用干扰素，加用利巴韦林治疗。

2. 慢性肝炎　慢性肝炎根据患者具体情况采用综合性治疗方案，包括合理的休息和营养、心理平衡、改善和恢复肝功能、调节机体免疫、抗病毒、抗纤维化等治疗。

（1）一般治疗

1）适当休息：症状明显或病情较重者，应强调卧床休息，卧床可增加肝脏血流量，有助恢复。病情轻者以活动后不觉疲乏为度。

2）合理饮食：适当的高蛋白、高热量、高维生素的易消化食物有利肝脏修复，不必过分强调高营养，以防发生脂肪肝，避免饮酒。

3）心理平衡：使患者有正确的疾病观，对肝炎治疗应有耐心和信心。

（2）药物治疗

1）改善和恢复肝功能：①非特异性护肝药：维生素类、还原型谷胱甘肽、葡醛内酯（肝泰乐）等。②降酶药：五味子类（联苯双酯等）、山豆根类（苦参碱等）、甘草提取物（甘草酸、甘草苷等）、垂盆草、齐墩果酸等有降转氨酶作用。部分患者停药后有 ALT 反跳现象，故显效后逐渐减量至停药为宜。③退黄药物：丹参、茵枝黄、门冬氨酸钾镁、前列腺素 E_1、腺苷蛋氨酸、低分子右旋糖酐、苯巴比妥、山莨菪碱、皮质激素等。应用皮质激素须慎重，症状较轻、肝内淤胆严重、其他退黄药物无效、无禁忌证时可选用。

2）免疫调节：如胸腺肽或胸腺素、转移因子、特异性免疫核糖核酸等。某些中草药提取物如猪苓多糖、香菇多糖、云芝多糖等亦有免疫调节效果。

3）抗肝纤维化：主要有丹参、冬虫夏草、核仁提取物、γ 干扰素等。丹参抗纤维化作用有较一致共识，研究显示其能提高肝胶原酶活性，抑制 I 型胶原合成。γ 干扰素在体外试验中抗纤维化作用明显，有待更多临床病例证实。

4）抗病毒治疗：目的是抑制病毒复制，减少传染性；改善肝功能；减轻肝组织病变；提高生活质量；减少或延缓肝硬化、肝衰竭的发生，延长存活时间。符合适应证者应尽可能进行抗病毒治疗。

3. 慢性乙型和丙型肝炎病毒携带者　慢性乙型和丙型肝炎病毒携带者可照常工作，但应定期检查，随访观察，动员其做肝穿刺活检以便进一步确诊和做相应治疗。

【中医治疗】

1. 治疗原则　根据本病湿浊阻滞、脾胃肝胆功能失调、胆液不循常道、随血外溢的病机，其治疗大法为祛湿利小便，健脾疏肝利胆。故《金匮要略》有"诸病黄家，但利其小便"之训。依湿从热化、寒化的不同，分别施以清热利湿和温中化湿之法；急黄则在清热利湿的基础上，合用解毒凉血开窍之法；黄疸久病应注意扶助正气，如滋补脾肾、健脾益气等。

2. 辨证论治

（1）阳黄

1）湿热兼表

证候：黄疸初起，目白睛微黄或不明显，小便黄，脘腹满闷，不思饮食，伴有恶寒发热，头身重痛，乏力，舌质红苔黄腻，脉浮弦或弦数。

治法：清热化湿，佐以解表。

方药：麻黄连翘赤小豆汤合甘露消毒丹。

加减：表证轻，麻黄、薄荷用量宜轻；目白睛黄甚，茵陈用量宜大；热重，加金银花、栀子、板蓝根；气郁，加郁金、丹参。

中成药：①甘露消毒丹，口服，每次 6 ~ 9g，每日 2 次。②复肝宁，口服，每次 6 片，每日 3 次。

2）热重于湿

证候：初起目白睛发黄，迅速至全身发黄，色泽鲜明，右胁疼痛而拒按，壮热口渴，口干口苦，恶心呕吐，脘腹胀满，大便秘结，小便短少色黄，舌质红苔黄腻或黄糙，脉弦滑或滑数。

治法：清热利湿，通腑化瘀。

方药：茵陈蒿汤加减。

加减：腹部胀满，加郁金、川楝子、青皮；恶心呕吐，加陈皮、竹茹；恶热甚，苔黄厚，加黄柏、黄芩；心烦失眠、衄血，加赤芍、牡丹皮。

中成药：①苦黄颗粒，口服，每次 1 袋，每日 3 次。②复方垂盆草糖浆，口服，每次 30mL，每日 2 ~ 3 次。

3）湿重于热

证候：身目发黄如橘，无发热或身热不扬，右胁疼痛，脘闷腹胀，头重身困，嗜卧乏力，纳呆便溏，厌食油腻，恶心呕吐，口黏不渴，小便不利，舌苔厚腻微黄，脉濡缓或弦滑。

治法：健脾利湿，清热利胆。

方药：茵陈四苓汤。

加减：便溏尿少，口中甜，加厚朴、苍术；纳呆或无食欲，加炒麦芽、鸡内金；湿热相当，选用甘露消毒丹加减。

中成药：急肝退黄胶囊，口服，每次 3 粒，每日 3 次。

（2）阴黄

证候：身目俱黄，黄色晦暗不泽或如烟熏，右胁疼痛，痞满食少，神疲畏寒，腹胀便溏，口淡不渴，舌质淡苔白腻，脉濡缓或沉迟。

治法：温中化湿，健脾利胆。

方药：茵陈术附汤加减。

加减：黄疸日久，身倦乏力，加党参、黄芪；腹胀苔厚，去白术、甘草，加苍术、厚朴；皮肤瘙痒，加秦艽、地肤子。

中成药：①养血舒肝合剂，口服，每次 20mL，每日 3 次。②舒肝丸，每次 1 丸，每日 2 次。

【护理】

病毒性肝炎护理常规按传染病一般护理，急性期卧床休息，恢复期适当活动；饮食宜清淡，保证足够热量、蛋白质、维生素 B 和 C，脂肪不宜太多，禁酒；保持每日定时排便的习惯，预防便秘，多吃含纤维素食物、蔬菜和水果；保持皮肤清洁、干燥。

1. 管理传染源　对急性甲型肝炎患者应采取早期隔离措施。急性黄疸型肝炎患者如不能住院治疗时，应在医生指导下在家严格隔离治疗。一般从发病日期起隔离 3 周，必须做到以下几点。

（1）患者与健康人不在一个床上睡眠，患者的被褥、衣物要与健康人分开，并进行消毒。

（2）患者的食具、漱口用具、水碗、脸盆、毛巾、便盆等也与健康人分开使用。患者要单独吃饭，剩余的食物不要给他人吃，也不要给其他人拿直接入口的食物和东西等。

（3）患者的书报、刊物、物品、玩具等不要借给他人传阅、玩耍，必须经过消毒处理后才能传借别人。

（4）在隔离期间，邻居、亲友不要到患者家串门，尤其儿童不要与患者一起玩耍。

慢性肝炎也有传染性，应同样注意隔离。对于甲型肝炎患者的密切接触者要注意观察，一般观察 45 天，没有发病的才可视为健康人。另外，加强对从事饮食行业人员、托幼工作人员和献血人员的检查也是控制传染源的重要环节。

2. 切断传播途径。

（1）提倡用流动水洗手，不使用他人生活用具，搞好个人卫生。

（2）非必要时不输血及血制品；献血员要进行筛选。

（3）消毒也是切断传播途径及控制、消灭传染源的另一方法。肝炎患者确诊后，病室应及时做一次较彻底的消毒（食具、漱口用具、毛巾等煮沸消毒）；家具、物体表面、地面要用 3% 漂白粉液擦拭；患者的粪便要用漂白粉或生石灰进行搅拌后放置 2 小时后倒掉；患者使用的便器要专用，使用后用 3% 漂白粉水浸泡 2 小时后再洗刷；患者和大家应养成饭前、便后洗手的习惯。

3. 保护易感人群

（1）注射人体免疫球蛋白；适用于接触甲型肝炎的儿童，注射越早越好。

（2）注射乙肝疫苗和乙肝免疫球蛋白。

【转诊】

1. 有肝炎症状，但诊断困难时。

2. 重型或有重型倾向的病毒性肝炎患者。

3. 甲型和戊型肝炎症状重、黄疸深重或妊娠期感染者。

4. 乙型、丙型肝炎在没有抗病毒治疗经验或药物的情况下。

二、细菌性痢疾

细菌性痢疾（bacillary dysentery）简称菌痢，亦称为志贺菌病（shigellosis），是志贺菌属（痢疾杆菌）引起的肠道传染病。志贺菌经消化道感染人体后，引起结肠黏膜的炎症和溃疡，并释放毒素入血。临床表现主要有发热、腹痛、腹泻、里急后重、黏液脓血便，同时伴有全身毒血症症状，严重者可引发感染性休克和（或）中毒性脑病。菌痢常年散发，夏秋多见，是我国的常见病、多发病。儿童和青壮年是高发人群。本病经有效的抗菌药治疗，治愈率高。疗效欠佳或转为慢性者，可能是未经及时正规治疗、使用药物不当或耐药菌株感染。

中医学认为，本病由湿热疫毒侵及肠道而成，夏秋季节，暑湿过盛，脾胃虚弱，如饮食不节或误食不洁之品，或过食生冷，或过食肥甘厚味等损伤脾胃，人体抵抗力降低，湿热疫毒乘机侵入胃肠，壅滞肠中，使肠道气血凝滞，传导失司，而致本病。急性痢疾多为湿热疫毒蕴结肠中，表现为湿热痢；中毒性痢疾（称为"疫毒痢"）乃疫毒内壅，热邪灼盛，蒙蔽心包，引动肝风所致，甚者邪盛正虚，出现内闭外脱之危候；如果湿热疫毒之邪上攻于胃，则胃不纳食，成为噤口痢。慢性痢疾，迁延日久，正虚邪留，或时发时愈，形成休息痢；或湿热伤阴，遂成阴虚痢；或脾肾两虚，导致虚寒痢；因饮食不当或受寒凉之邪，而致反复发作，则可见寒热夹杂证候。

【诊断】

1. 急性菌痢

（1）流行病学 多见于夏秋季，病前1周内有不洁饮食史，或与菌痢患者接触史。

（2）临床特点 有发热、腹痛、腹泻（每日十余次至数十次），里急后重，脓血黏液便等症状，可有左下腹压痛等体征。

（3）实验室检查 ①粪便镜检可见多数成堆的白细胞或脓细胞，满视野分散的红细胞，并有巨噬细胞；白细胞或脓细胞 ≥ 15/HPF（40倍视野）。②粪便或肛拭子培养生长志贺菌阳性。③荧光抗体染色法检查粪便中志贺菌抗原成分，获得阳性结果。

2. 中毒性菌痢
中毒性菌痢多见于2~7岁儿童，发病急，病情发展快。突起高热（少数体温不升）。腹泻一般较轻（成人患者腹泻较明显），粪便或灌肠液检查发现脓血或较多白细胞和红细胞，并迅速出现下列情况中的 1 种或 1 种以上。

（1）中枢神经系统症状　精神萎靡、嗜睡、躁动、谵妄、反复惊厥、神志不清、昏迷等。

（2）循环系统症状　面色苍白或灰白、四肢发凉、发绀、脉细速、脉压差小、血压下降等（排除脱水因素）。

3. 慢性菌痢

（1）急性发作型　病前 2～6 个月内有菌痢病史，本次发作前有受凉、进食生冷饮食或劳累等诱因。有急性菌痢症状，并能排除再感染者。粪便检查符合菌痢改变。

（2）迁延型　过去有菌痢病史，多次发作，症状典型或不典型；或急性菌痢迁延不愈，病程超过两个月者。如能排除其他原因，或粪便培养生长志贺菌，可以确诊。

（3）隐匿型　有菌痢病史，临床症状已消失两个月以上，但粪便培养阳性，或肠镜检查肠黏膜有病变者。

【西医治疗】

患者应予以肠道隔离，除一般治疗外，可根据大便细菌培养及药物敏感试验选用适当的抗菌药物作病原治疗，如复方磺胺甲基异唑、氯霉素、庆大霉素及卡那霉素等，亦可用氨苄西林或哌拉西林等治疗。中毒性痢疾应予以相应的抢救措施，如抗休克、冬眠药物和脱水药的应用等。慢性菌痢可采用保留灌肠的方法治疗。

1. 急性菌痢的治疗

（1）一般治疗　卧床休息，消化道隔离（隔离至临床症状消失，大便培养连续 3 次阴性），给予流质或半流质饮食，忌食生冷、油腻和刺激性食物。

（2）抗菌治疗　因志贺菌对抗生素的耐药性逐年增长，并呈多重耐药性，故应根据当地流行菌株的药敏试验或患者大便培养的药敏结果选择敏感抗生素。常用的有喹诺酮类（如诺氟沙星、培氟沙星、氧氟沙星、环丙沙星）、复方磺胺甲噁唑、阿莫西林、头孢曲松、中药小檗碱等，但需要注意喹诺酮类和复方磺胺甲噁唑耐药性增加。儿童尽量不采用喹诺酮类药物；有肝病、肾病、磺胺过敏及白细胞减少症者忌用复方磺胺甲噁唑。

（3）对症治疗　保持水、电解质和酸碱平衡，有失水者，无论有无脱水表现，均应口服补液，严重脱水或有呕吐不能由口摄入时，采取静脉补液。痉挛性腹痛时给予阿托品或进行腹部热敷。发热者以物理降温为主，高热时可给予退热药。

2. 中毒性菌痢的治疗　本型来势凶猛，应及时针对病情采取综合性措施抢救。

（1）抗感染　选择敏感抗菌药物，静脉给药，待病情好转后改口服。

（2）控制高热与惊厥　高热者给予物理降温和退热药，伴惊厥者可采用亚冬眠疗法。

（3）循环衰竭的治疗　①扩充有效血容量。②强心治疗。③解除血管痉挛。④维持酸碱平衡。⑤应用糖皮质激素。

（4）防治脑水肿与呼吸衰竭　保持呼吸道通畅，吸氧，严格控制入液量，应用甘露醇或山梨醇进行脱水，减轻脑水肿。

3. 慢性菌痢的治疗

（1）一般治疗　避免过度劳累，勿使腹部受凉，勿食生冷饮食。体质虚弱者可适当使用免疫增强剂。有肠道功能紊乱者可酌情给予镇静、解痉药物。当出现肠道菌群失衡时，切忌滥用抗菌药物，立即停止耐药抗菌药物的使用，改用乳酸杆菌等益生菌，以利肠道正常菌群恢复。

（2）病原治疗　通常需联用两种不同类型的抗菌药物，足剂量、长疗程。对于肠道黏膜病变经久不愈者，可采用保留灌肠疗法。

【中医治疗】

1. 治疗原则　根据病情寒热虚实而确定治疗原则，热者清之，寒者温之，实者通之，虚者补之，寒热交错者清温并用，虚实夹杂者攻补兼施。若出现邪毒内闭、内闭外脱及噤口痢等危急证候，应结合西医治疗与抢救。

2. 辨证论治

（1）湿热痢

证候：腹部疼痛，里急后重，痢下赤白脓血，黏稠如胶冻，腥臭，肛门灼热，小便短赤，舌苔黄腻，脉滑数。

治法：清热化湿解毒。

方药：芍药汤加减。

加减：恶寒发热、头痛，加葛根、连翘、荆芥；食滞，加神曲、焦山楂、炒麦芽；热重下痢，赤多白少，或纯赤痢，发热较高，口渴引饮，舌红苔黄，脉滑数，用白头翁汤加金银花、白芍、枳实、甘草。

中成药：①木香槟榔丸，口服，每次3～6g，每日2～3次。②复方黄连素片，口服，每次3～4片，每日2～3次。③香连丸，口服，每次6～12丸，每日2～3次。

（2）疫毒痢

证候：起病急骤，壮热口渴，头痛烦躁，恶心呕吐，大便频频，痢下鲜紫脓血，腹痛剧烈，后重感特著，甚者神昏惊厥，舌质红绛苔黄燥，脉滑数，或脉微欲绝。

治法：清热解毒，凉血止痢。

方药：黄连解毒汤合白头翁汤加减。

加减：腹中满痛拒按，大便臭秽难闻，加大黄（后下）、枳实、芒硝（冲服）；壮热狂躁，皮肤紫斑，加水牛角（先煎）、牡丹皮、紫草；热极风动，惊厥抽搐，加羚羊角粉（冲服）、钩藤（后下）、石决明（先煎）；神昏痰鸣，加天竺黄、竹沥（冲服）；病势危急，大便排泄不畅，服药困难，应及时采用灌肠给药并配合西医抢救治疗。

中成药：①泻痢消胶囊，口服，每次 3 粒，每日 3 次。②安宫牛黄丸，口服，每次 1 丸，每日 1 次。儿童 < 4 岁每次 1/4 丸，4 ~ 6 岁每次 1/2 丸，每日 1 次。

（3）寒湿痢

证候：腹痛拘急，痢下赤白黏冻，白多赤少，或为纯白冻，里急后重，口淡乏味，脘胀腹满，头身困重，舌质或淡苔白腻，脉濡缓。

治法：温中散寒，化湿止痢。

方药：平胃散合不换金正气散加减。

加减：暑天感寒湿而痢者，加紫苏叶、吴茱萸；寒积内停，腹痛者，加大黄（后下）、槟榔、炮姜、肉桂；面色青灰，四肢厥冷，加大黄、附子（先煎、久煎）；寒逆呕恶较剧，加姜半夏、丁香；脱肛，加炙黄芪、升麻、诃子。

中成药：藿香正气口服液，口服，每次 5 ~ 10 mL，每日 2 ~ 3 次。儿童 ≤ 3 岁每次 5 mL，> 3 岁每次 10 mL，每日 2 次。

（4）阴虚痢

证候：痢下赤白，日久不愈，脓血黏稠，或下鲜血，脐下灼痛，便意频繁，食少，心烦口干，至夜转剧，舌红绛少津，苔少或花剥，脉细数。

治法：坚阴泄热，扶正止痢。

方药：黄连阿胶汤合驻车丸去干姜。

加减：口渴，尿少，舌干，加北沙参、石斛；痢下血多，加牡丹皮、墨旱莲、地榆炭；湿热未清，口苦、肛门灼热，加白头翁、秦皮。

中成药：痢必灵片，口服，每次 6 ~ 8 片，每日 3 次。

（5）虚寒痢

证候：腹部隐痛，缠绵不已，喜按喜温，痢下赤白清稀，无腥臭，或为白冻，甚则滑脱不禁，肛门坠胀，便后更甚，形寒畏冷，四肢不温，食少神疲，腰膝酸软，舌淡苔薄白，脉沉细而弱。

治法：温补脾肾，佐以固脱。

方药：桃花汤合真人养脏汤加减。

加减：积滞未尽，加枳壳、山楂、神曲；少气脱肛，加黄芪、柴胡、升麻、党参。

中成药：附子理中丸，口服，每次 1 丸，每日 2 ~ 3 次。

（6）休息痢

证候：常因饮食不当、受凉、劳累而发，大便夹有赤白黏冻，倦怠嗜卧，下痢时发时止，迁延不愈，腹胀食少，舌质淡苔腻，脉濡或虚数。

治法：温中清肠，调气化滞。

方药：连理汤加减。

加减：里急后重明显，下痢赤白，加枳实、木香、槟榔、当归；下痢白冻，倦怠少食，舌淡苔白，脉沉，用温脾汤加减；久痢不愈，见肾阳虚衰、关门不固，加肉桂、附子、吴茱萸、五味子、肉豆蔻。

中成药：①复方黄连素片，口服，每次 3 ~ 4 片，每日 2 ~ 3 次。②香连丸，每次 3 ~ 6g，每日 2 ~ 3 次。

【护理】

1. 管理传染源，及时发现患者和带菌者并进行有效隔离和彻底治疗，直至连续 3 次大便培养阴性。重点监测从事饮食业、保育及水厂工作的人员，感染者应立即隔离并给予彻底治疗。慢性患者和带菌者不得从事上述行业的工作。

2. 切断传播途径，饭前、便后及时洗手，养生良好的卫生习惯，尤其应注意饮食和饮水的卫生情况。

3. 保护易感人群，口服活菌苗可使人体获得免疫性，免疫期可维持 6 ~ 12 个月。

【转诊】

按照规定对传染病患者、疑似传染病患者提供医疗救护、现场救援和接诊治疗，对不具备传染病诊疗条件的科室，在发现传染病患者或疑似病例时，要认真、详细地做好登记，按照传染病管理相关规定进行报告，非危重患者转到传染科（内科）专科治疗，危重患者先就地抢救，待病情稳定后再转诊到传染科进一步治疗。

三、流行性感冒

流行性感冒（influenza），简称流感，是流感病毒引起的急性呼吸道感染，也是一种传染性强、传播速度快的疾病。其主要通过空气中的飞沫、人与人之间的接触或与被污染物品的接触传播。典型的临床症状是急起高热、全身疼痛、显著乏力和轻度呼吸道症状。该病是由流感病毒引起，可分为甲（A）、乙（B）、丙（C）三型，甲型病毒经常发生抗原变异，传染性大，传播迅速，极易发生大范围流行。本病具有自限性，但婴幼儿、老年人和存在心肺基础疾病的患者容易并发肺炎等严重并发症而导致死亡。

中医学认为，本病由于感受风邪或温病之邪，素体阳虚、气虚、阴虚或病后、产后调摄不慎，阴血亏损，复感外邪而发病。本病初期病位于表（肺卫），按"伤寒"则属于太阳经证；按"温病"则属卫分证。

【诊断】

冬、春季节在同一地区，1～2天内有大量上呼吸道感染患者发生，应考虑流感。流行期间，可根据临床表现诊断，但在流感的非流行期间或流行初期的散发病例，临床上难以诊断，需结合流行病学、临床表现、实验室检查综合判断。

1. 流行病学 四季均可发生，以秋、春季为主。南方在夏、秋季也可见到流感流行。突然发生、迅速传播，患者和隐性感染者潜伏期即有传染性，是主要传染源，发病3天内传染性最强，主要通过飞沫经呼吸道传播，也可通过接触被污染的手、日常用具等间接传播。

2. 临床特点 潜伏期通常为1～7天，多数为2～4天。

（1）典型流感 典型流感起病急，前驱期即出现乏力、高热、寒战、头痛、全身酸痛等全身中毒症状，但呼吸道症状较轻，可伴或不伴流涕、咽痛、干咳等局部症状。查体可见结膜充血。肺部听诊可闻及干啰音。病程4～7天，咳嗽和乏力可持续数周。

（2）轻型流感 轻型流感急性起病，轻或中度发热，全身及呼吸道症状轻，2～3天内自愈。

（3）肺炎型流感 肺炎型流感多发生于老年人、婴幼儿、慢性病患者及免疫力低下者。病初类似典型流感症状，1天后病情迅速加重，出现高热、咳嗽、呼吸困难及发绀等症状，可伴有心、肝、肾衰竭。体检双肺遍及干、湿啰音，但无肺实变体征。痰细菌培养阴性，抗生素治疗无效。患者多于5～10天内发生呼吸循环衰竭，预后较差。

3. 实验室检查

（1）血象 白细胞总数一般不高或降低，重症病例淋巴细胞记数明显降低。

（2）病毒核酸检测 以逆转录－聚合酶链反应（RT-PCR）检测呼吸道标本（咽拭子、鼻拭子、鼻咽或气管抽取物、痰）中的流感病毒核酸。病毒核酸检测的特异性和敏感性最好，能快速区分病毒类型和亚型，一般能在4～6小时内获得结果。

4. 并发症

（1）呼吸系统并发症 主要为继发性细菌感染，包括急性鼻窦炎、急性化脓性扁桃体炎、细菌性气管炎、细菌性肺炎等。

（2）肺外并发症 主要为中毒性休克、中毒性心肌炎和瑞氏综合征等。

【西医治疗】

早期应用抗病毒治疗；坚持预防隔离与药物治疗并重、对因治疗与对症治疗并重；避免盲目或不恰当使用抗菌药物；预防和治疗并发症。

1. 一般对症治疗 卧床休息，多饮水，给予流质或半流质饮食，适宜营养，补充维生素，进食后以温开水或温盐水漱口，保持口鼻清洁，全身症状明显时予以抗感染治疗。高热者可物理降温，或应用解热药物。

2. 抗病毒治疗

（1）应用指征

1）推荐使用：①凡实验室病原学确认或高度怀疑流感、有发生并发症高危因素的成人和儿童患者，不论基础疾病、流感疫苗免疫状态及流感病情严重程度，都应当在发病48小时内给予治疗。②实验室确认或高度怀疑流感，以及需要住院的成人和儿童患者，不论基础疾病、流感疫苗免疫状态，如果发病48小时后标本流感病毒检测阳性，亦推荐应用抗病毒药物治疗。

2）考虑使用：①临床怀疑流感存在并发症高危因素、发病超过48小时病情没有改善和48小时后标本检测阳性的成人和儿童流感门诊患者。②临床高度怀疑或实验室确认流感、没有并发症危险因素、发病48小时的患者也可以从抗病毒治疗获益，但其安全性和疗效尚无前瞻性研究评价。

（2）具体药物

1）神经氨酸酶抑制剂：奥司他韦，及早服用，推荐口服剂量为成人每日2次，每次75mg，连服5天。儿童根据体重每日2次给药：体重小于15kg者剂量为30mg，15～23kg者剂量为45mg，24～40kg者剂量为60mg，大于40kg者可用75mg，1岁以下儿童不推荐使用。

2）M_2离子通道阻滞剂：金刚烷胺，只对甲型流感病毒有效。该药易产生耐药性，不良反应主要有头晕、失眠、共济失调等神经精神症状。不建议临床使用。

【中医治疗】

1. 治疗原则 时疫热邪，既犯卫，又犯气，并犯肺胃，故在病理上，既有表阳被郁，又有邪热内炽，火热自内出，经气先虚，虽汗之而不解。所以在治法上不能单纯解表，也不能单纯清里，初则必以表里双解为法，邪气内陷者必以清热解毒为主，以缩短其病程，促使机体阴阳恢复平衡，卫气得清，邪不传中。

2. 辨证论治

（1）卫气同病

证候：微恶风寒，壮热，腰背酸楚，口微渴，面红目赤，小便黄，舌质红苔薄白，脉浮数有力。

治法：表里双解。

方药：柴葛解肌汤加减。

加减：咽喉肿痛兼大便干结，加牛蒡子；咽痛而大便不干，加马勃、僵蚕；

咳重，痰黄，加杏仁、瓜蒌子。

中成药：感冒退热冲剂，开水冲服，每次 1 ~ 2 袋，每日 3 次。

（2）热郁腠理

证候：壮热不退，胸胁苦满，口苦，咽干，耳聋目眩，或呕吐，或口渴，大便燥结，或胸胁汗出，舌质红赤苔薄黄而干，脉弦数有力。

治法：辛凉和解，清热解毒。

方药：增损大柴胡汤加减。

加减：口渴，加天花粉、芦根、石斛；呕吐甚，加生姜。

中成药：麻杏甘石软胶囊，口服，每次 3 粒，每日 3 次。

（3）热毒闭肺

证候：高热不退，胸闷，剧烈咳嗽，喘促，咯血痰，口渴，口唇暗紫，烦躁不安，小便黄，舌质深红苔黄而干，脉浮数。

治法：清热解毒，宣肺止咳。

方药：麻杏石甘汤加减。

加减：痰黏，加冬瓜仁；咳甚，加枇杷叶、橘红；咳血痰，加桑叶。

中成药：双黄连口服液，口服，每次 2 支，每日 3 次。小儿酌减或遵医嘱。

（4）热犯募原

证候：发热，或微恶风寒，恶心呕吐，腹痛腹泻，尿少色黄，舌质淡红苔白腻，脉浮滑而数。

治法：清热和胃，行气解毒。

方药：达原饮加减。

加减：热盛，加生石膏、大青叶。

中成药：发热，微恶风寒，恶心呕吐，腹痛腹泻时，服藿香正气软胶囊，口服，每次 2 ~ 4 粒，每日 2 次。

【护理】

1. 发热期应嘱患者卧床休息，多饮开水，定期监测体温。

2. 一般单纯性流感可不住院，按照以下几方面进行家庭护理：①将患者安置在单人房间，以防止飞沫传播。②要求房间通风良好，照料患者时应戴口罩，对患者呼吸道分泌物、污物（如咳出的痰等）应进行消毒。③对有高热者应指导家属运用物理降温的方法和正确使用退热药物。④给予富有营养、易消化的清淡饮食，应鼓励患者多饮水以减轻中毒症状和缩短病程。⑤如有高热不退、咳嗽、脓痰、呼吸困难等症状应及时送往医院。

【转诊】

1. 患者持续高热（体温＞39℃）、经常规抗病毒抗感染治疗 3 天后无效者。

2. 短时间内出现呼吸或循环系统衰竭症状及体征者。

3.出现风湿病、肾小球肾炎和病毒性心肌炎等严重并发症者。

4.一般情况差、患有严重基础疾病（如慢性心衰、糖尿病等）或长期使用免疫抑制剂者。

四、手足口病

手足口病（hand，foot，and mouth disease，HFMD）是由一组肠道病毒引起的急性传染病。引发手足口病的肠道病毒有20多种（型），其中以柯萨奇病毒A16型（CoxA16）和肠道病毒71型（EV71）最为常见。HFMD主要通过密切接触传播，一年四季都可发病，以夏、秋季节最多，多发生于10岁以下的婴幼儿，以手、足、口腔等部位皮肤黏膜的皮疹、疱疹、溃疡为典型表现，少数患儿可引起心肌炎、肺水肿、无菌性脑脊髓膜炎、脑炎等并发症，个别重症患儿病情发展快，甚至导致死亡。本病属于丙类传染病。

中医学认为，本病由于内蕴温热，外感疫毒时邪，留于肺、脾二经而成；病位在肺、脾。外感时邪疫毒，卫表被遏，肺气失宣，则症见发热、头痛、咳嗽、流涕等，由于素体湿热内蕴、心经火盛，内外交争，心经之火上蒸于口舌，脾胃湿热熏蒸于四肢，则发为疱疹；若毒邪未及时祛除，耗伤气阴，可出现心悸、胸闷、气短等；邪毒炽盛，逆传心包，内陷厥阴，可出现壮热、神昏、抽搐等危象。

【诊断】

1.流行病学 ①好发于4～7月。②常见于学龄前儿童，婴幼儿多见。③常在婴幼儿集聚场所发生，发病前与手足口病患儿有直接或间接接触史。

2.临床诊断

（1）典型病例 口痛、厌食、低热或不发热；口腔、手、足皮肤斑丘疹及疱疹样损害，肛周黏膜也可有类似表现。同一患者皮肤黏膜病损不一定全部出现，可仅出现皮疹或疱疹性咽峡炎。病程短，多在1周内痊愈。

（2）重症病例 如有手足口病或疱疹性咽峡炎表现，加上下列并发症一项以上者为重症病例：①脑炎：意识障碍，严重病例可表现为频繁抽搐、昏迷、脑水肿及脑疝，脑干脑炎者可因呼吸、心搏骤停而迅速死亡。②无菌性脑膜炎：头痛、脑膜刺激征阳性、脑脊液有核细胞 $> 10×10^6$/L、脑脊液细菌培养阴性。③弛缓性瘫痪：急性发作，一或多个肢体的一群或多群骨骼肌麻痹或瘫痪。④肺水肿或肺出血：呼吸困难、气急、心动过速、粉红色泡沫痰，胸部X线摄片可见进行性肺实变、肺充血。⑤心肌炎：心律失常、心肌收缩力下降、心脏增大、心肌损伤指标增高。

（3）实验室检查 ①病原学检测：自鼻咽拭子或咽喉洗液、粪便或肛拭子、脑脊液、疱疹液或血清，以及脑、肺、脾淋巴结等组织标本中分离到肠道病毒或检测到病毒核酸。②血清学检测：血清中特异性 IgM 抗体阳性，或急性期与恢复期血清 IgG 抗体有 4 倍以上的升高。

（4）并发症 手足口病患者并发症主要根据病毒累及不同脏器而表现不一，常累及呼吸系统、循环系统和神经系统。神经系统受累程度可分为三种神经综合征：无菌性脑膜炎、急性肌肉麻痹、脑干脑炎，其中以脑干脑炎最多见。脑干脑炎又分为三级：Ⅰ级表现为肌震颤、无力或两者皆有；Ⅱ级表现为肌震颤及脑神经受累，导致 20% 的儿童留下后遗症；Ⅲ级迅速出现心肺功能衰竭，80% 的儿童死亡，存活者都留下严重后遗症。

【西医治疗】

1. 一般治疗

（1）消毒隔离，避免交叉感染 患儿应在家中隔离，直到体温正常、皮疹消退及水疱结痂，一般需两周。患儿所用物品应彻底消毒，一般用含氯消毒液浸泡及煮沸消毒。不宜蒸煮或浸泡的物品可置于日光下暴晒，患儿粪便需经含氯的消毒剂消毒两小时后倾倒。

（2）休息及饮食 发病一周内卧床休息，多饮温开水。饮食宜清淡、易消化、含维生素丰富的食物，口腔有糜烂时进流质食物，禁食刺激性食物。

（3）口咽部疱疹治疗 每次餐后应用温水漱口，口腔有糜烂时可涂金霉素等。

（4）手足皮肤疱疹治疗 患儿衣服被褥保持清洁干燥。剪短患儿指甲，必要时包裹双手，防止抓破皮疹导致破溃感染。冰硼散、金黄散、青黛散等任一种用蒸馏水稀释溶化后用消毒棉签蘸涂患处，每天 3 ~ 4 次。疱疹破裂者，局部涂擦 1% 甲紫或抗生素软膏。

2. 对症治疗

（1）低热或中度发热，可让患儿多饮水，如体温超过 38.5℃，可使用解热镇痛药，高热者给予头部冷敷和温水擦浴等物理降温。

（2）有咳嗽、咳痰者给予镇咳、祛痰药。

（3）呕吐、腹泻者予补液，纠正水、电解质和酸碱平衡的紊乱。

（4）注意保护心、肝、肺、脑重要脏器的功能。

3. 病原治疗 手足口病目前还缺乏特异、高效的抗病毒药物，可酌情选用利巴韦林抗病毒治疗：小儿按体重每天 10 ~ 15mg/kg，分 4 次口服，疗程 5 ~ 7 天；小儿按体重每天 10 ~ 15mg/kg，分 2 次静脉滴注，每次静脉滴注 20 分钟以上，疗程 3 ~ 7 天。

4. 重症病例的治疗 除上述治疗外，应根据重症病例脏器受累情况采取相应的对症治疗，严密观察病情变化。

【中医治疗】

1. 治疗原则

本病治疗，以清热祛湿解毒为基本原则。根据本病病情进展情况，分四期辨证论治。

2. 辨证论治

（1）湿热蕴毒、郁结脾肺证（出疹期）

证候：手、足、口和臀部出现斑丘疹、疱疹，疱疹周围可有红晕，伴有发热或无发热，咽痛、流涎、倦怠，纳差，便秘，舌质淡红或红苔腻，脉数，指纹红紫。

治法：清热解毒，化湿透邪。

方药：甘露消毒丹加减。

加减：高热、抖动、易惊，加羚羊角粉冲服；便秘，加生大黄；咽喉痛，加玄参、板蓝根；咳嗽，加杏仁、炙枇杷叶。

中成药：①小儿豉翘清热颗粒，口服，6个月～1岁：每次1～2g；1～3岁：每次2～3g；4～6岁：每次3～4g；7～9岁：每次4～5g。②清开灵口服液，口服，每次20～30mL，每日2次。

（2）毒热内壅、肝热惊风证（风动期）

证候：高热，易惊，或抽搐，或肢体痿软无力，呕吐，嗜睡，甚则昏蒙、昏迷，舌暗红或红绛，苔黄腻或黄燥，脉弦细数，指纹紫滞。

治法：解毒清热，息风定惊。

方药：清瘟败毒饮合羚角钩藤汤加减。

加减：高热持续，伴有神昏，加用安宫牛黄丸；伴有便秘，加用紫雪散。

中成药：安宫牛黄丸，口服，每次1丸，每日1次。儿童<4岁每次1/4丸，4～6岁1/2丸，每日1次。

（3）邪闭心肺、气虚阳脱证（喘脱期）

证候：壮热，喘促，神昏，手足厥冷，大汗淋漓，面色苍白，口唇发绀，舌质紫暗，脉细数或沉迟，或脉微欲绝，指纹紫暗。

治法：固脱开窍，清热解毒。

方药：参附汤、生脉散合安宫牛黄丸加减。

加减：口渴，尿少，加北沙参、石斛；痢下血多，加牡丹皮、墨旱莲；喘促明显，加党参、肉桂、胡桃仁、补骨脂。

中成药：清开灵注射液，肌内注射，每次2～4mL，每日1次。重症患儿静脉滴注，建议用法用量：2～6岁5mL，6～12岁10mL，以10%葡萄糖注射液200mL或0.9%氯化钠注射液100mL稀释后使用。

（4）气阴不足、脉络不畅证（恢复期）

证候：乏力，纳差，或伴肢体痿软，或肢体麻木，舌质淡红苔薄腻，脉细，指纹色淡或青紫。

治法：益气通络，养阴健脾。

方药：生脉散合七味白术散。

加减：气虚明显，加黄芪、山药；口干，加天花粉、石斛。

中成药：参苓白术片，口服，每次 3 ~ 6 片，每日 2 次。

【护理】

1. 饭前、便后、外出后要用肥皂或洗手液等给儿童洗手，不要让儿童喝生水、吃生冷食物，避免接触患病儿童。

2. 看护人接触儿童前、替幼童更换尿布、处理粪便后均要洗手，并妥善处理污物。

3. 婴幼儿使用的奶瓶、奶嘴使用前后应充分清洗。

4. 本病流行期间不宜带儿童到人群聚集、空气流通差的公共场所，注意保持家庭环境卫生，居室要经常通风，勤晒衣被。

5. 儿童出现相关症状要及时到医疗机构就诊。患儿不要接触其他儿童，父母要及时对患儿的衣物进行晾晒或消毒，对患儿粪便及时进行消毒处理；轻症患儿不必住院，宜居家治疗、休息，以减少交叉感染。

6. 每日对玩具、个人卫生用具、餐具等物品进行清洗、消毒。

7. 托幼单位每日进行晨检，发现可疑患儿时，采取及时送诊、居家休息的措施；对患儿所用的物品要立即进行消毒处理。

8. 患儿增多时，要及时向卫生和教育部门报告。根据疫情控制需要当地教育和卫生部门可决定采取托幼机构或小学放假措施。

【转诊】

年龄＜3 岁的患儿，可能在短期内发展为危重病例，出现以下临床特征应考虑及时转诊，或已出现并发症者应立即转诊：①持续高热不退。②精神萎靡、呕吐、肌阵挛、肢体无力、抽搐。③呼吸、心率增快。④出冷汗、末梢循环不良。⑤高血压或低血压。⑥外周血白细胞计数明显增高。⑦高血糖。

五、流行性腮腺炎

流行性腮腺炎（mumps），简称流腮，俗称痄腮，四季均有流行，以冬、春季常见。本病是儿童和青少年期常见的呼吸道传染病，是由腮腺炎病毒引起的急性、全身性感染，以腮腺肿痛为主要特征，有时亦可累及其他唾液腺。常见的并发症为病毒脑炎、睾丸炎、胰腺炎及卵巢炎。腮腺炎病毒属副黏液病毒科。患者是传染源，通过直接接触、飞沫、唾液吸入等途径传播。接触患者后 2 ~ 3 周发病。流行性腮腺炎前驱症状较轻，主要表现为一侧或两侧以耳垂为中心，向前、后、下肿大，肿大的腮腺常呈半球形边缘不清，表面发热，有触痛。本病为自限性疾病，目前尚缺乏特效药物，抗生素治疗无效，一般预后良好。

中医学认为，本病多由风温毒邪经口鼻而入，壅阻少阳经脉，经脉壅滞，气血郁结，故见腮下肿胀疼痛。足少阳经与足厥阴经相表里，足厥阴之脉绕阴器，当邪毒传至厥阴时，则引起睾丸肿胀疼痛；若温毒炽盛，窜入营分，陷入心包，引动肝风，可出现惊厥昏迷。

【诊断】

根据流行情况、接触史及腮腺肿大的特征，诊断并不困难。如遇不典型的可疑病例，可按下述实验室检查方法进一步明确诊断。

1. 流行病学 冬春季节多发；当地有本病流行；或患者于病前 2 ～ 3 周内有接触史。

2. 临床特点 发热，一侧或双侧腮腺非化脓性肿痛，腮腺管口红肿，可发生颌下腺炎、舌下腺炎、睾丸炎、脑膜脑炎、胰腺炎等。不典型病例可无腮腺肿胀，而仅出现脑膜脑炎、睾丸炎、颌下腺炎或舌下腺炎等。

3. 实验室检查

（1）血常规 白细胞计数大多正常或略低，淋巴细胞相对增多。非唾液腺感染时白细胞计数可增多。

（2）血清及尿淀粉酶测定 正常或轻度至中度增高。

（3）病原学及血清学检查 病原学及血清学检查包括：①双份血清补体结合试验及血凝抑制试验效价呈 4 倍增长。②病毒分离：有条件者可从早期患者的唾液、尿及脑膜炎型患者的脑脊液中分离出腮腺炎病毒。

凡具备以上（1）（2）（3）项者可做出临床诊断，血清学及病原学阳性可确诊。

临床根据病情轻重，可分为以下三型。

轻型流行性腮腺炎：单侧腺体的轻度肿大，体温正常或不超过 38℃，持续 1 ～ 2 天，1 周内完全恢复，全身症状轻微。

中型流行性腮腺炎：常有多腺体损害，体温在 39℃以下，持续 4 ～ 5 天，有时呈双峰热，8 ～ 10 天恢复，全身及局部症状均较明显。

重型流行性腮腺炎：有多腺体损害，病程中常伴有中枢神经系统及其他脏器的损害，体温常在 39℃以上，常呈双峰热型，可持续 5 ～ 7 天，病情恢复缓慢。

此外，常见的并发症为病毒脑炎、睾丸炎、卵巢炎及胰腺炎等。

【西医治疗】

本病为自限性疾病，目前尚无抗腮腺炎特效药物，抗生素治疗无效，主要采用对症治疗，并隔离患者使之卧床休息直至腮腺肿胀完全消退。注意口腔清洁，饮食以流质或软食为宜，避免酸性食物，保证液体摄入量。可用利巴韦林及中草药治疗，紫金锭或如意金黄散，用醋调后外敷。体温达 38.5 度以上可用解热镇痛药。并发脑膜脑炎者给予镇静、降颅压等药物。

【中医治疗】

1. 治疗原则 本病治疗以清热解毒、软坚散结为基本原则。轻证治疗可用宣、通之剂，不可过于攻伐，以去其壅滞，壅滞祛除，则少阳毒解。同时应密切关注患者病情变化，及早发现并处理变证。

2. 辨证论治

（1）邪犯少阳证

证候：轻微发热、恶寒，一侧或两侧耳下腮部漫肿疼痛，触之痛甚，咀嚼不便，或有头痛、咽红、咽痛、纳少，舌质红苔薄白或薄黄，脉浮数。

治法：和解少阳，散结消肿。

方药：柴胡葛根汤加减。

加减：咽喉肿痛，加马勃、玄参；纳少呕吐，加竹茹、陈皮。

中成药：腮腺炎片，口服，每次 4 ~ 6 片，每日 3 次。

（2）热毒蕴结证

证候：高热，一侧或两侧耳下腮部漫肿疼痛，范围大，坚硬拒按，张口咀嚼困难，或有烦躁不安，面赤唇红，口渴欲饮，头痛呕吐，咽红肿痛，颌下肿块胀痛，纳差，尿少而黄，大便秘结，舌质红苔黄，脉滑数。

治法：清热解毒，软坚散结。

方药：普济消毒饮加减。

加减：热甚便秘，加石膏、大黄；腮部肿胀坚硬拒按，加海藻、牡蛎、赤芍、牡丹皮。

中成药：蒲地蓝消炎口服液，口服，每次 10mL，每日 3 次。临床上儿童按体重计算剂量：6 个月 ~ 2 岁，1mL/kg，分 3 次使用；2 ~ 6 岁，每次 5mL，每日 3 次；6 ~ 12 岁，每次 10mL，每日 2 次；12 岁以上，每次 10mL，每日 3 次。

（3）邪陷心肝证。

证候：高热，一侧或两侧耳下腮部肿胀疼痛，坚硬拒按，张口咀嚼困难，或有烦躁不安，口渴欲饮，头痛，咽红肿痛，颌下肿块肿痛，纳少，大便秘结，尿少而黄，舌质红苔黄，脉滑数。

治法：清热解毒，息风开窍。

方药：清瘟败毒饮加减。

加减：高热持续，伴有神昏，加用安宫牛黄丸；伴有便秘，加用紫雪散。

中成药：安宫牛黄丸，口服，每次 1 丸，每日 1 次。儿童 < 4 岁每次 1/4 丸，4 ~ 6 岁 1/2 丸，每日 1 次。

加减：头痛剧烈者，加龙胆、石决明（先煎）；恶心、呕吐甚者，加竹茹、代赭石（先煎）；神志昏迷者，加服至宝丹。

中成药：安宫牛黄丸，口服，每次 1 丸，每日 1 次。儿童＜ 4 岁每次 1/4 丸，4 ~ 6 岁 1/2 丸，每日 1 次。

（4）毒窜睾腹证。

证候：腮部肿胀消退后，一侧或双侧睾丸肿胀疼痛，或脘腹、少腹疼痛，痛时拒按，舌红苔黄，脉数。

治法：清肝泻火，活血止痛。

主方：龙胆泻肝汤加减。

加减：睾丸肿大明显，加莪术、皂角刺；伴腹痛、呕吐，加郁金、竹茹、姜半夏；少腹痛甚者，加香附、木香、红花；腹胀便秘，加大黄（后下）、枳实。

中成药：龙胆泻肝丸，口服，每次 3 ~ 6g，每日 2 次。

【护理】

1. 患者发热期间应注意休息，避免复感外邪。

2. 饮食应清淡、富含营养，以流质、半流质为主，忌肥腻、辛辣、坚硬及酸味食物；注意口腔清洁，避免继发感染。

3. 密切观察病情，及时对症处理，及早发现严重并发症。合并睾肿胀疼痛时，可用固定带固定睾丸于腹壁。

【转诊】

流行性腮腺炎在轻症时，不需要转诊。但当病情加重，患儿出现严重并发症，如高热惊厥，并发颌下腺炎、睾丸炎、胰腺炎、心肌炎时，要立即转诊于上级医院，并至相关专科治疗。

第三章　外科疾病

第一节　普外科病

一、急性阑尾炎

急性阑尾炎是外科常见病之一，是最多见的急腹症。目前，由于外科技术、麻醉、抗生素的应用及护理等方面的进步，绝大多数患者能够早期就医、早期确诊、早期手术，受到良好的治疗效果。

阑尾炎属于中医学"肠痈"范畴，急性阑尾炎多属里、热、实证。因饮食不洁、过食油腻生冷、寒温不适、情志失调等，致肠道传化失司，气机闭塞，瘀血停滞，湿热内阻，血肉腐败而成肠痈。其总的病机特点为气滞、血瘀、湿阻、热蕴，进而热毒炽盛，结于阳明或侵入营血，严重者可致阴竭阳脱。

【诊断】

急性阑尾炎主要依靠病史、临床症状、体检所见和实验室检查诊断。

1. 症状

（1）腹痛　典型的腹痛发作始于上腹，逐渐移向脐部，6～8小时后转移并局限在右下腹。部分病例发病开始即出现右下腹痛。

不同类型的阑尾炎，其腹痛也有差异，如单纯性阑尾炎表现为轻度隐痛；化脓性阑尾炎呈阵发性胀痛和剧痛；坏疽性阑尾炎呈持续性剧烈腹痛；穿孔性阑尾炎因阑尾腔压力骤减，腹痛可暂时减轻，但出现腹膜炎后，腹痛又会持续加剧并且范围扩大。

不同位置的阑尾炎，其腹痛部位也有区别，如盲肠后位阑尾炎疼痛在右侧腰部，盆位阑尾炎腹痛在耻骨上区，肝下区阑尾炎可引起右上腹痛，极少数左下腹部阑尾炎呈左下腹痛。

（2）胃肠道症状 发病早期可能有厌食，恶心、呕吐也可发生，但程度较轻。有的病例可能发生腹泻。盆腔位阑尾炎，炎症刺激直肠和膀胱，引起排便、里急后重症状。弥漫性腹膜炎时可致麻痹性肠梗阻，出现腹胀，排气排便减少。

（3）全身症状 早期乏力。炎症重时出现中毒症状，心率增快，体温升高。阑尾穿孔时体温会更高，可达 39～40℃。如发生门静脉炎时可出现寒战、高热和轻度黄疸。当阑尾化脓坏疽穿孔并腹腔广泛感染，并发弥漫性腹膜炎时，可同时出现血容量不足及败血症表现，甚至合并其他脏器功能障碍。

2. 体征

（1）右下腹压痛 是急性阑尾炎最常见的重要体征。压痛点通常位于麦氏点，可随阑尾位置的变异而改变，但压痛点始终在一个固定的位置上。发病早期腹痛尚未转移至右下腹时，右下腹可出现固定压痛。压痛的程度与病变的程度相关。老年人对压痛的反应较轻。当炎症加重，压痛的范围也随之扩大。当阑尾穿孔时，疼痛和压痛的范围可波及全腹但仍以阑尾所在位置的压痛最明显。可用叩诊来检查，更为准确，也可嘱患者左侧卧位，体检效果会更好。

（2）腹膜刺激征象 反跳痛（Blumberg 征），腹肌紧张，肠鸣音减弱或消失等。提示阑尾炎症加重，出现化脓、坏疽或穿孔等病理改变。腹膜炎范围扩大，说明局部腹腔内有渗出或阑尾穿孔。但是，在小儿、老人、孕妇、肥胖、虚弱者或盲肠后位阑尾炎时，腹膜刺激征象可不明显。

（3）右下腹肿块 如体检发现右下腹饱满，扪及一压痛性肿块，边界不清，固定，应考虑阑尾周围脓肿的诊断。

（4）可作为辅助诊断的其他体征

1）结肠充气试验（Rovsing 征）：患者仰卧位，用右手压迫左下腹，再用左手挤压近侧结肠，结肠内气体可传至盲肠和阑尾，引起右下腹疼痛者为阳性。

2）腰大肌试验（psoas 征）：患者左侧卧位，使右大腿后伸，引起右下腹疼痛者为阳性。说明阑尾位于腰大肌前方，盲肠后位或腹膜后位。

3）闭孔内肌试验（obturator 征）：患者仰卧位，使右髋和右大腿屈曲，然后被动向内旋转，引起右下腹疼痛者为阳性。提示阑尾靠近闭孔内肌。

4）经肛门直肠指检：引起炎症阑尾所在位置压痛。压痛常在直肠右前方。当阑尾穿孔时直肠前壁压痛广泛。当形成阑尾周围脓肿时，有时可触及痛性肿块。

3. 实验室检查 大多数急性阑尾炎患者的白细胞计数和中性粒细胞比例增高。白细胞计数升高到（10～20）×10⁹/L，可发生核左移。部分患者白细胞可无明显升高，多见于单纯性阑尾炎或老年患者。尿检查一般无阳性发现，如尿中出现少数红细胞,说明炎性阑尾与输尿管或膀胱相靠近。在生育期有闭经史的女患者,应检查血清 β–HCG,以除外产科情况。血清淀粉酶和脂肪酶检查有助于除外急性胰腺炎。

4. 影像学检查 ①腹部平片可见盲肠扩张和液–气平面,偶尔可见钙化的肠石和异物影,可帮助诊断。②超声检查有时可发现肿大的阑尾或脓肿。③ CT 扫描可获得与超声相似的效果,尤其有助于阑尾周围脓肿的诊断。但是必须强调,这些特殊检查在急性阑尾炎的诊断中不是必需的,当诊断不肯定时可选择应用。

5. 腹腔镜检查 腹腔镜可以直观观察阑尾情况,也能分辨与阑尾炎有相似症状的其他脏器疾病,对明确诊断具有决定性作用。诊断的同时也可作阑尾切除术治疗。但此法需要麻醉配合,费用昂贵,并需要技术熟练的医师完成。对于难以鉴别诊断的阑尾炎,采用腹腔镜诊断并可以同时治疗具有明显的优势。

【西医治疗】

一般主张尽早采取手术疗法,尤其是老年人、小儿、妊娠期急性阑尾炎患者。其主要方法是阑尾切除。对腹腔渗液重,或腹腔已有脓液的急性化脓性或坏疽性阑尾炎,应同时行腹腔引流;对阑尾周围脓肿,如有扩散趋势,可行脓肿切开引流。近年来对急性单纯性阑尾炎和慢性阑尾炎开展了经腹腔镜阑尾切除术。

对较大和脓液多的阑尾周围脓肿,除药物治疗外,可进行脓肿穿刺抽脓,或在合适的位置放入引流管,以减少脓肿的张力,改善血液循环,并可进行冲洗或局部应用抗生素,以利于脓肿的吸收和消散。应用超声或 CT 可以准确地选择穿刺点。

【中医治疗】

1. 治疗原则 原则上应强调手术治疗为主,但对于急性单纯性阑尾炎或右下腹出现包块即阑尾周围脓肿者,采用中药治疗效果较好。六腑以通为用,通腑泄热是治疗肠痈的大法,清热解毒、活血化瘀法的及早运用可以缩短疗程。

2. 辨证论治

(1)气滞血瘀证

证候:初为脘腹闷胀,绕脐疼痛阵作,随即转移至右下腹,按之痛剧,腹皮微急,恶心欲吐,嗳气纳呆,不寒不热,或微热,或恶寒,大便正常或便秘,尿清或黄,舌质正常或暗红,舌苔薄白或微黄,脉迟紧或弦略数。

治法:行气活血,通腑泄热。

方药:大黄牡丹汤合红藤煎加减。

加减:大便次数增多者,改生大黄为制大黄。

中成药:①清热消炎宁片,口服,每次 3 ~ 6 片,每日 3 次。②妇炎康软胶囊，口服，每次 6 粒，每日 3 次。

（2）湿热蕴结证

证候：腹痛较剧，右下腹硬满，按之内痛，或可扪及有压痛之肿块，或伴有发热，口干渴，汗出，便秘尿赤，或伴有身热不扬，头昏重，呕恶胸闷，腹胀痛，便溏不爽，尿黄浊，舌质红苔黄干，脉弦数；或舌质红苔黄腻，脉滑数。

治法：清热化湿，通里攻下。

方药：大柴胡汤加减或薏苡附子败酱散加减。

加减：大便燥结，加芒硝（冲服）；阑尾包块形成，加桃仁、赤芍；湿热重，加黄连；湿重，加藿香、佩兰；瘀滞重，加当归、莪术。

中成药：四妙丸，口服，每次 6g，每日 2 次。

2. 外敷药物

（1）散剂：双柏散、金黄散、玉露散水蜜调，外敷右下腹，每日 1 ~ 2 次。

（2）糊剂：大蒜、芒硝、大黄粉。大蒜、芒硝共捣烂如泥，敷腹部最痛处，敷 2 小时后去药；再用大黄粉以醋调成糊状，敷 6 ~ 8 小时。以上为一个疗程。必要时隔数小时后，重复使用。在敷药前，局部皮肤应涂上一层凡士林，以保护皮肤。

3. 针刺 取足三里、上巨虚、合谷、阑尾穴，配合右下腹压痛最明显的阿是穴。留针 1 小时，每 15 分钟捻转 1 次，强刺激，每日 2 ~ 3 次。恶心呕吐者加中脘，发热者加曲池，腹痛者加天枢、气海。

4. 中药灌肠 可采用通里攻下、清热解毒的中草药，如大黄牡丹汤加减煎汤保留灌肠，每日 1 ~ 2 次。

【护理】

1. 避免饮食不洁和食后剧烈运动，养成良好的排便习惯。

2. 初期可根据食欲及病情给予清淡饮食。

3. 卧床休息或半坐卧位。

4. 保守治疗症状消失后，仍需坚持服药。

【转诊】

当患者出现典型临床症状、体征或高度怀疑本病时及时向上级医院转诊。

二、胆囊炎

（一）急性胆囊炎

急性胆囊炎是胆囊管梗阻和细菌感染引起的炎症。约 95% 以上的患者有胆囊结石，称为结石性胆囊炎；5% 的患者胆囊无结石，称为非结石性胆囊炎。

中医学认为，胆为六腑之一，主贮藏和疏泄精汁（胆液）而不传化水谷和糟粕，因而称"奇恒之腑"。胆液来源于肝，肝与胆相表里，共司疏泄功能。人体肝胆气机逆乱和整体机能失调是本病发病的诱因；而饮食不节，蛔虫上扰或情志刺激等因素是发病的内因。本病病机发展变化多端，常以气滞、血瘀、湿热和实结四个环节互相兼夹，并反复发作。

【诊断】

1.临床表现 急性胆囊炎女性多见，50岁前发病率为男性的3倍，50岁后为1.5倍。急性发作主要是上腹部疼痛，开始时仅有上腹胀痛不适，逐渐发展至阵发性绞痛；夜间发作常见，饱餐、进食肥腻食物常诱发发作。疼痛可放射到右肩、肩胛和背部。伴恶心、呕吐、厌食、便秘等消化道症状。如病情发展，疼痛可为持续性、阵发加剧。患者常有轻度至中度发热，通常无寒战，可有畏寒，如出现寒战高热，表明病变严重，如胆囊坏疽、穿孔或胆囊积脓，或合并急性胆管炎。10%～20%的患者可出现轻度黄疸，可能是胆色素通过受损的胆囊黏膜进入血液循环，或邻近炎症引起Oddi括约肌痉挛所致。10%～15%的患者可因合并胆总管结石导致黄疸。

2.体格检查 右上腹胆囊区域可有压痛，程度个体有差异，炎症波及浆膜时可有腹肌紧张及反跳痛，Murphy征阳性。某些患者可触及肿大胆囊并有触痛。如胆囊被大网膜包裹，则形成边界不清、固定压痛的肿块；如发生坏疽、穿孔则出现弥漫性腹膜炎表现。

3.辅助检查 85%的患者白细胞计数升高，老年人可不升高。血清丙氨酸转移酶、碱性磷酸酶常升高，约1/2的患者血清胆红素升高，1/3的患者血清淀粉酶升高。超声检查可见胆囊增大、囊壁增厚（＞4mm），明显水肿时见"双边征"，囊内结石显示强回声，其后有声影；对急性胆囊炎的诊断准确率为85%～95%。CT、MRI检查均能协助诊断。对症状不典型的患者，mTc-EHIDA检查诊断急性胆囊炎的敏感性达97%、特异性达87%，由于胆囊管的梗阻，胆囊不显影；如胆囊显影，95%的患者可排除急性胆囊炎。

【西医治疗】

急性结石性胆囊炎最终需手术治疗，原则上应争取择期手术。

1.非手术治疗 非手术治疗也可作为手术前的准备，方法包括禁食、输液、营养支持、补充维生素、纠正水电解质及酸碱代谢失衡。抗感染可选用对革兰阴性细菌及厌氧菌有效的抗生素和联合用药。非手术治疗需合用解痉止痛、消炎利胆药物。对于老年患者，应监测血糖及心、肺、肾等器官功能，治疗并存疾病。治疗期间应密切注意病情变化，随时调整治疗方案，如病情加重，应及时决定手术治疗。大多数患者经非手术治疗能控制病情发展，待日后行择期手术。

2. 手术治疗 急性期手术治疗力求安全、简单、有效，对年老体弱、合并多个重要脏器疾病者，选择手术方法应慎重。

（1）急诊手术的适应证 ①发病在 48 ~ 72 小时内者。②经非手术治疗无效或病情恶化者。③并发胆囊穿孔、弥漫性腹膜炎、急性化脓性胆管炎、急性坏死性胰腺炎等。

（2）手术方法 ①胆囊切除术：首选腹腔镜胆囊切除，也可应用传统的或小切口的胆囊切除。②部分胆囊切除术：如估计分离胆囊床困难或可能出血者，可保留胆囊床部分胆囊壁，用物理或化学方法破坏该处的黏膜，胆囊其余部分切除。③胆囊造口术：对高危患者或局部粘连解剖不清者，可先行造口术减压引流，3 个月后再行胆囊切除。④超声导引下经皮经肝胆囊穿刺引流术：可减低胆囊内压，急性期过后再择期手术。适用于病情危重又不宜手术的化脓性胆囊炎患者。

（二）慢性胆囊炎

慢性胆囊炎一般是由长期存在的胆囊结石所致的胆囊慢性炎症，或急性胆囊炎反复发作迁延而来，其临床表现差异较大，可表现为无症状，或反复右上腹不适或腹痛，也可出现急性发作。

【诊断】

慢性胆囊炎有腹痛发作，并且胆囊结石证据提示慢性胆囊炎。

1. 临床表现 临床表现常不典型，多数患者有胆绞痛病史。患者常在饱餐、进食油腻食物后出现腹胀、腹痛。腹痛程度不一，多在上腹部，牵涉到右肩背部，较少出现畏寒、高热和黄疸，可伴有恶心、呕吐。

2. 体格检查 腹部检查可无体征，或仅有右上腹轻度压痛，Murphy 征或呈阳性。

3. 辅助检查 超声检查可显示胆囊壁增厚，胆囊排空障碍或胆囊内结石。

【西医治疗】

对伴有结石或确诊为本病的无结石者应行胆囊切除术，首选腹腔镜胆囊切除。对无症状者、或腹痛可能由其他并存疾病如消化性溃疡、胃炎等引起者，手术治疗应慎重。不能耐受手术者可选择非手术治疗，方法包括口服溶石药物、有机溶石剂直接穿刺胆囊溶石、体外震波碎石等，也可限制肥腻食物并服用消炎利胆药、胆盐、中药等治疗。

【中医治疗】

1. 治疗原则 清腑泄热，通化利湿。

2. 辨证论治

（1）急性胆囊炎

1）胆腑郁热证

证候：上腹持续灼痛或绞痛，胁痛阵发性加剧，甚则痛引肩背；晨起口苦，时有恶心，饭后呕吐，身目黄染，持续低热，小便短赤，大便秘结。舌质红，苔黄或厚腻，脉滑数。

治法：疏肝泄热，利胆退黄。

方药：大柴胡汤加减。

加减：身目黄染，加茵陈、栀子；心烦失眠，加合欢皮、炒酸枣仁；恶心呕吐，加姜竹茹；壮热，可加石膏、蒲公英、虎杖。

中成药：消炎利胆片，口服，每次6片，每日3次。

2）热毒炽盛证

证候：持续高热，右胁疼痛剧烈、拒按，身目发黄，黄色鲜明，大便秘结，小便短赤，烦躁不安。舌质红绛，舌苔黄燥，脉弦数。

治法：清热解毒，通腑泻火。

方药：茵陈蒿汤合黄连解毒汤加减。

加减：小便黄赤，加滑石、车前草；大便干结，加火麻仁；身目黄染重，加金钱草。

中成药：消炎利胆片，口服，每次6片，每日3次。

（2）慢性胆囊炎

1）肝胆气滞证

证候：右胁胀痛，心烦易怒，厌油腻，时有恶心，饭后呕吐，脘腹满闷，嗳气。舌质淡红，舌苔薄白或腻，脉弦。

治法：疏肝利胆，理气解郁。

方药：柴胡疏肝散加减。

加减：疼痛明显，加延胡索、郁金、木香；腹部胀满，加厚朴、草豆蔻；口苦心烦，加黄芩、栀子；恶心呕吐，加代赭石、炒莱菔子；伴胆石，加鸡内金、金钱草、海金沙。

中成药：胆宁片，口服，每次2~3片，每日3~4次。

2）肝胆湿热证

证候：胁肋胀痛，身目发黄，晨起口苦，口干欲饮，身重困倦，脘腹胀满，咽喉干涩，小便短黄，大便不爽或秘结。舌质红，苔黄或厚腻，脉弦滑数。

治法：清热利湿，利胆通腑。

方药：龙胆泻肝汤或大柴胡汤加减。

加减：伴胆石者，加鸡内金、金钱草、海金沙；小便黄赤，加滑石、通草；大便干结者，加大黄、芒硝、牡丹皮。

中成药：胆胃康胶囊，口服，每次 1 ~ 2 粒，每日 3 次。

3）胆热脾寒证

证候：胁肋胀痛，恶寒喜暖，口干不欲饮，晨起口苦，恶心欲呕，腹部胀满，大便溏泄，肢体疼痛，遇寒加重。舌质淡红，苔薄白腻，脉弦滑。

治法：疏利肝胆，温脾通阳。

方药：柴胡桂枝干姜汤加减。

加减：腹痛较甚，加川楝子、延胡索；久泄，完谷不化，加补骨脂、赤石脂；恶心呕吐，加姜半夏、姜竹茹。

中成药：①柴胡疏肝丸，口服，每次 10g，每日 2 次。②理中丸，口服，每次 9g（1 丸），每日 2 次。

4）气滞血瘀证

证候：右胁胀痛或刺痛，胸部满闷，善太息，晨起口苦，咽喉干涩，右胁疼痛夜间加重，大便不爽或秘结。舌质紫暗，苔厚腻，脉弦或弦涩。

治法：理气活血，利胆止痛。

方药：血府逐瘀汤加减。

加减：胁痛明显，加郁金、延胡索、川楝子；口苦者，加龙胆草、黄芩；脘腹胀甚者，加厚朴、木香。

中成药：胰胆舒颗粒，口服，每次 10g，每日 2 ~ 3 次。

5）肝郁脾虚证

证候：右胁胀痛，腹痛欲泻，体倦乏力，腹部胀满，纳食减少，大便溏薄，善太息，情志不舒加重。舌质淡胖，苔白，脉弦或弦细。

治法：疏肝健脾，柔肝利胆。

方药：逍遥散加减。

加减：右胁胀痛明显，加郁金、川楝子、青皮；急躁易怒，加香附、钩藤；腹胀明显，加郁金、石菖蒲。

中成药：逍遥丸，口服，每次 6 ~ 9g，每日 1 ~ 2 次。

6）肝阴不足证

证候：右胁部隐痛，两目干涩，头晕目眩，心烦易怒，肢体困倦，纳食减少，失眠多梦。舌质红，苔少，脉弦细。

治法：疏肝清热，通下利胆。

方药：金铃子散合大柴胡汤加减。

加减：心烦失眠，加柏子仁、夜交藤、炒酸枣仁；急躁易怒，加栀子、青皮、珍珠母；右胁胀痛，加佛手、香橼；头目眩晕，加钩藤、菊花、刺蒺藜。

中成药：六味地黄丸，口服，每次 6g，每日 2 次。

7）脾胃气虚证

证候：右胁隐痛，胃脘胀闷，体倦乏力，纳食减少，肢体困倦。舌质淡白，苔薄白，脉缓无力。

治法：理气和中，健脾和胃。

方药：香砂六君子汤加减。

加减：脘腹胀甚者，加枳实、厚朴、槟榔；纳食减少者，加神曲、鸡内金。

中成药：香砂六君丸，口服，每次 6～9g，每日 2～3 次。

3. 针刺疗法

用于止痛、止吐。可选足三里、内关、期门、胆俞、中脘等穴。耳针可刺交感、神门、肝胆区。

【护理】

1. 注意劳逸结合，寒温适宜，限烟戒酒。

2. 注意起居有常，防止过劳，避免过度紧张，适当运动，忌恼怒忧思，保持心情舒畅。

3. 以低脂肪、低胆固醇、适量蛋白和高维生素饮食为宜。急性发作期应禁食或无脂饮食，充分休息，以缓解疼痛。慢性期或缓解期的患者以低脂肪、低胆固醇饮食为主。注意营养的均衡，规律饮食适量摄入蛋白质和碳水化合物，丰富维生素，避免进食辛辣刺激性食物，要注意卫生，防止肠道寄生虫和细菌感染。

【转诊】

当胆囊炎腹痛患者出现以下情况时，建议基层医生考虑将患者转诊至综合医院或上级医疗机构，病情顽固的患者可能需要转诊至多学科消化功能性疾病中心或疼痛治疗中心。

1. 普通转诊

（1）怀疑有器质性疾病，且需要较为复杂的诊断评估。

（2）对初步经验性治疗反应不佳。

（3）需要影像、内镜等复杂检查来帮助诊断。

（4）患者需要接受心理评估或干预。

2. 紧急转诊

（1）有明显的报警征象发生时，如高热、消化道出血、休克、腹部包块、体重减轻、贫血等。

（2）合并严重的心理或精神异常，有自残、自杀风险者。

三、胆石症

胆石症包括发生在胆囊和胆管的结石，是常见病和多发病。在我国胆囊结石的发病率已达 10%，女性与男性比例约为 2.57∶1。胆囊结石常分为三类：①胆固醇类结石：80% 以上胆囊结石属于此类，呈白黄、灰黄或黄色，形状和大小不一，质硬表面多光滑，剖面呈放射性条纹状。X线检查多不显影。②胆色素类结石：分为胆色素钙结石和黑色素石。前者为游离胆色素与钙等金属离子结合形成，又称棕色石，主要发生在肝内外各级胆管，结石形状大小不一，呈粒状、长条状，甚至呈铸管形，一般为多发。黑色素石不含细菌，质较硬，几乎均发生在胆囊内，常见于溶血性贫血、肝硬化、心脏瓣膜置换术后患者。③其他结石：还有碳酸钙、磷酸钙或棕榈酸钙为主要成分的少见结石。胆石可发生在胆管系统的任何部位，胆囊内的结石为胆囊结石，左右肝管汇合部以下的肝总管和胆总管结石为肝外胆管结石，汇合部以上的为肝内胆管结石。

中医学没有胆石症的确切病名，但就其发病特征，认为肝胆气机逆乱和整体机能失调是本病发病的内因；而饮食不节，蛔虫上扰或情志刺激等因素是发病的诱因。本病病机发展变化多端，常以气滞、血瘀、湿热和实结四个环节兼夹，并反复发作。

【诊断】

1.胆囊结石 临床诊断胆石症引起的急性胆囊炎，其诊断标准为：①出现右上腹疼痛、呕吐、黄疸、发热等表现。②查体Murphy征阳性，可有右上腹肿块、压痛的局部炎症表现。③辅助检查：血清C反应蛋白水平升高和白细胞数增多等全身炎症表现；超声、CT、MRI提示有阳性结石的征象。当局部炎症表现和全身炎症表现各有一项阳性时，则有较大的可能性为急性胆囊炎，如果影像学也符合上述标准，则可确诊急性胆囊炎。

2.肝内胆管结石 肝内胆管结石诊断主要以影像学证据为主，上腹部疼痛、压痛和黄疸等症状和体征都不明显。①上腹部疼痛：通常不典型，散在于肝内胆管的较小结石通常不引起症状或仅表现为右上腹和胸背部的持续性胀痛或钝痛，一般不发生绞痛。②黄疸：一般的肝内胆管结石不出现黄疸，只有当左、右叶的胆管均被结石阻塞时才出现黄疸，此时多数可伴有胆绞痛或较剧烈的疼痛。③上腹部压痛：体检时常可触及肿大的肝脏并有压痛，少数可有肝区叩击痛。④影像学超声、CT、MRI提示肝内结石征象。

2.肝外胆管结石

（1）胆总管结石 ①上腹部或右上腹部疼痛或绞痛，可放射至右肩背部，重者可伴有冷汗、面色苍白、恶心与呕吐等症状。②寒战与高热：因并发胆道细菌感染而引起寒战与高热，体温可达40℃。③黄疸：一般在上腹绞痛、寒战高热后的12～24小时即可出现黄疸。发生黄疸的机制多是因结石嵌顿于壶腹部不能松动，胆总管梗阻所致。

（2）壶腹部结石 ①反复发作的胆道炎症：右上腹疼痛，厌进油腻食物，食欲不振，上腹闷胀等症状。②胆道梗阻症状：目黄，严重者身黄，皮肤瘙痒，尿色深，大便色淡。③反复发作的胰腺炎症状：腹痛拒按，恶心呕吐，纳少腹胀，脂肪泻等。④感染症状：伴感染者可有恶寒、发热等症状。

【西医治疗】

胆囊结石的治疗原则是缓解症状、减少复发，消除炎性反应，消除结石，避免并发症的发生。肝外胆管结石急性发作期时常规予以抗菌和解痉；肝内胆管结石治疗原则是解除梗阻，取净结石，通畅引流，尽可能地保护肝脏功能。

1. 胆囊结石　急性发作期：①解痉止痛：临床常用阿托品、山莨菪碱（654-2）或间苯三酚肌内注射或静脉注射，同时可与异丙嗪、哌替啶肌内注射增强镇痛效果，一般禁用吗啡（因吗啡可能促使 Oddi 括约肌痉挛，进而增加胆管内压力，加重胆绞痛）。②抗感染治疗：常选用广谱抗生素，尤其对革兰阴性杆菌敏感的抗生素，如可选用哌拉西林/他唑巴坦、头孢哌酮/舒巴坦、阿莫西林、左氧氟沙星，同时针对厌氧菌使用甲硝唑类具有较好效果。胆道结石梗阻或嵌顿可引起急性化脓性胆管炎，出现脓毒血症或败血症，在加强抗生素的情况下，必要时可使用激素治疗，以减轻炎症反应，增强机体应激能力。③缓解胆源性消化不良症状：可用胰酶类药物，提高消化道内胰酶的浓度从而改善腹胀症状和营养水平。

缓解期（包括无症状胆石症）：主要是控制饮食，限制摄入脂肪、胆固醇过多的食物；或口服溶石药物等内科保守治疗，密切观察和随诊。此外，还可以促进胆汁分泌和排出，药物可用胆酸钠片和去氧胆酸片。溶石药物只对胆固醇结石有效，且停药后容易复发。手术治疗：对于症状反复发作或腹部超声显示胆囊壁显著增厚（＞0.4mm）或胆囊明显萎缩者，应行手术切除胆囊以根治。近来多推行保胆取石术，虽然有一定的复发率，但可有效减少胆囊切除综合征。对于无症状性胆囊结石，是否手术应以结石大小为判断标准，结石直径＞2cm者，应当手术以防癌变。

2. 肝外胆管结石　急性发作期：首先抗菌和解痉仍是常规的治疗方法，经内镜逆行性胰胆管造影术（ERCP）是理想和首选治疗方法，不适合 ERCP 或 ERCP 术失败者，可以考虑十二指肠镜乳头切开取石术（EST）、腹腔镜胆总管切开取石术（LCBED）、腹腔镜胆囊切除术＋胆管切开取石术＋T 管引流术等方法。缓解期应控制饮食，避免油腻、富含胆固醇的食物，提倡使用植物油。应密切观察和随访。

3. 肝内胆管结石　胆管切开取石是最基本的手术方法，可配合胆道镜、激光碎石等方法尽可能取净结石，必要时可行胆肠吻合。早期肝胆管病变局限，症状较轻，采用腹腔镜肝切除术是清除肝内胆管结石的最确切有效的方法，该法复发率低，且术中出血少、术后痛苦少。对肝内胆管结石分布于全肝各处，造成肝衰竭，或因反复胆道感染等原因造成选择性肝段（叶）瘤灶切除无法进行者，可选择肝移植治疗。

【中医治疗】

1. 治疗原则　以排石通腑为总则。

2. 辨证论治

（1）肝郁气滞证

证候：右胁胀痛，可牵扯至肩背部疼痛不适，食欲不振，遇怒加重，胸闷嗳气或伴恶心，口苦咽干，大便不爽，舌质淡红苔薄白，脉弦涩。

治法：疏肝理气，利胆排石。

方药：柴胡疏肝散加减。

加减：口干苦，失眠，苔黄，脉弦数，加牡丹皮、栀子、黄连；胸胁苦满疼痛，加川楝子。

中成药：利胆石颗粒，饭后口服，每次 1 袋，每日 2 次。

（2）肝胆湿热证

证候：右胁或上腹部疼痛拒按，多向右肩部放射，小便黄赤，大便秘，恶寒发热，身目发黄，口苦口黏口干，腹胀，纳差，全身困重乏力，恶心欲吐，舌质红苔黄腻，脉弦滑数。

治法：清热祛湿，利胆排石。

方药：大柴胡汤加减。

加减：热毒炽盛，黄疸鲜明，加龙胆草、栀子；腹胀甚，大便秘结，加芒硝、莱菔子，重用大黄至 20 ~ 30g；小便赤涩不利，加淡竹叶。

中成药：①胆宁片，口服，每次 2 ~ 3 粒，每日 3 ~ 4 次。②利胆排石片，口服，每日 6 ~ 10 片，每日 2 次。

（3）肝阴不足证

证候：右胁隐痛或略有灼热感，午后低热，或五心烦热，双目干涩，口燥咽干，少寐多梦，急躁易怒，头晕目眩，舌质红或有裂纹或见光剥苔，脉弦细数或沉细数。

治法：养阴柔肝，利胆排石。

方药：一贯煎加减。

加减：咽干，口燥，舌红少津，加天花粉、玄参；阴虚火旺，加知母、黄柏；低热，加青蒿、地骨皮。

中成药：曲匹布通，饭后口服，每次 1 片，每日 3 次。

（4）瘀血阻滞证

证候：右胁部刺痛，痛有定处拒按，入夜痛甚，口苦口干，胸闷纳呆，大便干结，面色晦暗，舌质紫暗或舌边有瘀斑瘀点，脉弦涩或沉细。

治法：疏肝利胆，活血化瘀。

方药：膈下逐瘀汤或复元活血汤加减。

加减：瘀血较重，加三棱、莪术；疼痛明显，加乳香、没药、丹参。

中成药：胆石利通片，口服，每次 6 片，每日 3 次。

（5）热毒内蕴证

证候：寒战高热，右胁及脘腹疼痛拒按，重度黄疸，尿短赤，大便秘结，神昏谵语，呼吸急促，声音低微，表情淡漠，四肢厥冷，舌质绛红或紫，苔腻或灰黑无苔而干，脉洪数或弦数。

治法：清热解毒，泻火通腑。

方药：大承气汤合茵陈蒿汤加减。

加减：黄疸明显，茵陈蒿、金钱草用至 30 ~ 60g；神昏谵语，倍用大黄。

中成药：胆舒胶囊，口服，每次 4 粒，每日 2 ~ 3 次。

【护理】

1. 调节饮食，避免过食肥甘厚味。

2. 进行总攻疗法或估计有结石排出时，应留大便查石，最好对结石进行成分鉴定。

3. 结石发作绞痛、并发感染时，宜观察血压、脉搏、体温，特别是腹痛情况变化，以及时更改治疗方案。

4. 手术取石患者按一般外科术后护理。

【转诊】

在社区医疗单位，对于慢性炎症期胆囊结石患者，急性炎症期症状体征较轻、疼痛时间较短，可予以诊治。当患者出现①腹痛加剧，Murphy 征阳性、体温升高至38℃及以上。②有急症手术指征者。③胆囊外并发症期胆囊结石。④肝内、外胆管结石。患者均应及时转诊至上级医院。

四、乳腺疾病

（一）急性乳腺炎

急性乳腺炎是乳腺的急性化脓性感染，以乳房部结块红、肿、热、痛，伴有发热等全身症状，溃后脓出稠厚为特征。是乳腺管内和周围结缔组织炎症，多发生于产后哺乳期的妇女，尤其以初产妇多见，发病多在产后 3 ~ 4 周。可发生于乳房的各个象限，多为金黄色葡萄球菌或链球菌感染。

中医学认为，本病属乳痈范畴，中医学认为，本病多因感受外邪，情志不舒，肝郁胃热所致。发病前常有乳头皲裂、乳头畸形、乳房受挤压、乳汁淤积等诱因。病位在乳络，与肝、脾胃相关。

【诊断】

1. 初起乳房内有疼痛性肿块，皮肤不红或微红，排乳不畅，可有乳头破裂糜烂。化脓时乳房肿痛加重，肿块变软，有应指感，溃破或切开引流后，肿痛减轻。如脓液流出不畅，肿痛不消，可有"传囊"之变。溃后不收口，渗流乳汁或脓液，可形成乳瘘。

2. 多有发热、寒战、脉率加快、头痛、周身不适等症。

3. 患侧腋下可有淋巴结肿大疼痛。

4. 患者多数为哺乳妇女，尤以未满月的初产妇为多见。

5. 白细胞计数及中性粒细胞增高。

【西医治疗】

防止成脓溃破，脓肿形成后尽早行脓肿切开引流术。消除感染后可正常哺乳。

1. 排空乳汁 哺乳期乳腺炎早期最为关键的治疗是排空乳汁，应鼓励母亲使用正确哺乳方法继续哺乳，必要时可应用吸乳器吸乳。对于感染严重或脓肿破溃形成乳瘘、局部症状严重难以继续哺乳者可以考虑终止哺乳。

2. 抗生素 早期呈蜂窝织炎表现而未形成脓肿之前，应用抗生素可取得良好效果。可以选用阿莫西林、克拉维酸等耐酶青霉素及头孢类药物，对于青霉素过敏者可选用大环内酯类药物，如红霉素、阿奇霉素等，脓肿形成时可加用甲硝唑等抗厌氧菌药物。应尽量避免选用庆大霉素、左氧氟沙星等，因对乳儿有影响。

3. 脓肿切开引流 脓肿形成后，应及时行脓肿切开引流术。对于脓肿较小者可考虑超声引导下穿刺抽脓，可反复进行，也可置管冲洗引流。对于抽吸无效、脓腔较大或张力较高即将破溃者可切开引流。

【中医治疗】

1. 治疗原则 乳痈的治疗强调及早处理，以消为贵。注重通络下乳，避免过用寒凉药物。

2. 辨证论治

（1）内治

1）气滞热壅证

证候：乳汁淤积结块，皮色不变或微红，肿胀疼痛。伴有恶寒发热，头痛，周身酸楚，口渴，便秘，舌质红苔黄，脉数。

治法：疏肝清胃，通乳消肿。

方药：瓜蒌牛蒡汤加减。

加减：乳汁壅滞，加漏芦、王不留行、路路通；偏于气郁，加枳壳、川楝子；偏于热盛，加生石膏、生地黄；需要回乳，加山楂、麦芽。

中成药：龙胆泻肝丸，口服，每次 3 ~ 6g，每日 2 次。

2）热毒炽盛证

证候：壮热，乳房肿痛，皮肤发红灼热，肿块变软，有应指感，或切开排脓后引流不畅，红肿热痛不消，有"传囊"现象，舌质红苔黄腻，脉洪数。

治法：清热解毒，托里透脓。

方药：瓜蒌牛蒡汤合透脓散加减。

加减：热甚，加生石膏、知母；口渴甚，加天花粉、鲜芦根。

中成药：梅花点舌丹，口服，每次 2 粒，每日 3 次。

3）正虚毒恋证

证候：溃脓后乳房肿痛虽轻，但疮口脓水不断，脓汁清稀，愈合缓慢或形成乳漏，全身乏力，面色少华，或低热不退，饮食减少，舌质淡苔薄白，脉弱无力。

治法：补益气血，托毒生肌。

方药：托里消毒散加减。

加减：溃后难消，加蒲公英、野菊花、天花粉，可适当增加生黄芪用量。

中成药：散结片，口服，每次 6 片，每日 3 次。

（2）外治

1）初起：如意金黄散或玉露散或双柏散，用冷开水或金银花露或鲜菊花叶、鲜蒲公英等捣汁调敷；或金黄膏或玉露膏外敷。皮色微红或不红者，可用仙人掌适量去刺捣烂外敷。

2）成脓：脓肿形成后，主要治疗措施是及时做脓肿切开引流。为避免损伤乳管而形成乳瘘，应做放射状切开，乳晕下脓肿应沿乳晕边缘做弧形切口，深部脓肿或乳房后脓肿可沿乳房下缘做弧形切口，经乳房后间隙引流之。

3）溃后：药线蘸八二丹或九一丹引流，外敷金黄膏。待脓净仅流黄稠滋水时，改用生肌散，红油膏盖贴。

【护理】

1. 妊娠后期常用温水清洗乳头或用 75% 酒精擦洗乳头，并及早纠正乳头内陷。

2. 培养良好的哺乳习惯，注意乳头清洁。每次哺乳后排空乳汁，防止淤积。

3. 及时治疗乳头破碎及身体其他部位的化脓性疾病，并保持乳儿口腔清洁，积极防治口腔炎。

4. 保持心情舒畅。忌食辛辣炙煿之品，不过食膏粱厚味。

5. 患乳可用三角巾或乳罩托起，减少疼痛，防止袋脓。

6. 若体温过高（≥ 38℃）或乳汁色黄，应停止哺乳，但必须用吸奶器吸尽乳汁。

7.断奶时应先减少哺乳次数和时间，使泌乳量逐渐减少。

【转诊】

1.脓肿形成以后，应尽早转往有手术条件的医院进行切开引流。

2.全身症状严重、白细胞计数明显升高、疑有败血症者，应及时转诊。

（二）乳腺增生病

乳腺增生病也称慢性囊性乳腺病，是乳腺组织的既非炎症也非肿瘤的良性增生，增生可发生于腺管周围并伴有大小不等的囊肿形成；也可发生在腺管内而表现为上皮的乳头样增生，伴乳管囊性扩张，另有发生于小叶实质者。其特点是单侧或双侧乳房疼痛并出现肿块，乳痛和肿块与月经周期及情志变化密切相关，乳房肿块大小不等，形态不一，边界不清，质地不硬，推之活动，本病好发于30 ~ 50岁的中青年妇女。

中医学认为，本病属乳癖范畴，本病的病因病机是肝气郁结，痰凝血瘀，冲任失调。其中冲任失调为发病之本，肝气郁结、痰凝血瘀为发病之标，病位在肝脾肾，病性属本虚标实。

【诊断】

1.单侧或双侧乳房疼痛，单发或多发肿块，大小不等，形态不一，边界不清，质地不硬，推之活动。

2.乳痛和肿块，每随喜怒而消长，常在月经前加重，月经后缓解。

3.本病多见于20 ~ 40岁妇女。

4.结合钼靶X线乳房摄片、B超检查、组织病理学检查等有助诊断。

【西医治疗】

根本目的为缩小肿块防止恶变。治疗目标为止痛与缩小肿块。

1.药物治疗

（1）他莫昔芬 雌激素受体阻滞剂，口服，每次10mg，每日1次，3个月为1个疗程。适用于病检确定为非典型增生的患者。因有使子宫内膜增厚的不良反应，在乳腺增生性疾病的患者中不建议长期使用。

（2）溴隐亭 多巴胺受体长效激活剂，间接调节激素水平。口服，每次2.5mg，每日2次，3个月为1个疗程。疗效不确切，不常规使用。对于无明显乳房肿块仅有乳头溢液的患者可试用。

（3）维生素E 调节黄体酮与雌二醇的比值，口服，每次100mg，每日3次，无明显不良反应，可与软坚散结的中成药同时使用。

（4）丹那唑 雄激素衍生物，调节激素水平。口服，每次100mg，每日2次，

2～6个月为1个疗程。疗效显著，但不良反应大（月经紊乱等），用于其他药物无效时的治疗。

2. 手术治疗

（1）手术方式　手术方式包括：①肿块切除术。②肿块扩大切除术（肿块周围1cm正常腺体）。③乳腺区段切除术；④皮下腺体单纯切除术。⑤乳腺囊肿穿刺抽液术。

（2）手术适应证　手术适应证包括：①重度增生伴单个或多个腺瘤样结节者。②单个乳孔溢液或溢血者。③单个乳腺囊肿直径＞2cm者。④乳腺肿块不能排除乳腺癌。⑤病变广泛、症状严重或患者焦虑不安，影响工作、生活，久治无效，患者要求手术切除者。

【中医治疗】

1. 治疗原则　中医以疏肝理气，调和冲任及调整卵巢功能，软坚散结为主。

2. 辨证论治

（1）内治

1）肝郁痰凝

证候：多见于青壮年妇女。乳房肿块随喜怒消长，伴有胸闷胁胀，善郁易怒，失眠多梦，心烦口苦，舌质淡红苔薄黄，脉弦滑。

治法：疏肝解郁，化痰散结。

方药：逍遥蒌贝散加减。

加减：偏气郁烦躁，加青皮、枳壳；偏肿硬结块，加海藻、昆布、夏枯草。

中成药：①逍遥丸，口服，每次6～9g，每日1～2次。②乳核散结片，口服，每次4片，每日3次。

2）冲任失调

证候：乳房肿块月经前加重，经后缓减，伴有腰酸乏力，神疲倦怠，月经失调，量少色淡，或闭经，舌质淡苔薄白，脉沉细。

治法：调摄冲任。

方药：二仙汤合四物汤加减。

加减：偏气虚血瘀，加丹参、泽兰、益母草；偏冲任虚寒，加仙茅、淫羊藿。

中成药：①小金片，口服，每次2～3片，每日2次。②消核片，饭后口服，每次3～4片，每日3次，连服3个月为一个疗程。

（2）外治　中药局部外敷于乳房肿块处，如用阳和解凝膏掺黑退消或桂麝散盖贴；或以生白附子或鲜蟾蜍皮外敷，或用大黄粉以醋调散。若对外敷药过敏者应忌用。

【护理】

1. 应保持心情舒畅，情绪稳定。

2. 应适当控制脂肪类食物的摄入。

3. 及时治疗月经失调等妇科疾患和其他内分泌疾病。

4. 对发病高危人群要重视定期检查。

5. 极大部分患者较长时间内均属良性增生性病变，预后好。

6. 少部分患者或少部分病变要警惕有恶变的可能。

7. 部分年轻患者有可能在增生病变基础上形成纤维腺瘤。

【转诊】

1. 直径大于 1.5cm，且近期生长迅速者。

2. 对于局限性增生，难以与乳腺癌相鉴别者。

（三）乳腺纤维腺瘤

乳腺纤维腺瘤是指发生于乳腺小叶内纤维组织和腺上皮的混合性瘤。是乳房良性肿瘤中最常见的一种，约占乳腺良性肿瘤的 3/4。可发生于青春期后任何年龄的女性，以 18 ~ 25 岁的青年女性多见，绝经后女性少见。

中医学认为，本病属"乳核"范畴，本病的病因病机是情志内伤，肝气郁结，或忧思伤脾致运化失司，痰湿内生，气滞痰凝而成；或冲任失调，气滞血瘀痰凝，积聚乳房胃络而成。

【诊断】

1. 多数发生在一侧乳房，肿块多为单发，以乳房外上象限为多见。

2. 肿块呈卵圆形，大小不一，质地坚硬，表面光滑，边界清楚，活动度大，不与周围组织粘连，无疼痛和触痛。生长缓慢，不会化脓溃烂，与月经周期无关。

3. 好发于青少年女性。

4. 钼靶 X 线摄片、B 超等检查，可帮助诊断。必要时做病理检查。

【西医治疗】

本病虽属良性，但有恶变可能（上皮部分恶变为癌，结缔组织恶变为肉瘤），一旦发现，应手术切除，切除组织必须做常规病理检查，以排除恶变的可能。

【中医治疗】

1. 治疗原则　中医治疗主要有内外治疗法，根据情志内伤、肝气郁结、血瘀痰凝等主要病机辨证论治。

2. 辨证论治

（1）肝气郁结证

证候：肿块较小，发展缓慢，不红不热，不觉疼痛，推之可移，伴胸闷叹息，舌质红苔薄白，脉弦。

治法：疏肝解郁，化痰散结。

方药：逍遥散加减。

加减：肝郁气滞较甚，加香附、郁金、陈皮；肝郁化火，加牡丹皮、栀子。

中成药：①乳癖消，口服，每次 5 ~ 6 粒，每日 3 次。②平消胶囊，口服，每次 4 ~ 8 粒，每日 3 次。

（2）血瘀痰凝证

证候：肿块较大，坚硬木实，重坠不适，伴胸闷牵痛，烦闷急躁，或月经不调、痛经等，舌质暗红苔薄腻，脉弦滑或弦细。

治法：舒肝活血，化痰散结。

方药：逍遥散合桃红四物汤加减。

加减：血瘀较甚，加三棱、莪术；痰湿甚，加法半夏、陈皮。

中成药：乳增宁片，口服，每次 2 ~ 3 片，每日 3 次。

（3）脾虚痰凝证

证候：肿块较大，不红不痛，伴胸闷乏力，纳差，舌质淡边有齿痕，苔白腻，脉滑。

治法：健脾理气，化痰散结。

方药：逍遥散合六君子汤加减。

加减：气虚、乏力甚，加黄芪，重用人参、白术；舌苔厚腻，加藿香、佩兰。

中成药：①乳癖消，口服，每次 5 ~ 6 粒，每日 3 次。②外治阳和解凝膏掺黑退消外贴患处，每 7 天换药 1 次。

【护理】

1. 调摄情志，避免郁怒。

2. 定期检查，发现肿块及时诊治。

3. 适当控制厚味炙煿食物。

【转诊】

建议手术者且不能排除乳腺癌风险者，应及时转上级医院进行诊疗。

第二节　泌尿外科病

一、尿路结石

尿路结石称为泌尿系统结石，又称尿石症，是指一些晶体物（如钙、草酸、尿酸、半胱氨酸等）和有机质（如基质A、酸性黏多糖等）在肾脏等泌尿道中异常积聚。比较常见的尿路结石有4种：含钙结石、感染性结石、尿酸结石及胱氨酸结石。其中，含钙结石最常见，90%左右的结石含有草酸钙，10～30%的结石含有尿酸及其盐类，感染性结石中常见的磷酸镁铵，约占结石的10%，胱氨酸及黄嘌呤结石只见于有相应代谢障碍的患者，比较少见。青年人群的尿石症发病率高，尤其是初次发病以20～30岁者为最多。最新统计表明，上尿路结石占95%，下尿路结石占5%。泌尿系统结石的病因比较复杂，代谢异常引起的尿液酸碱度异常、高血钙、高钙尿症、高草酸尿症、高尿酸尿症、胱氨酸尿症、低枸橼酸尿症、低镁尿症等；局部因素如尿路梗阻、感染、异物等；药物相关因素亦能引起尿路结石。肾脏结石的原发病理改变与结石发生的原因有关，在成石因素作用下，可以发现不同程度的肾小管微绒毛脱落，上皮细胞坏死，碎片阻塞肾小管腔，上皮释放基质，肾乳头有结晶形成。此外，肾结石还可以引起泌尿系统的直接损伤、肾功能损害、尿路感染和尿路上皮的恶性病变。主要的临床表现个体差异很大，症状是由结石本身所产生的局部刺激、梗阻、激发感染和肾功能障碍所引起，症状的严重程度与结石的部位、数目、大小、活动情况、有无并发症及其程度有关，最常见的症状是疼痛和血尿，也有排石、无尿、肾功能不全等症状。

中医学认为，本病多属肾气虚弱，肾阳受损，下焦湿热蕴蒸，气滞血瘀所致。其病机为湿热内蕴，砂石阻络，气机不畅，或瘀血内结。病位在膀胱与肾及输尿管。初病多实，久则转虚或虚实夹杂。

【诊断】

1. 病史　肾绞痛合并血尿或与活动有关的血尿和腰痛，应考虑为上尿路结石。

2. 体格检查　肾绞痛发作时患侧有叩压痛，有肾积水时可触及积水的肾脏，合并感染时压痛叩击痛明细。不发作时，局部常无特殊体征，部分患者有患侧脊肋角叩击痛。

3. 实验室检查

（1）尿常规检查　多数患者有镜下血尿，合并感染时，尿中白细胞增多。新鲜尿液沉渣检查有时可以发现草酸及磷酸盐结晶、尿酸或胱氨酸结晶。

（2）尿培养及药敏试验　帮助判断结石成分，指导治疗。

（3）24小时尿液检查　测定尿钙、尿磷、尿酸、尿草酸、尿胱氨酸、尿枸橼酸等能够发现患者有无代谢异常。

（4）血液检查　患甲状旁腺功能亢进的患者，血钙可高于2.75mmol/L。高尿酸血症的诊断标准：血尿酸男性≥416.5μmol/L，女性≥386.8μmol/L。

4. 影像学检查

（1）腹部平片　在平片能够发现95%的结石，可以了解结石的位置、大小、数目和可能的成分，治疗中可以了解结石是否取尽，治疗后是否残留，有无复发。

（2）静脉尿路造影　又称排泄性尿路造影，可以显示肾结构和功能的改变，有无引起泌尿系统形态异常。

（3）逆行尿路造影　通过膀胱镜向患侧输尿管插入输尿管导管，拍摄腹部平片，以确定致密影是否在输尿管内，注入造影剂，可了解肾盏、肾盂和输尿管情况。

（4）肾穿刺尿路造影　当静脉肾盂造影和逆行造影都不能了解清楚梗阻侧肾和输尿管情况时，可进行肾穿刺尿路造影。

（5）超声检查　超声一般作为普查手段，能够发现X线不能显示的小结石和阴性结石，或不适宜做静脉尿路造影的患者，亦可定位术中残留结石。

（6）CT　适用于X线不能显示的小结石和阴性结石，同时可发现肾脏实质病变。

（7）输尿管镜检查　适用于以上检查不能确诊的患者。

【西医治疗】

根本目的为减轻患者痛苦。治疗目标为保护肾脏、尽量去除结石。

1. 非手术治疗

（1）肾绞痛的治疗　首先注射解痉止痛药物，常用山莨菪碱或阿托品加哌替啶或吗啡，必要时可重复使用，吲哚美辛、硝苯地平、黄体酮等亦有一定疗效。其次静脉补液对于肾绞痛的治疗亦有帮助，恶心、呕吐严重的患者可适当补充液体和电解质，酸碱平衡失调可予纠正。

（2）排石治疗　小于0.5cm的结石，90%可通过大量饮水，适当活动，服用排石药物后自行排出。饮水量在每日2500mL以上，夜间饮水很重要。活动有利于尿液在上尿路的引流，适当活动，例如：跳绳、跑步等，能促进结石排出。排石药物以中药为主，另外尿路平滑肌松弛剂，如黄酮哌酯、钙阻滞剂等可能帮助排出结石。1.0cm以上的结石排出可能性小于10%。

（3）溶石治疗　适用于尿酸结石及胱氨酸结石。尿酸及胱氨酸在碱性尿液中溶解度明显增加，尿酸结石患者尿液一般要求碱化到pH6.5～7.0，胱氨酸结石患者要求碱化到PH7.5～8.0。常用药物有：碳酸氢钠、枸橼酸钾等，有口服溶石法、静脉给药溶石法和直接灌注溶石法。

2. 手术治疗

（1）体外冲击波碎石 结石治疗的首选方法。理论上讲所有的尿路结石均可选用体外冲击波碎石，但如果结石过大，击碎后排出困难，反倒会造成肾功能的损害，所以一般碎石选择 3cm 以下。相对禁忌证包括：①合并急性炎症，尤其是泌尿系统炎症。②肾实质疾病引起肾功能不全合并结石。③结石以下尿路狭窄，不易排石，同时需要开放手术处理。④出血性疾病活动期，妇女月经期。⑤体型过于高、胖、瘦、小，机器无法聚焦定位，或严重心律不齐。治疗后常见并发症包括：①血尿，一般无须处理。②肾绞痛，对症处理即可。如击碎的结石堆积在输尿管中，称为"石街"，有时会继发感染，如"石街"梗阻时间过长或感染较重，则需进行肾脏穿刺造瘘，引流尿液，待结石排净后再行拔管。③早期碎石机损伤较大，碎石后可出现皮肤瘀斑（皮肤损伤）、血尿（肾损伤）、大便潜血（肠损伤）、咯血（肺损伤）等，严重者甚至会出现肾脏被击碎，危及生命。

（2）输尿管镜取石或碎石术 适用于中下段输尿管结石。对于不能应用体外冲击波碎石或者效果不佳的输尿管上段和肾结石，也可用硬性或软性输尿管镜取石碎石术。此外，亦可用于体外冲击波碎石术后引起的"石街"。输尿管狭窄、输尿管口位置不良和下尿路梗阻不适宜做输尿管镜。

（3）经皮肾镜取石或碎石术 通过经皮肾盂或肾盏穿刺，建立皮肾通道，放入肾镜，直视下取石或碎石。较大的结石，可经皮肾镜取石或碎石，参与结石再行体外冲击波碎石。患有全身性出血性疾病、肾内或肾周急性感染、对造影剂过敏和肾以下尿路感染者，不宜行经皮肾镜治疗。

（4）开放手术 结石嵌顿时间过长、与尿路黏膜粘连紧密或合并感染者、结石以下尿路梗阻，需同时处理者，可考虑开放手术。手术方法包括肾盂输尿管切开取石术、肾窦肾盂切开取石术、肾实质切开取石术、肾部分切除术等。

【中医治疗】

1. 治疗原则 急性期多为结石活动状态，常表现为湿热与结石壅塞不通的症候，治疗当因势利导，以通利排石为主。慢性期结石多处于静止状态，表现为肾虚的症候，当以益肾、溶石、排石为主。

2. 辨证论治

（1）下焦湿热证

证候：以腰酸腰痛，小便涩滞不畅，或尿中时夹砂石，灼热刺痛，或尿血鲜红为主症，兼见口苦，大便秘结等症，舌质红苔黄腻，脉滑数。

治法：清热利湿，排石通淋。

方药：石韦散加减。

加减：腰腹绞痛，加白芍、甘草；尿中带血，加小蓟、生地黄、藕节；大便秘结，加大黄、枳实。

中成药：①金钱草颗粒，口服，每次1包，每日3次。②排石颗粒，口服，每次1包，每日3次。

（2）肝经气滞证

证候：以腰胁胀痛，小便涩滞，淋漓不尽或腰痛剧烈，累计阴股，或尿流中断、点滴而出为主症，兼见小腹膨隆，窘迫难忍等症，舌质淡红苔薄黄，脉弦数。

治法：疏肝行气通淋。

方药：沉香散加减。

加减：少腹胀满，上及于胁，加川楝子、小茴香；血瘀，加红花、赤芍、益母草。

中成药：舒肝丸，口服，每次10丸，每日3次。

（3）瘀血内阻证

证候：以腰腹疼痛，固定不移为主症，兼见尿血紫暗，茎中涩痛，少腹硬满等证，舌质紫暗苔薄黄，脉涩。

治法：行气活血通淋。

方药：少腹逐瘀汤合王不留行散加减。

加减：少腹硬满，加川楝子、香附、青皮；疼痛入络，加全蝎、穿山甲、地龙、三棱、莪术。

中成药：①血塞通分散片，口服，每次2片，每日3次。②血滞通胶囊，口服，每次2粒，每日3次。

（4）脾肾亏虚证

证候：以腰酸乏力，小便涩滞，少腹坠胀为主症，兼见面色萎黄，纳谷不香，大便溏薄等症，舌质淡苔薄，脉细软无力。

治法：健脾益肾，补虚排石。

方药：大补元煎加减。

加减：少腹坠胀，尿频涩滞，加白术、黄芪、升麻；阳虚，加肉桂、巴戟天。

中成药：①补中益气丸，口服，每次10丸，每日3次。②人参健脾丸，口服，每次2丸，每日2次。

（5）气阴不足证

证候：以腰痛绵绵，小便微涩，余沥难尽或带血丝为主症，兼见口干咽燥，心烦失眠，手足心热等症，舌质红少苔，脉弦细代数。

治法：益气滋阴，通淋消石。

方药：生脉散合知柏地黄丸加减。

加减：低热，加青蒿、鳖甲；发热盗汗，加当归、黄芩、黄连；潮热颧赤，加白芍、龟甲。

中成药：知柏地黄丸，口服，每次 6g，每日 3 次。

【护理】

1. 劝慰患者保持心情舒畅、积极与乐观。

2. 养成良好的生活方式，少食多餐，每天动物蛋白摄入不超过 100g，食盐少于 5g，减少脂肪与糖的摄入。

3. 饮水量应保证每日尿量 2 ～ 2.5L，注意夜间饮水。

4. 适量运动，增强体质，劳逸结合，注意休息。

【转诊】

需转诊的人群包括结石较大者、结石以下尿路狭窄者、"石街"梗阻时间长或感染严重者。转诊后 1 ～ 2 周基层医务人员应主动随访，了解患者在上级医院的诊断结果或治疗效果，达标者嘱咐预防复发。未能达标者，于上级医院进一步治疗。

1. 初诊转诊

（1）结石＞ 3cm 以上者。

（2）结石合并严重感染者。

（3）体型过于高、胖、瘦、小，机器无法聚焦定位，或严重心律不齐者。

（4）结石以下尿路狭窄，不易排石者。

（5）"石街"梗阻时间长或感染严重，需行肾穿刺造瘘者。

（6）患有全身出血性疾病者。

2. 随访转诊

（1）手术治疗后持续血尿者。

（2）手术治疗后持续肾绞痛者。

（3）手术治疗后出现肾功能异常者。

（4）手术治疗后出现严重感染者。

3. 急救车转诊

（1）术后出现肾盂穿孔者。

（2）术后出现周围脏器损伤者。

（3）术后持续、大量出血者。

二、前列腺增生症

良性前列腺增生（benign prostatic hyperplasia，BPH）简称前列腺增生，是引发中老年男性排尿障碍原因中常见的一种良性疾病。BPH 主要表现为组织学上的前列腺间质、腺体成分的增生，解剖学上的前列腺增大和尿动力学上的膀胱出口梗阻，临床特征上主要表现为下尿路症状。

前列腺增生属中医学"癃闭""精癃"等范畴。本病多发于 50 岁以上的老年男性，病位在精室，与膀胱、肾的关系最为密切，与脾、肝、肺亦有一定关系。多因年老肾元亏虚，膀胱气化无力，加之瘀血、败精、湿热等瘀阻下焦，乃成精癃。肾气虚衰，是该病发生的根本，瘀血、湿热、痰浊等是其发展过程中产生的病理产物，它们彼此影响，互为因果，为本虚标实之证。病机变化与病程、年龄等呈相关性：早期正虚邪微，多以肾气虚为主；中期以正虚邪实为主，多为肾虚兼湿热或血瘀；后期以正虚邪盛，湿热或瘀血阻滞更为明显。

【诊断】

50 岁以上男性出现排尿不畅的临床表现，应考虑有前列腺增生的可能。通常需做下列检查。

1. 直肠指检是重要的检查方法，前列腺增生患者均需做此项检查。多数患者可触到增大的前列腺，表面光滑，质韧、有弹性，边缘清楚，中间沟变浅或消失，即可得出初步诊断。指检时应注意肛门括约肌张力是否正常，前列腺有无硬结，这些是鉴别神经性膀胱功能障碍及前列腺癌的重要体征。

2. 超声采用经腹壁或直肠途径进行。经腹壁超声检查时膀胱需要充盈，扫描可清晰显示前列腺体积大小，增生腺体是否突入膀胱，以测定膀胱残余尿量。还可以了解膀胱有无结石以及上尿路有无继发积水等病变。

3. 尿流率检查可以确定前列腺增生患者排尿的梗阻程度。检查时要求排尿量在 150mL 以上，如最大尿流率 < 15mL/s 表明排尿不畅；如 < 10mL/s 则表明梗阻较为严重，常是手术指征之一。如需进一步了解逼尿肌功能，明确排尿困难是否由于其他膀胱神经源性病变所致，应行尿流动力学检查。

4. 血清前列腺特异性抗原（PSA）测定对排除前列腺癌，尤其前列腺有结节或质地较硬时十分必要。但许多因素都可影响 PSA 的测定值，如年龄、前列腺增生、炎症、前列腺按摩以及经尿道的操作等因素均可使 PSA 增高。

此外，静脉尿路造影（IVU）、CT 尿路成像（CTU）和膀胱镜检查等，可以排除合并有泌尿系统肿瘤的可能。放射性核素肾图有助于了解上尿路有无梗阻及肾功能损害。

【西医治疗】

前列腺增生未引起明显梗阻者一般不需处理，可观察等待。梗阻较轻或不能耐受手术者可采用药物治疗或非手术微创治疗。当排尿梗阻症状严重、残余尿量 > 50mL，或出现 BPH 导致的并发症如反复尿潴留、反复泌尿系感染、膀胱结石、继发上尿路积水，药物治疗疗效不佳而全身状况能够耐受手术者，具有外科治疗适应证，应采用外科手术治疗。对前列腺增生的治疗可分为：

若症状较轻，不影响生活与睡眠，一般不需治疗可观察等待。但需密切随访，一旦症状加重，应开始治疗。

1. 药物治疗 一般认为中度以上症状（IPSS > 8）且生活质量受到明显影响的患者或者重度症状（IPSS > 20）的患者需要采用药物治疗，如经常有尿不尽感，两次排尿间隔小于两小时，间断性排尿，排尿不能等待，或尿线变细等需考虑药物治疗。药物治疗适用于症状比较明显，但无外科治疗的绝对指征。与手术治疗相比，药物治疗的显著优点是其有效性和安全性，不良反应少。有些慢性前列腺增生患者虽具有手术的绝对指征，但是患者身体条件不能耐受手术，也可以采用药物治疗。常用药物：α肾上腺素能受体阻滞剂（α受体阻滞剂）、5α-还原酶抑制剂、M受体拮抗剂和植物类药等。雌激素不宜常规应用，因其对心血管系统副作用大。

2. 手术治疗 对症状严重、存在明显梗阻或有并发症者应选择手术治疗。

3. 其他疗法 经尿道激光治疗：目前应用铁激光、绿激光、锰激光等治疗前列腺增生，疗效肯定；经尿道球囊高压扩张术；前列腺尿道网状支架及经直肠高强度聚焦超声（HIFU）等对缓解前列腺增生引起的梗阻症状均有一定疗效，适用于不能耐受手术的患者。

【中医治疗】

1. 治疗原则 根据精癃病机特点，治疗应以扶元补虚治其本，以化瘀通窍治其标。治虚应以补肾为主，使肾之阴阳平衡，开合有度；治实应根据"六腑以通为用"的原则，着重于通法的运用，宜清湿热，散瘀结，利气机以通水道，同时运用活血化瘀、软坚散结法，使梗阻程度减轻。需要注意的是，还要根据病因，审因论治，根据病变在肺、在脾、在肝、在肾的不同，进行辨证论治，不可滥用通利小便之品。

2. 辨证论治

（1）湿热下注证

证候：小便频数，排尿不畅，甚或点滴而下，尿黄而热，尿道灼热或涩痛，小腹拘急胀痛，口苦而黏，或渴不欲饮，舌质红，苔黄腻，脉弦数或滑数。

治法：清热利湿，通闭利尿。

方药：八正散加减。

加减：少腹疼痛明显，加三棱、莪术、丹参、水蛭、桃仁；尿血，加藕节、蒲黄炭、三七粉、小蓟。

中成药：①宁泌泰胶囊，口服，每次3～4粒，每日3次。②癃清片，口服，每次6片，每日2次。③八正胶囊，口服，每次4粒，每日3次。④龙金通淋胶囊，口服，每次2～3粒，每日3次。

（2）气滞血瘀证

证候：小便不畅，尿线变细或尿液点滴而下，或尿道闭塞不通，小腹拘急胀痛，舌质紫暗或有瘀斑，脉弦或涩。

治法：行气活血，通窍利尿。

方药：沉香散加减。

加减：胁腹胀痛甚，加枳实、木香；口苦而干、目赤，加龙胆草、栀子、夏枯草；尿血、有血块，加生蒲黄、小蓟。

中成药：①前列欣胶囊，口服，每次 4 ~ 6 粒，每日 3 次。②前列通瘀胶囊（片），口服，每次 5 粒，每日 3 次（饭后服用，1 月为 1 疗程）。③前列倍喜胶囊，口服，每次 6 粒，每日 3 次（饭前服用，20 天为 1 疗程）。

（3）脾肾气虚

证候：尿频不爽，排尿无力，尿线变细，滴沥不畅，甚者夜间遗尿，倦怠乏力，气短懒言，食欲不振，面色无华，或气坠脱肛，舌质淡，苔白，脉细弱无力。

治法：健脾温肾，益气利尿。

方药：补中益气汤加减。

加减：手足不温，少腹发凉，加乌药、肉桂；食少纳差，腹部胀满，加砂仁、半夏；小便不禁，加桑螵蛸、煅龙骨、煅牡蛎。

中成药：①桂附地黄丸，口服，每次 6 ~ 9g，每日 2 次。②补中益气丸，口服，每次 6g，每日 2 ~ 3 次。

（4）肾阳衰微证

证候：小便频数，夜间尤甚，排尿无力，滴沥不爽或闭塞不通，神疲倦怠，畏寒肢冷，舌质淡，苔薄白，脉沉细。

治法：温补肾阳，行气化水。

方药：济生肾气丸加减。

加减：畏寒肢冷，加制附片；泛恶呕吐，加姜半夏、茯苓；小便不通，加沉香、石菖蒲；尿不禁，加菟丝子、乌药、益智仁。

中成药：①桂附地黄丸，口服，每次 6 ~ 9g，每日 2 次。②龟龄集，口服，每次 2 粒，每日 1 次（早饭前 2h 淡盐水送服）。③右归丸，口服，每次 1 丸，每日 3 次。

（5）肾阴亏虚证

证候：小便频数不爽，淋漓不尽，尿少热赤，神疲乏力，头晕耳鸣，五心烦热，腰膝酸软，咽干口燥；舌质红，苔少或薄黄，脉细数。

治法：滋补肾阴，清利小便。

方药：知柏地黄丸加减。

加减：小便艰涩，加石韦、海金沙；心烦尿赤，口舌生疮，加木通；五心烦热，加鳖甲、地骨皮。

中成药：知柏地黄丸，口服，每次 6g，每日 3 次。

（6）肾虚瘀阻证

证候：尿频尿急，夜尿增多，排尿无力，尿线细，排尿时间延长，伴腰膝酸痛，小腹胀痛，舌质淡紫，苔白，脉细涩。

治法：补肾助阳，化瘀通窍。

方药：前列通窍汤（经验方）加减。

加减：口干口渴，舌红少津，加北沙参、石斛；尿痛，加淡竹叶、石韦；尿血，加栀子、藕节、蒲黄炭、三七粉、小蓟。

中成药：灵泽片，口服，每次 4 片，每日 3 次（疗程为 6 周）。

3.外治疗法 主要包括针灸治疗、敷脐法、直肠给药。

【护理】

1. 消除外邪入侵和湿热内生的有关因素；适当锻炼身体，增强抵抗力；避免或减少辛辣刺激性食物摄入；戒除烟、酒；适当改变饮水习惯；调畅情志，避免心理因素导致病情加重，可采用精神放松训练，分散尿意感觉，如挤捏阴茎和呼吸练习等。

2. 避免憋尿，养成良好排尿习惯；避免长时间压迫会阴部，如久坐、骑车等。

3. 慎用或禁用诱发或加重尿潴留的药物。如抗胆碱类的阿托品、山莨菪碱等，抗过敏的氯苯那敏等，抗抑郁的丙咪嗪等，以及含有麻黄的中成药或汤剂。必要时在专科医师的指导下使用，以减少合并用药对 BPH 的影响。

4. 尿潴留进行导尿的患者，必须严格执行规范操作，并嘱患者注意阴部卫生。

【转诊】

转诊患者主要包括保守治疗期间、病情进展、症状加重；前列腺指检发现前列腺包块怀疑前列腺癌者；合并尿潴留，需进一步治疗者；有手术指征，前列腺体积小于 80mL 者；有手术指征，虽大于 80mL，但身体状况良好者；前列腺体积大于 120mL 者；有髋关节或骨盆病变者；有脑血管疾病史者；头颅、腰椎外伤史者；有尿道手术史者。转诊后 2～4 周基层医务人员应主动随访，了解患者在上级医院的诊断结果或治疗效果，常规随访，预约下次随访时间；如治疗效果不佳者，仍建议在上级医院进一步治疗。

1.初诊转诊

（1）老年患者，尤其有心、脑、肾等重要脏器慢性疾病者。

（2）高危前列腺增生患者。

（3）合并尿潴留、神经性膀胱、尿道狭窄，需进一步治疗者。

（4）有手术指征需进一步评估是否手术治疗者。

（5）怀疑可疑恶变者。

（6）有髋关节或骨盆病变，有头颅、腰椎外伤史，前列腺手术、尿道手术史等复杂病史者。

2. 随访转诊

（1）保守治疗期间，病情进展，症状加重。

（2）厌食、消瘦怀疑有恶变者。

（3）对有并发症的患者，应定期随访追踪治疗疗效，定期转诊复检，前列腺彩超、MRI 等相关检查。

（4）随访过程中发现相关并发症（严重肾积水、肾功能损伤、腹股沟疝、内痔、脱肛、血尿、感染等）而难以处理者。

3. 急救车转诊

（1）急性尿潴留。

（2）合并心、肺等重要脏器功能衰竭。

（3）严重血尿。

（4）合并严重尿路感染。

第三节　骨科病

一、肩关节周围炎

肩关节周围炎，又称"冻结肩""五十肩""漏肩风""老年肩"等，是以肩部持续疼痛，痛处固定，活动受限为主要临床表现的病症。

本病属于中医学"肩痹"范畴，多与气血虚弱，筋脉失养，络脉不通，不通则痛有关。感受风寒湿之邪，或劳累闪挫，或习惯偏侧而卧，筋脉受长期压迫，遂致筋脉阻滞而成本病。病机主要由肩部经络阻滞不通或经脉失于濡养。病位在肩部经筋，与手三阳经、手太阴经关系密切。

【诊断】

1. 临床症状

（1）风寒史　有肩部外伤、劳损、或感受风寒史。

（2）肩部疼痛　初期常感肩部疼痛，疼痛可急性发作，多呈慢性，常因劳累和天气变化诱发；初期疼痛呈阵发性，后期逐渐发展为持续性，并逐步加重，昼轻夜重，甚至不能安寐；肩部受牵拉或碰撞后，可引起剧烈疼痛；疼痛可向颈部或肘部扩散。

（3）功能障碍　肩关节各向功能均可受限，早期多因疼痛，后期多因广泛粘连，使肩关节外展、内旋、后伸功能受限明显，出现"扛肩"现象。严重者肘关节功能亦受限，屈肘不能摸对侧肩部，难以完成梳头、洗脸等动作。后期，肩胛带肌、上臂肌群不同程度失用性萎缩，肩关节活动严重受限，疼痛减轻。

2. 临床与实验室检查

（1）压痛点。

（2）肩关节功能检查：①摸口试验：正常手在肩外展上举时，中指尖可触至对侧口角。根据受限可分为：轻度，仅触及对侧耳翼；中度，仅触到顶枕部；重度，达不到顶枕部。②搭肩试验：患者坐位或站立位，肘关节取屈曲位，将手搭于对侧肩部，且肘部能贴近胸壁为正常，如果能搭于对侧肩部，但肘部不能贴近胸壁，或肘部能贴近胸壁，但手不能搭于对侧肩部，均为阳性，提示可能有肩肱关节或肩锁骨关节脱位。③直尺试验：直尺两端不能同时碰到正常人的肩峰与外上踝，因肱骨大结节向外突出。如肩关节脱位时，则可同时碰到，称为试验阳性。

（3）X 线检查：诊断肩周炎时拍摄 X 线片的目的之一，是作为肩部骨折、脱位、肿瘤、结核以及骨性关节炎，风湿性、类风湿性关节炎等疾病的鉴别诊断手段。

（4）肩关节造影：可确定肩关节粘连，并作为肩袖损伤的诊断依据，造影可见肩胛下肌下滑囊消失，肩盂下滑膜峰壁间隙闭锁，肱三头肌长头腱鞘充盈度减少，关节腔容量明显减少，从正常的 20 ～ 30mL，下降至 3 ～ 5mL。

【西医治疗】

根本目的为最大限度地缓解肩周炎的症状、提高患者生活质量。

1. 镇痛药物疗法 非甾体抗炎药如口服双氯芬酸钠、吲哚美辛胶囊等。

2. 物理电疗法 超声疗法、微波疗法、红外线灯疗法。

3. 封闭疗法

（1）操作方法 患者仰卧位，头部转向健侧，患侧肩部垫高。穿刺点位于喙突尖端下方、内侧方 1 ～ 1.5 厘米处，常规消毒皮肤，做局部浸润麻醉。使针头经穿刺点斜向外上方刺入肩关节腔内。

（2）药物选择 醋酸泼尼松龙注射液 1 ～ 2mL 与 2% 利多卡因注射液 2 ～ 4mL，混合后使用。每周（或隔周）封闭 1 次，2 ～ 4 次为 1 个疗程。

（3）注意事项 个别患者肩腔穿刺封闭治疗后，可能出现肩部疼痛加剧现象，无须特殊处理，1 ～ 2 日即可消失。如封闭后局部出现红肿、疼痛加剧并伴有体温升高时，应及时去医院处理，以免耽误治疗。如果使用该药做肩周炎的封闭治疗 2 ～ 5 次后效果不佳，应停用该药，防止导致组织坏死。

【中医治疗】

1. 治疗原则 本病多为"外感风寒湿邪，邪气痹阻经脉，致气血痰凝使经脉不通，不通则痛"，所以中药治疗以祛风散寒、解痉通络，活血化瘀等为主。

2. 辨证论治

（1）风寒侵袭证

证候：肩部疼痛较轻，病程较短，疼痛局限于肩部，多为钝疼或隐痛，或有麻木感，不影响上肢活动，局部发凉，得暖或抚摩则痛减，舌质淡红，苔薄白脉浮或紧。

治法：祛风散寒，通络止痛。

方药：蠲痹汤加减。

加减：寒胜，加制川乌、细辛；风胜，重用羌活，加防风。

中成药：祛风止痛胶囊，口服，每次6粒，每日2次。

（2）瘀血阻络证

证候：外伤后或久病肩痛，痛有定处，局部疼痛剧烈，呈针刺样，拒按，肩活动受限，或局部肿胀，皮色紫暗，舌质紫暗，脉弦涩。

治法：活血化瘀，通络止痛。

方药：活络效灵丹合桃红四物汤加减。

加减：痛甚，加乳香、没药、威灵仙；局部肿胀，加皂角刺、牛膝、透骨草、伸筋草。

中成药：昆明山海棠片，口服，每次2～3片，每日3次。

（3）气血亏虚证

证候：肩部酸痛麻木，肢体软弱无力，肌肤不泽，神疲乏力，或局部肌肉挛缩，肩峰突起，舌质淡，脉细弱无力。

治法：益气养血，祛风通络。

方药：秦桂四物汤加减。

加减：寒甚，加羌活、独活、附子；湿甚，加薏苡仁、海桐皮；筋缩不利，加木瓜、鸡血藤、忍冬藤；痛甚，加全蝎。

中成药：独活寄生丸，口服，每次6g，每日2次。

3. 针灸疗法

（1）基本方　肩髃、肩髎、肩贞、阿是穴、阳陵泉、条口透承山。

（2）辨证加减　手阳明经证，加合谷；手少阳经证，加外关；手太阳经证，加后溪；手太阴经证，加列缺；风寒湿滞，加风池、合谷；瘀血阻滞，加内关、膈俞；气血亏虚，加足三里、气海。

（3）操作　毫针常规针刺，先刺远端穴，行针后嘱患者运动肩关节，局部穴位可加灸法。

4. 推拿疗法　治疗部位应包括颈项，肩背和整个上肢部；选取风池、肩井、秉风、天宗、肩贞、肩内陵、曲池、手三里、合谷等腧穴，基本操作方法如下。

（1）松解手法　患者坐位，施术者站于患侧，用一手托住患者上臂使其微外展，另一手用㨰法或拿揉法施术，重点在肩前部、三角肌部及肩后部；同时配合患肢的被动外展、旋外和旋内活动，以缓解肌肉痉挛，促进肌肉松解。

（2）解痉止痛法　施术者用点压、弹拨手法。依次点压风池、肩井、秉风、天宗、肩内陵、肩贞、肩髃、曲池、手三里、合谷等穴，每穴点压30秒，以酸胀为度；对有粘连部位或痛点施以弹拨手法，以解痉止痛、松解粘连。

（3）运动关节法　施术者一手扶住患肩，另一手握住其腕部或托住肘部，以肩关节为轴心做环转摇动，幅度由小到大然后再做肩关节内收、外展、后伸及内旋的扳动。运动关节法适用于肩关节功能障碍明显者，具有松解粘连、滑利关节的作用。

（4）舒筋活血法　①捏肩：施术者用手的拇指、食指、中指捏、揉、拿患侧肩部斜方肌上缘 3 ~ 5 遍。②搓揉上肢：施术者立于患者外侧，并沿上臂提、揉至胸部搓揉 3 ~ 5 遍，然后用按揉法自肩部至腕部操作 3 ~ 5 遍，用力由重到轻，再由轻到重。

（5）通关行气法　①大旋：施术者立于患肢外侧，将患肢向前向后大幅度旋转 3 ~ 5 次。②运肘：施术者反手握住患侧的小指，无名指和中指（施术者反掌将掌心与患者的掌心相对。拇指与其余四指握住患者的小指、无名指和中指），将患肢沿腕关节向下牵抖 3 ~ 5 次；将患肢沿腋后线方向，向下牵抖 3 ~ 5 次；完成上述手法后，将患者的患肢与健肢在胸前交叉，施术者双手分别握住患者的双胸，向后牵拉 3 ~ 8 次；然后将患者的健肢和患肢交叉换位。再进行 3 ~ 5 次的牵拉。③活肘：施术者站患侧侧后方面向患者背部，将患肢上臂内旋肩关节轻微内收，使前臂置于背后，肘关节屈曲至最大幅度。施术者一手托住患肘，一手握住腕部，握腕之手向外，托肘之手向内做相反方向的拉伸。以患者能耐受为度。④运肩：施术者将患者的患肢搭于自己的肘部，两手交叉扣于患肩。其中一手扣于肩峰，施术者用自己的肘部带动患肢上臂进行环形转动，扣于肩峰的手随着转动揉搓患肩。

【护理】

1. 一般护理　按康复科一般护理常规进行。恶寒发热、关节红肿疼痛、屈伸不利者，宜卧床休息，病情稳定后可适当下床活动。生活不能自理的卧床患者，要经常帮助其活动肢体，适时更换卧位，受压部位用软垫保护，防止发生压疮。

2. 饮食护理　饮食宜高营养、高维生素，清淡可口，易于消化。风、寒、湿痹者，应进食温热性食物，适当饮用药酒，忌食生冷。热痹者，宜食清淡之品，忌食辛辣、肥甘、醇酒等食物，鼓励多饮水。

3. 情志护理　病程缠绵，行动不便，患者常心情抑郁。要关心患者，给予心理安慰，减轻其痛苦，使其积极配合治疗与护理。劝说家属给予患者家庭温暖及生活照顾，使其心情舒畅。

4. 临证施护　风、寒、湿痹者的患部可用热水袋或遵医嘱给予热药袋热敷，也可用食盐、大葱热熨。局部注意保暖，疼痛部位可用护套。热痹者局部禁用温热疗法。

5. 家庭护理　手指爬墙疗法。先用患侧手触摸背部，颈部和对侧肩部。离墙

50cm 左右站立，双手前上举，以手掌或指尖触墙，逐渐用手指沿墙壁上爬，直到患肢因肩痛或活动受限不能再向上为止，在最高点做一记号，然后双手向下爬，重复做 10 ～ 20 次。每日坚持做 3 ～ 4 次。通过锻炼逐渐可完全恢复正常功能。

【转诊】

需转诊人群主要包括外伤或其他因素引起的症状重，或合并有其他严重疾患，在基层无法治疗的患者。

1. 初诊转诊

（1）不能明确诊断的疑难复杂病例。

（2）治疗中出现严重的不良反应或其他并发症较重的病例。

（3）疾病诊治超出医疗机构核准诊疗登记科目的病例。

（4）急性传染病患者及原因不明的传染病患者。

（5）精神障碍疾病的急性发作期病例。

（6）其他因技术、设备条件限制不能处置的病例。

（7）因诊断需要到上级医院进一步检查。

2. 随访转诊

（1）治疗效果欠佳，病情无明显改善者。

（2）疼痛没有缓解，功能活动受限者。

（3）随访过程中发现严重临床疾患或心脑肾损害而难以处理。

二、颈椎病

颈椎病是由于颈椎间盘退行性改变及其继发病理改变，累及其周围组织结构，即神经根、椎动脉、脊髓、交感神经、软组织等，并出现相应的一系列症状。一般认为，颈椎病的发生与颈部组织的退行性改变（简称退变）密切相关，退变也成为颈椎病发病学的一大特征。颈椎病好发部位依次为颈 5 ～ 6 节段、颈 6 ～ 7 节段、颈 7 ～胸 1 节段。

本病属中医学"眩晕""痹证"等范畴。由跌扑损伤、伏案久坐、外邪侵袭或年迈体弱、肝肾不足等因素引起。病机主要为筋骨损伤，经脉气血瘀滞不通。病位在颈项部，与督脉、手足太阳经、手足少阳经脉有关。

【诊断】

颈椎病的诊断主要依靠病史、体格检查、X 线片、CT 和 MRI 检查等，以及对关节活动度、肌力、感觉、日常生活活动能力等的检查。

1. 病史 患者有颈部损伤或长期伏案工作病史。

2. 临床表现

（1）颈型　是颈椎病中最常见的一种，以颈部症状为主，表现为颈部疼痛、僵硬酸楚，甚至活动受限，姿势不良及感受风寒后加剧或复发。

（2）神经根型　主要表现为颈项肩臂疼痛，伴有针刺样或过电样麻痛，颈活动受限，患侧上肢沉重无力，握力下降或持物落地。主要由膨隆或突出的椎间盘、增生的小关节刺激或压迫颈丛或臂丛神经根而产生继发炎症所致。

（3）脊髓型　主要是由于颈段脊髓受压迫或刺激后出现感觉、运动及反射障碍，临床表现为早期下肢发紫、步态不稳，晚期两侧下肢或四肢瘫痪、二便失禁或尿潴留。

（4）椎动脉型　主要表现以眩晕为主，常伴有耳鸣耳聋或恶心呕吐、视物不清，有发生体位性猝倒的危险。

（5）交感神经型　主要表现为交感神经兴奋症状，如眼睑无力，视力模糊，瞳孔扩大，眼窝胀痛，流泪，头疼，偏头疼，头晕，枕颈痛，心动过速或过缓，心前区痛，血压增高，四肢凉或手指发红发热，一侧肢体多汗或少汗等。

（6）食管压迫型　以吞咽困难及食后胸骨后的烧灼、刺痛感为主；可有一般颈椎病症状，如颈部疼痛、僵硬、活动受限，或伴有脊髓、神经根或椎动脉受压症状；少数人可出现气管刺激征、胸部不适、胸闷、恶心、呕吐等症。

（7）混合型　以上两种或两种以上类型同时存在的颈椎病。

3. 体格检查

（1）臂丛神经牵拉试验　嘱患者颈部前曲，检查者一手放于头部患侧，一手握住患肢腕部，向下牵引，同时放于头部的手向对侧推，使神经受到牵拉，若患肢出现痛麻或原有症状加重为阳性。在牵拉的同时使患肢内旋，称为 Eaten 加强试验。

（2）叩顶试验　患者端坐，检查者一手平置于患者头部，掌心向下，一手握拳叩击放于头顶部的手背。若出现颈部疼痛或臂丛神经刺激征为阳性。

（3）侧屈位椎间孔挤压试验　患者坐位，头微向患侧弯曲，检查者双手交叉，从患者头顶一侧下压，患肢出现放射性痛为阳性。

（4）后仰位椎间孔挤压试验　患者坐位，头向后伸，检查者双手交叉，从患者头顶部顺着颈椎纵轴下压，患肢出现放射性痛为阳性。

（5）颈部拔伸试验　患者坐位，检查者将双手分别托住下颌及枕部，稍用力向上拔伸头部，若出现疼痛减轻为阳性。

（6）直臂抬高试验　类似直腿抬高试验。患者取坐位或直立位，手臂伸直，术者站在背后，一手扶患侧肩，一手握患侧腕部并向后上方抬起，若臂丛神经受到牵扯，出现放射性疼痛者为阳性。

【西医治疗】

治疗目的为最大限度地缓解颈椎病的症状、提高患者生活质量。

1. 非手术疗法

（1）颈枕吊带牵引　适用于神经根型，主要作用为解除颈肌痉挛和缓解椎间盘内部压力。

（2）理疗　能加速炎症性水肿的消退和改善神经的血供。

（3）痛点注射醋酸泼尼松龙　小剂量局部痛点注射，常可解除疼痛。

（4）围领和颈托　用于非卧床患者或治疗间歇期，使颈椎保持制动。

（5）神经交感阻滞　对交感神经型凝肩，可做交感神经阻滞。

2. 手术疗法　只适应于少数经过严格的长期非手术治疗无效且有明显的颈脊髓受压或严重的神经根受压者。

【中医治疗】

1. 治疗原则　以手法治疗为主，配合药物、牵引、练功等治疗，缓解临床症状。

2. 辨证论治

（1）风寒阻络证

证候：颈部活动受限，僵硬，患肢窜痛及麻木，以疼痛为主，怕风畏寒，有汗或无汗，舌质淡红，苔薄白，脉浮。

治法：祛风散寒，通络止痛。

方药：桂枝加葛根汤或葛根汤加减。

加减：夹湿，加羌活；汗出，去麻黄，加荆芥、防风。

中成药：万通筋骨片，口服，每次2片，每日2～3次。

（2）寒湿阻络证

证候：颈部活动受限，患肢沉重无力或疼痛麻木，手指屈伸不利，伴头疼，胸闷，纳呆，舌质淡白，苔薄白，脉沉或弦滑。

治法：散寒除湿，温经止痛。

方药：羌活胜湿汤加减。

加减：恶寒无汗，加麻黄；畏寒，加附子。

中成药：颈复康颗粒，口服，每次1～2袋，每日2次。

（3）气滞血瘀证

证候：头、颈、肩、背及上肢疼痛麻木，呈胀闷感，疼痛呈刺痛样，痛有定处，拒按，夜间痛甚，舌质紫暗有瘀斑瘀点，脉弦涩。

治法：活血化瘀，行气止痛。

方药：桃红四物汤加减。

加减：疼痛甚，可加全蝎、蜈蚣；瘀重，加土鳖虫、水蛭。

中成药：颈痛片，口服，每次 4 片，每日 3 次。

3. 针灸疗法

（1）主穴　阿是穴、大椎穴、颈夹脊穴、申脉、后溪等。

（2）辨证加减　病督脉加百会、命门；病太阳经加天柱、养老、昆仑；病少阳经加风池、中渚、悬钟；风寒湿滞加风门、风府、阴陵泉；气滞血瘀加合谷、三阴交；痰湿阻络加丰隆、中脘；肝肾不足加肝俞、肾俞、太溪、三阴交；气血亏虚加脾俞、足三里。

（3）操作　毫针常规针刺，寒者加灸。

4. 推拿疗法

（1）松解手法

1）按揉法：施术者用拇指指腹按揉颈项两旁的软组织，由上而下操作 5 分钟左右。

2）捏拿法：施术者用单手或双手捏拿颈后，颈两侧及肩部的肌肉，反复 3～5 次；随后用擦法放松患者的颈肩部，上背及上肢的肌肉 5 分钟左右。能舒筋活络，使颈肩部痉挛的肌肉得以放松。

（2）点穴止痛法　施术者用拇指点按风池、风府、肩井、天宗、曲池、手三里、合谷等穴，以酸胀为度。舒筋通络，进一步缓解痉挛肌肉，通经络而行气血，使颈肩部上肢僵硬痉挛的肌肉逐渐趋于柔软并富于弹性。

（3）理筋整复

1）端提运摇法：施术者双手置于颈项部，缓缓用劲向上提颈，并慢慢用力使头部向左右两侧旋转 30°～40°，重复 8～12 次。使椎间隙增宽，以扩大椎间孔。

2）双手端项旋转：患者自然放松颈部肌肉。施术者一手持续托起下颌，一手置于颈部，使颈略前屈，下颌内收。双手同时用力向上提拉，并缓慢地左右旋转头部 5～10 次，以活动颈椎小关节。最后用力将下颌向一侧做稳妥斜扳，即可听到清脆之响声，患者感到颈项舒适。手法要轻快而稳妥，切不可突发暴力，否则易导致医源性损伤的不良后果。

【护理】

1. 一般护理　环境适宜安静、舒适、阳光充足，有良好的通风条件。保持良好的睡卧姿势，枕头不宜过软、过硬或过高。头颈部不做剧烈运动，不做突然后转等动作，以免引起不适。

2. 病情观察　①对急性期的患者应加强观察疾病的症状和体征，了解病变的部位、受压组织及压迫的轻重等。②在应用颈托时，须观察症状缓解情况，症状缓解消失一段时间后，应减少使用时间。

3. 情志护理　应针对患者不同的心理，做好安慰解释工作，使患者树立战胜疾病的信心。

4. 饮食护理 给予营养丰富的普通饮食。

5. 给药护理 ①中药汤剂适宜温服。若服用血管扩张剂时应注意血压的变化。②根据病症选用的手法、穴位各有不同。进行推拿、按摩时，手法适宜轻柔和缓，注意观察患者的反应和局部变化情况，要防止手法粗重引起的意外。

【转诊】

需转诊人群主要包括起病急、症状重、外伤引起颈椎严重损伤、药物及针灸推拿无法控制的难治性颈椎病患者。妊娠和哺乳期女性外伤性颈椎病患者不建议基层就诊。转诊后 2 ~ 4 周基层医务人员应主动随访，了解患者在上级医院的诊断结果或治疗效果，达标者恢复常规随访，预约下次随访时间；如未能确诊或达标，仍建议在上级医院进一步治疗。

1. 初诊转诊

（1）诊断不明确或手术指征明确。

（2）符合以上颈椎病症手术指征者。

（3）经保守治疗症状不缓解或加重者。

（4）需要神经内科及其他科室综合治疗者。

2. 随访转诊

（1）经基层医院治疗后症状仍未改善。

（2）症状难以控制。

（3）出现难以处理的不良反应。

（4）随访过程中发现严重临床疾患或心脑肾损害而难以处理。

3. 急救车转诊

（1）脊髓损伤表现，出现肢体功能障碍、截瘫等症状。

（2）出现肌肉萎缩，神经持续性疼痛、进行加重等神经严重受损者。

（3）颈椎病手术后出现神经功能严重障碍者。

（4）颈椎病症手术后脑脊液漏，出现中枢神经系统感染症状者。

三、腰椎间盘突出

腰椎间盘突出症（LDH），又称腰椎间盘纤维环破裂症，主要是因为腰椎间盘各部分（髓核、纤维环及软骨板），尤其是髓核，出现不同程度的退行性改变后，在外力因素的作用下，椎间盘的纤维环破裂，髓核组织从破裂之处突出（或脱出）于后方或椎管内，导致相邻脊神经根遭受刺激或压迫，从而产生腰部疼痛，一侧下肢或双下肢麻木、疼痛等一系列临床症状。腰椎间盘突出症以腰 4 ~ 5、腰 5 ~ 骶 1 发病率最高，约占 95%。本病多见于现代医学的腰部病变及下腹腔内脏疾病，如腰部软组织慢性劳损、腰椎病变、腰椎间盘病变、腰椎管狭窄、腰椎管狭窄、风湿、盆腔疾患及肾脏病变等。

本病属中医学"腰痛"范畴,多因感受外邪、跌仆损伤、年老体虚、劳欲太过,腰部经络气血阻滞,或经络失于温煦、濡养,与肾、足太阳膀胱经及督脉关系密切。

【诊断】

LDH 诊断必须结合临床症状、体征和影像学检查进行综合判断,症状和体征反映的受累节段神经应与 MRI 或 CT 显示突出物压迫的神经支配区域相符。

诊断标准包括:①下肢放射性疼痛,疼痛位置与相应受累神经支配区域相符。②下肢感觉异常,相应受累神经支配区域皮肤浅感觉减弱。③直腿抬高试验、直腿抬高加强试验、健侧直腿抬高试验或股神经牵拉试验阳性。④腱反射较健侧减弱。⑤肌力下降。⑥腰椎 MRI 或 CT 显示椎间盘突出,压迫神经与症状、体征受累神经相符。前 5 项标准中,符合其中 3 项,结合第 6 项,即可诊断为 LDH。

注意事项包括:①腰痛不是诊断 LDH 的必要条件,但患者常有腰痛病史。②单纯 MRI、CT 等影像学诊断不能作为诊断 LDH 依据。③脊髓造影术为有创操作,不作为常规推荐。④神经电生理检查和红外热成像检查对 LDH 诊断意义有限,不做常规推荐。⑤对于多节段 LDH,难以明确主要责任椎间盘节段时,可采用椎间盘造影术和选择性神经根阻滞术来明确责任节段。

【西医治疗】

根本目的为最大限度地减轻腰椎间盘突出症的疼痛和降低致残率。治疗目标为使患者疼痛症状减轻或消失。多数 LDH 患者症状会随时间推移而缓解,因而治疗应根据病程、临床表现、椎间盘突出的位置及相应神经根受压严重程度,采取个体化治疗方案,主要包括:

1. 一般治疗 急性发作期需卧床休息,但不主张长期卧床,鼓励患者进行适当的、有规律的日常活动,活动时可佩带腰围。此外,正确的健康宣教,对预防复发、缓解症状等有一定的帮助。

2. 药物治疗 对乙酰氨基酚、非甾体抗炎药(布洛芬、塞来昔布、依托考昔等)、离子通道调节剂(加巴喷丁、普瑞巴林等)、曲马朵、阿片类药物(羟考酮、芬太尼、丁丙诺啡等)、脱水药物(甘露醇)、糖皮质激素、中枢性肌肉松弛剂(乙哌立松、氯唑沙宗等)、神经营养剂及改善微循环中药等对 LDH 都有一定的疗效,临床上可根据病情选择使用。

3. 物理治疗

(1)牵引疗法 包括腰椎牵引是 LDH 患者常用的保守治疗手段之一,可减轻椎间盘内压、松解粘连组织、松弛韧带、解除肌肉痉挛、改善局部血液循环并纠正关节突关节紊乱。

（2）体外冲击波疗法 体外冲击波治疗可有效地减轻患者腰背疼痛，改善其功能状态及生活质量。

（3）中低频电疗 临床上常使用的中低频电疗有经皮神经电刺激和干扰电治疗两种。

（4）高能量激光疗法 可用于治疗低功率激光刺激难以覆盖的部位，如关节突关节深部，具有抗炎、消肿和镇痛的作用。

4. 微创手术与治疗 微创手术与治疗主要包括软组织松解术、注射治疗、射频热凝术、经皮椎间盘臭氧消融术、经皮椎间盘等离子消融术、经皮低能量激光椎间盘修复术、经皮椎间盘胶原酶化学溶解术、经皮椎间盘旋切术、经皮脊柱内镜腰椎间盘摘除术，临床可根据患者综合情况酌情选择。

5. 手术治疗 经严格正规的保守治疗无效且无法用微创技术处理时，可考虑手术治疗。微创手术的目的是缓解疼痛和（或）神经损害症状，而不是治愈椎间盘退变和逆转椎间盘突出。

【中医治疗】

1. 治疗原则 治疗应分虚实论治，虚者以补肾壮腰为主，兼调养气血；实者祛邪活络为要，针对病因，施以活血化瘀、散寒除湿、清泻湿热等法。虚实兼夹者，分清主次，标本兼顾治疗，配合膏贴、针灸、按摩、理疗等法可收到较好的效果。

2. 辨证论治

（1）气滞血瘀证

症状：腰腿痛如刺，痛有定处，日轻夜重，腰部板硬，俯仰旋转受限，痛处拒按，后期可见下肢麻木或肌肉萎缩，舌质暗紫，或有瘀斑，舌苔薄白或薄黄，脉弦紧或涩。

治法：行气活血，祛瘀止痛。

方药：桃红四物汤加减。

加减：疼痛剧烈，日轻夜重，加土鳖虫；由于闪挫扭伤，或体位不正而引起，加乳香、青皮；新伤，可配服七厘散。

中成药：①瘀血痹胶囊，口服，每次6粒，每日3次。②腰痹通胶囊，口服，每次3粒，每日3次（饭后服，30天为1个疗程）。

（2）寒湿痹阻证

症状：腰腿冷痛重着，转侧不利，适量活动稍减轻，阴雨天疼痛加重，遇寒痛增，得热痛减，头重如裹，膝腿沉重，形寒肢冷，病程缠绵，舌质淡白，苔白多津，脉迟或紧。

治法：温经散寒，祛湿通络。

方药：独活寄生汤加减。

加减：寒甚痛剧，拘急不适，肢冷面白，加附子、肉桂、白芷；湿盛阳微，腰身重滞，加五加皮；痛走不定，加羌活。

中成药：痹痛宁胶囊，口服，每次2粒，每日2次（两周为1个疗程）。

（3）湿热痹阻证

症状：腰部疼痛，腿软无力，痛处伴有热感，遇热或雨天痛增，活动后痛减，恶热口渴，小便短赤，苔黄腻，脉濡数或滑数。

治法：清利湿热，通络止痛。

方药：大秦艽汤加减。

加减：烦痛，口渴尿赤，加栀子、忍冬藤，滑石；身重痛，纳呆，加防己、萆薢、蚕沙、木通；咽喉肿痛，脉浮数，加柴胡、黄芩、僵蚕。

中成药：二妙丸，口服，每次6~9g，每日2次。

（4）脾肾阳虚证

症状：腰酸背疼缠绵日久，反复发作，劳累更甚，卧则减轻，喜按喜揉，腰腿发凉，轻则似冷风吹，重则如坐水中，得温则舒，伴少气懒言，自汗，手足不温，大便清稀，甚则五更泄泻，宫冷不孕，遗精滑泄，舌质淡，苔薄，脉微弱。

治法：温补脾肾，舒络养筋。

方药：肾气丸加减。

加减：气短乏力，语声低弱，食少便溏或肾脏下垂，加党参、黄芪、升麻、柴胡、白术。

中成药：①右归丸（大蜜丸），口服，每次1丸，每日3次。②桂附地黄丸，口服，每次8g，每日3次。

（5）肝肾阴虚证

症状：腰部酸软疼痛，痛势绵绵，膝腿软弱无力，不耐久用，伴头晕耳鸣，潮热盗汗，五心烦热，口干，失眠多梦，舌质红，少苔，脉细数。

治法：滋补肾阴，柔筋通络。

方药：左归丸加减。

加减：若虚火甚，加大补阴丸送服；腰痛日久不愈，无明显的阴阳偏虚，加用青娥丸。

中成药：①六味地黄丸，口服，每次8g，每日3次。②左归丸，口服，每次9g，每日2次。

3. 针灸治疗 通经止痛，取局部阿是穴及足太阳经穴。

（1）基本方 肾俞、大肠俞、阿是穴、委中等穴。

（2）辨证加减 寒湿腰痛，加腰阳关；瘀血腰痛，加膈俞；肾虚腰痛，加悬钟、志室；督脉病证，加后溪；太阳经证，加申脉。

（3）操作 毫针常规刺法，急性腰痛，痛势剧烈者，阿是穴，委中穴可用三棱针点刺放血，加拔火罐；寒湿证，肾虚证加灸法；瘀血证加阿是穴刺络拔罐。

4. 推拿疗法

（1）治疗时间及疗程　每次约45分钟，1周为一个疗程。

（2）取穴　大肠俞、关元俞、秩边、环跳、承扶、殷门、委中、阳陵泉、悬钟、昆仑、气冲。

（3）操作

1）揉背：患者取俯卧位。用掌揉法于脊柱两侧，由背部自上而下操作至腰骶部，两侧交替反复进行，手法操作的重点部位在患侧腰骶肌肉紧张的部位，以使肌肉放松。

2）封腰：患者取俯卧位。用双手的拇指和中指重叠地对置在腰椎两侧大肠俞或关元俞上，双手对称用力有节奏地按压腰部并向脊柱方向夹挤，以增加椎间盘外的压力，有助于改变突出椎间盘的位置。

3）通经：患者取俯卧位。用拇指按法于患侧下肢的环跳、承山、殷门、委中、阳陵泉、悬钟、昆仑穴，以酸胀的感觉为度。

4）扳按：患者取俯卧位。医者用一手按压在患者的腰骶部，另一手将对侧的肩部扳起，双手对抗用力，并使肩部尽量旋后，然后将扳肩的手按压在患者的腰骶部，用按压在腰骶部的手将对侧下肢扳起，双手对抗用力，并使对侧下肢尽量旋后，然后医者于患者另一侧同法重复操作1次，此步操作通过对椎体前纵韧带的牵拉，使椎体前缘的间隙加宽，有利于突出椎间盘的回纳。

5）牵抖：患者取俯卧位。双手攀住床头，用双手分别持握患者两踝关节的上方，先用力向下牵引1～2分钟，然后将患者双下肢进行左右摇晃摆动，并于摆动的同时，再将患者下肢稍提起进行轻抖动3～5次，使力作用于腰部，此步操作可增大椎间隙，使椎间盘内产生负压，通过内吸引的作用，有助于突出物的还纳。

6）斜扳：患者取侧卧位。健侧下肢在下伸直，患侧下肢在上屈曲，医者位于患者腹侧，用一手（或肘）置于肩前部，另一手（或肘）置于髂骨后面，两手（或两肘）对抗施力，使患者肩部旋后，骨盆旋前，将腰部缓缓地进行旋转牵伸，当腰部转至所能动的限度时，医者的双手（或双肘）稍做回旋，在患者腰部顺势回旋的即刻，医者的双手（或双肘）反复交错地用力做一个有限度的加大幅度的旋转，此时常常可听到清脆的响声。而后，另侧用同法重复操作1次。此步操作通过对椎体后纵韧带的牵拉，使活动度最大的腰4、5或腰5与骶1的间隙加大，有利于突出椎间盘的回纳，亦能改变突出物与受压神经根的关系，起到解除神经根受压的作用。

7）摇腰：患者取仰卧位，屈膝、屈髋。医者位于患者侧方，用一手握住患者双踝，另一手和前臂掌面拢住患者双膝，并使患者髋部进行左右旋转摇动，反复操作3-5遍。此步操作具有拉紧后纵韧带和加宽椎体后缘椎间隙的作用，有利于突出的椎间盘的回纳。

8）压牵：患者取仰卧位，屈膝、屈髋用双手攀住床头。医者位于床尾，双手持握患者的双踝并着力向上进行弹动性推压，使腰部过度屈曲，然后双手同时着力向下牵引。此步操作可强屈下腰椎及骶椎关节，将后纵韧带拉紧，椎间隙后缘加宽，有助于突出的椎间盘的自行回纳。

9）放通：患者取仰卧位。用拇指按法于患侧气冲穴，由轻而重渐渐地向下按压，当按压到指下动脉微弱时，按而留之，使患侧下肢出现麻、凉的感觉然后再将拇指缓缓抬起，使患侧下肢出现灼热的感觉直至足底。

10）擦腰：患者取俯卧位。用掌指擦法于腰脊柱督脉，掌横擦法于腰骶部，以透热为度。

【护理】

1. 按中医骨伤科一般护理常规进行。

2. 病情观察。

（1）对急性发作期的患者，观察疼痛的部位、性质、与体位变化的关系以及有无放射痛和皮肤感觉异常等情况。

（2）推拿前嘱患者排空大小便。

（3）推拿后即用腰围固定腰部，平卧硬板床；观察腰腿疼痛情况。

（4）症状缓解后应坚持腰背肌锻炼。

（5）注意患者有无二便功能障碍，做好皮肤护理，防止湿疹、压疮的发生。

3. 用药期间忌生冷及寒凉食物，同时外避风寒，以免加重病情。

4. 饮食宜营养丰富，忌食生冷、辛辣、滋腻之品。

5. 关注患者情绪变化，做好思想疏导，树立信心，配合治疗和护理。

6. 非手术疗法治疗急性期患者时，应绝对平卧硬板床休息，包括饮食、大小便等均不能起床，可缓解髓核对神经根的压迫，以缓解疼痛。1～3周后，如症状缓解，可戴护腰下地活动。

【转诊】

1. 初诊转诊

（1）合并其他系统重要脏器疾病。

（2）病情复杂、诊断不明确或手术指征不明确者。

（3）诊断明确有手术指征者。

（4）合并多节段腰椎管狭窄及腰椎畸形或不稳，需要广泛减压者，以及多节段融合固定、畸形矫正的腰椎间盘突出症。

（5）高位及巨大椎间盘突出。

2. 随访转诊

（1）经保守治疗症状不缓解或加重者。

（2）复发性腰椎间盘突出症状明显、保守治疗无效者。

（3）腰椎间盘突出症手术融合固定失败、需要翻修手术者。

（4）随访过程中发现腰椎间盘突出症手术后出现感染、脑脊液漏、神经损伤加重等严重并发症而难以处理者。

3. 急救车转诊

（1）合并马尾神经受压表现、大小便功能障碍者。

（2）出现足下垂等神经传导功能严重障碍者。

（3）腰椎间盘突出症手术后出现下肢神经传导功能严重障碍者。

（4）腰椎间盘突出症手术后脑脊液漏，出现中枢神经系统感染症状者。

第四节　男性性功能障碍疾病

勃起功能障碍（erectile dysfunction，ED）是指阴茎持续不能达到或维持足够的勃起以完成满意的性生活，病程在 3 个月以上。ED 是男科最常见的性功能障碍之一，尽管其并不是一种危及生命的疾病，但与患者的生活质量、性伴侣关系、家庭稳定密切相关，更是许多躯体疾病的早期预警信号。

本病属中医学"阳痿"范畴，特点为痿而不举、举而不坚、坚而不久。本病多因房事不节，或染手淫，或先天不足，或忧思恐惧、七情过极；或嗜酒肥甘，湿热下注等引起。基本病机为宗筋失养、弛缓不振。病位在宗筋，与肾、肝、心、脾的功能失调密切相关，经脉上主要与心、肝、脾、肺、肾经密切相关。

【诊断】

1. 病史　ED 诊断的主要依据是主诉。客观准确的病史是诊断的关键，同时鼓励患者配偶参与 ED 的诊断。现病史包括起病时间、病情的发展与演变、婚姻情况、性生活情况、伴随症状、伴随疾病、个人情况、有无相应的手术及创伤史、精神心理及家庭情况、国际勃起功能指数 –5（international index of erectile function–5，IIEF–5）量表评分等。

2. 体格检查　一般检查包括体型、毛发及皮下脂肪分布、肌肉力量、第二性征及男性乳房有无女性发育化，必要时评估心血管系统、神经系统，老年男性应常规进行直肠指检等。专科检查重点评估外生殖器，包括阴茎的大小、外形（如阴茎是否弯曲），包皮有无异常（如包茎）、包皮阴茎头炎、包皮粘连或包皮系带过短等；仔细触摸阴茎海绵体，特别需要注意阴茎硬结症（Peyronie 病）；检查局部神经反射（如会阴部感觉、提睾肌反射等）。

3. 实验室检查　推荐检查项目为雄激素水平测定，必要时可选择血糖、睾酮、血脂、黄体生成素（LH）、泌乳素（PRL）、卵泡刺激素（FSH）、雌二醇（E2）等。

4. 评估阴茎勃起的常规检查

（1）阴茎夜间勃起硬度测定 主要用于鉴别心理性和器质性 ED。正常男性夜间阴茎勃起前提是处于深睡眠时期，次数 3 ~ 6 次，需连续观察 2 ~ 3 个夜晚，阴茎头硬度大于 60%，且持续 10 分钟为有效的功能性勃起。

（2）视听刺激下阴茎硬度测试 适用于对门诊患者进行快速初步诊断及评价患者对药物治疗的反应情况，也可用于观察患者口服 5 型磷酸二酯酶抑制剂（PDE5-I）后阴茎勃起情况。

（3）阴茎海绵体注射血管活性药物试验 主要用于鉴别血管性、心理性和神经性 ED，一般采用前列腺素 E1，或罂粟碱加酚妥拉明。

（4）阴茎彩色多普勒超声检查 目前诊断血管性 ED 最有价值的方法之一。评价阴茎内血管功能的常用参数有：海绵体动脉直径、收缩期峰值流速，舒张末期流速和阻力指数。目前该方法还没有统一的正常值。一般认为，注射血管活性药物后阴茎海绵体动脉直径 > 0.7mm 或增大 75% 以上，收缩期峰值流速（PSV）≥ 30cm/s，舒张末期流速（EDV）< 5cm/s，阻力指数（RI）> 0.8 为正常。PSV < 30cm/s 提示动脉供血不足；EDV > 5cm/s，RI < 0.8 提示阴茎静脉闭塞功能不全。

（5）神经诱发电位检查 包括多种检查，如阴茎感觉阈值测定、球海绵体反射潜伏时间、阴茎海绵体肌电图、躯体感觉诱发电位及括约肌肌电图等。目前应用较多的检查为 BCR latency，该法主要用于神经性 ED 的间接诊断和鉴别诊断。BCR latency 的正常均值为 30 ~ 45ms，超过均值 3 个标准差以上者为异常，提示有神经性病变的可能。

5. 评估阴茎勃起的特殊检查

（1）阴茎海绵体灌注测压及造影 用于诊断静脉性 ED。

（2）选择性阴部内动脉造影 选择性阴茎动脉造影可以明确动脉病变部位和程度，同时可行扩张或介入治疗。因该技术并非绝对安全，可造成动脉内膜剥脱及出血等并发症，故需慎重选择。

【西医治疗】

1. 矫正引起 ED 的有关因素 改变不良生活方式和社会心理因素；性技巧和性知识咨询；改变引起阳痿的有关药物；对原法的器质性疾病进行治疗，如雄激素缺乏者，可用雄激素补充。

2. 针对勃起功能障碍的直接治疗

（1）性心理治疗 性心理疗法或夫妇间行为治疗等。

（2）口服药物 西地那非、他达拉非、伐地那非等均是一种选择性 5 型磷酸二酯酶抑制剂，但禁忌与硝酸酯类药物合用，否则会发生严重低血压。酚妥拉明是一种 α 肾上腺素能受体阻断剂，对性中枢和外周均有作用，适用于轻、中度

ED。

（3）局部治疗　前列腺素 E$_1$ 是一种阴茎海绵体注射血管活性药物，疗效可达 80% 以上，但因有创、疼痛、异常勃起及长时间使用后阴茎部形成瘢痕而少用。比法尔是一种局部外用 PGE$_1$ 乳膏，经尿道给药，疗效可达 75%，不良反应有局部疼痛和低血压。真空缩窄装置是通过负压将血流吸入阴茎，然后用橡皮圈束于阴茎根部阻滞血液回流，维持阴茎勃起，缺点是使用麻烦，并可能出现阴茎疼痛、麻木、青紫、射精障碍等并发症。

（4）手术治疗　包括血管手术和阴茎假体植入术，只有在其他治疗方法均无效的情况下才建议采用。

【中医治疗】

1. 治疗原则　补肾疏肝，健脾益气，行气活血，恢复前阴宗筋气血正常运行。

2. 辨证论治

（1）命门火衰证

证候：阳事不举，或举而不坚，伴神疲倦怠，畏寒肢冷，面色㿠白，头晕目眩，耳鸣，腰膝酸软，夜尿清长，舌淡胖苔薄白，脉沉细。

治法：温肾壮阳。

方药：赞育丸加减。

加减：滑精频繁，精薄精冷，加覆盆子、金樱子、益智仁；阴阳两虚，可用还少丹加减；火衰不甚，精血薄弱，或真阴不足，可用左归丸加减。

中成药：左归丸，口服，每次 9g，每日 2 次。

（2）心脾亏虚证

证候：阳痿不举，伴心悸易惊，失眠多梦，神疲乏力，面色无华，食少纳呆，腹胀便溏，舌质淡边有齿痕苔薄白，脉细弱。

治法：补益心脾。

方药：归脾汤加减。

加减：肾阳虚，加补骨脂、菟丝子、淫羊藿；血虚明显，加制何首乌、鹿角霜、龟甲胶；平素可常服人参归脾丸或参苓白术散以补益脾胃。

中成药：天王补心丹，口服，每次 9g，每日 2 次。

（3）肝郁气滞证

证候：临房不举，举而不坚，或寐中或其他时候有阳事自举，心情抑郁烦闷，胸胁胀满或窜痛，喜太息，脘闷不适，食少便溏，舌质淡苔薄白，脉弦。

治法：疏肝解郁。

方药：柴胡疏肝散加减。

加减：肝郁化火，加牡丹皮、栀子、龙胆草；瘀血，加丹参、赤芍、鸡血藤；兼纳呆便溏，可用逍遥散加减。

中成药：疏肝益阳胶囊，口服，每次 4 粒，每日 3 次。

（4）湿热下注证

证候：阴茎痿软，伴阴囊潮湿，瘙痒腥臭，睾丸坠胀痛，小便赤涩灼痛，胁胀腹闷，肢体困倦，泛恶口苦，舌质红苔黄腻，脉滑数。

治法：清利湿热。

方药：龙胆泻肝汤加减。

加减：阴部瘙痒潮湿，加地肤子、苦参、蛇床子；湿盛困遏脾肾之阳，可用右归丸合平胃散加减；湿热伤肾，阴虚火旺，可合用知柏地黄丸。

中成药：四妙丸，口服，每次 6g，每日 2 次。

（5）惊恐伤肾证

证候：临房不举或乍举乍泄，心悸易惊，胆怯多疑，夜寐不宁，言迟声低，常有被惊吓史，舌质淡苔薄白，脉弦细。

治法：益肾宁神。

方药：启阳娱心丹加减。

加减：惊悸不安，加磁石、煅龙齿；脉络瘀阻，加蜈蚣、露蜂房、丹参、川芎。

中成药：十味手参散，口服，每次 1 ~ 1.2g，每日 3 ~ 4 次。

3. 针灸治疗

（1）基本方 关元、中极、肾俞、命门、三阴交。

（2）辨证加减 命门火衰，加八髎；心脾亏虚，加心俞、脾俞、神门；惊恐伤肾，加百会、四神聪；湿热下注，加阴谷、行间；夜寐不宁，加神门；心惊易惊，加内关；头晕目眩，加风池；腰膝酸软，加腰阳关；纳谷不香，加足三里；阴囊潮湿，加阴陵泉。

（3）操作 命门火衰、心脾亏虚、惊恐伤肾者针用补法，可加灸；湿热下注者针用泻法。

4. 推拿治疗

（1）基本治法 推拿对阳痿的治疗原则是以温肾壮阳为主。

（2）取穴 神阙、气海、关元、中极、心俞、肾俞、命门、八髎穴。

（3）操作 患者取仰卧位。①用腹部按法于神阙穴，使热觉渗透丹田及会阴部，操作 3 ~ 5 分钟。②用按、揉法于气海，关元，中极穴，每穴操作 1 分钟。③用摩法于小腹，反复操作 3 分钟，以小腹出现温热的感觉为度。

（4）辨证施治 ①纵情恣欲，加用腹部按法于中脘穴，并用摩法于大腹部，操作 5 分钟；用拇指按、揉法于足三里、三阴交、膈俞、脾俞穴，每穴操作 1 分钟，以酸胀的感觉为度。②恐惧忧虑，加用轻柔缓和的一指禅推法，自印堂穴沿督脉经神庭，上星，前顶推至百会穴，反复操作 3 ~ 5 遍；用双手拇指自印堂穴沿眉弓抹至太阳穴，并于太阳穴施用按、揉法，反复操作 3 ~ 5 遍；用擦法于背部两侧膀胱经，并于肝俞、胆俞穴施用拇指按、揉法，以酸胀的感觉为度。

【护理】

1. 调整心理状态　解除焦虑、紧张、抑郁等。情绪低落、焦虑惊恐是阳痿的重要诱因。调畅情志是预防及调护阳痿的重要环节。

2. 加强性医学教育　节制性欲，切忌恣情纵欲，房事过频，手淫过度，以防精气虚损，命门火衰，导致阳痿。宜清心寡欲，摒除杂念，怡情养心。

3. 和谐夫妻感情　配偶参与、鼓励。

4. 饮食调护　不应过食醇酒肥甘，避免湿热内生，壅塞经络，造成阳痿。

5. 积极治疗易造成阳痿的原发病　如糖尿病、动脉硬化、甲状腺功能亢进症、皮质醇增多症等。此外，某些药物可影响性功能而致阳痿，如大剂量镇静剂、降压药、抗胆碱类药物等，尽量避免长期服用。

6. 巩固疗效　阳痿好转时应停止一段时间性生活，以免症状反复。

7. 矫正危险因素　如吸烟、酗酒、高血脂、肥胖、药物滥用等。

【转诊】

1. 需转诊人群主要包括起病急、病因不明或其他原发病继发损害的 ED 患者。
2. 起病急，病因不明。
3. 高龄患者。
4. 合并有心、脑、肾等多种基础疾病的患者。
5. 病情影响到日常生活，需要进一步心理咨询的患者，需要转诊到具有心理咨询资质的上级医院。
6. 需要或欲行手术治疗的 ED 患者。

第四章　妇产科疾病

扫一扫看课件

一、痛经

痛经是指女性在正值经期或其前后，出现小腹或腰部疼痛，甚至痛及腰骶，伴随月经周期而发作，严重者可伴恶心呕吐、冷汗淋漓、手足厥冷，甚至昏厥，给工作及生活带来影响。临床常将其分为原发性和继发性两种，原发性痛经是指生殖器官不存在器质性疾病的痛经，多发生于已经建立排卵周期的青春期女性，通常在月经初潮出现的 1 ～ 2 年内，也称功能性痛经；继发性痛经是指由盆腔器质性疾病引起的月经期痛，如子宫内膜异位症、盆腔炎等，也称器质性痛经。

中医学认为，本病的发生与冲任、胞宫的周期性生理变化密切相关，主要病机在于邪气内伏或精血素亏，更值经期前后冲任二脉气血的生理变化急骤，导致胞宫的气血运行不畅，"不通则痛"；或冲任、胞宫失于濡养，"不荣则痛"，故使痛经发作。病机主要有肾气亏损、气血虚弱、气滞血瘀、寒凝血瘀、湿热蕴结等。

【诊断】

关于本病的诊断，目前多以周期性腹痛等临床表现为依据，临证时需详细询问病史分析病因、症状及体征。应首先排除盆腔病变，必要时需进行有关检查，尤其是妇科检查。

1. 病史　应注意患者的年龄、发育情况、婚否、分娩过程及以往月经情况，包括月经周期、持续时间、疼痛发生的性质及时间。有无经期过度劳累、精神紧张及情绪激动，有无经期受寒及过食生冷食物等。

2. 临床表现

（1）腹痛　一般于初潮后数月出现，其特点是月经来潮数小时前已感疼痛，月经开始时疼痛逐步或迅速加剧，呈阵发性下腹部绞痛、胀痛坠痛，并放射到腰骶部、股内侧及阴道、肛门或两侧股部。一般疼痛可持续数小时甚至 1 ~ 2 天，以后疼痛逐渐减轻，甚至消失。腹痛剧烈时，可伴有面色苍白、出冷汗、手足发凉、疲劳、头晕、头痛，偶尔可见晕厥及发热。

（2）胃肠道症状 如恶心、呕吐、腹泻及肠胀气或肠痉挛痛等，一般可持续数小时，1 ~ 2 天后，症状逐渐减轻、消失。

3. 检查

（1）妇科检查 在进行初始治疗前，盆腔检查不是必需的。功能性痛经者，妇科检查多无明显病变，部分患者可有子宫体极度屈曲，宫颈口狭窄。子宫内膜异位症者多有痛性结节、子宫粘连、活动受限，或伴有卵巢囊肿；子宫腺肌病者子宫多呈均匀性增大，经期检查时子宫压痛明显；慢性盆腔炎者有盆腔炎症的征象。

（2）辅助检查 实验室或影像学检查对于原发性痛经的诊断意义不大。对于一线治疗耐药或盆腔检查异常的痛经患者，超声检查可发现是否存在引起继发性痛经的原因。B 型超声检查对子宫内膜异位症、子宫腺肌病、慢性盆腔炎的诊断有帮助，必要时行腹腔镜检查，与经血引流受阻、盆腔粘连、感染充血等相鉴别。子宫内膜异位症是继发性痛经最常见的原因。对于非甾体抗炎药和口服避孕药治疗痛经效果差的青少年女性，行腹腔镜检查发现，其中约有 70% 的患者存在子宫内膜异位症。超声检查不能发现可能存在的细微的器质性病变，如子宫骶韧带结节压痛或宫颈摆动痛。通过放免法测定子宫内膜及月经血中 $PGF_{2\alpha}$ 的含量，不仅有利于痛经的诊断，而且还可判断痛经程度。

典型的胃肠道或泌尿道症状或者与月经周期无关的盆腔疼痛，通常意味着非妇科疾病引起的盆腔疼痛，可使痛经加重，原因包括盆腔粘连、炎症性肠病、肠易激综合征、间质性膀胱炎及精神疾病。

【西医治疗】

根本目的为镇静、止痛。治疗目标为缓解及预防经期疼痛、控制疾病进展。根据痛经的严重程度，以及患者的年龄、婚否、有无生育要求而选择适宜的治疗方法。

1. 非甾体抗炎药 给予常规剂量的非甾体抗炎药可以作为大多数女性治疗痛经的一线治疗方案。如果在开始出血和（或）相关症状出现时即进行有效的治疗，那么治疗时间通常不会超过 2 或 3 天。推荐剂量包括初始的负荷剂量，随之是常规预定的剂量，最后是每日推荐的最大剂量。

2. 非激素药物 如对乙酰氨基酚和帕马溴联合应用可以暂时缓解痛经，也可使用甲芬那酸、双氯芬酸、阿司匹林、布洛芬等。

3. 激素 适用于目前没有生育要求的女性，推荐连续或长期联合使用激素类避孕药，如可选用炔雌醇、黄体酮、醋酸甲羟孕酮、地诺孕素、左炔诺孕酮等。

【中医治疗】

1. 治疗原则　调理冲任气血，经期调血止痛治标，平时辨证求因治本，并结合不同症状，或行气，或活血，或散寒，或清热，或补虚，或泻实。

2. 辨证论治

（1）肾气亏损证

证候：经期或经后，小腹隐隐作痛，喜按，伴腰骶酸痛，月经量少，色淡质稀，头晕耳鸣，面色晦暗，小便清长，舌质淡苔薄，脉沉细。

治法：补肾填精，养血止痛。

方药：调肝汤加减。

加减：经量少，加鹿角胶、熟地黄、枸杞子；腰骶酸痛剧，加桑寄生、杜仲、狗脊。

中成药：①妇科调经颗粒，口服，每次14g，每日3次。②妇科十味片，口服，每次4片，每日3次。

（2）气血虚弱证

证候：经期或经后，小腹隐痛喜按，月经量少，色淡质稀，神疲乏力，头晕心悸，失眠多梦，面色苍白，舌质淡苔薄，脉细弱。

治法：补气养血，和中止痛。

方药：黄芪建中汤加当归、党参。

加减：头晕，心悸，失眠，加首乌藤、枸杞子；腰膝酸软，加杜仲、续断。

中成药：八珍益母丸，口服，每次6g，每日2次。

（3）气滞血瘀证

证候：经前或经期，小腹胀痛拒按，经血量少，经行不畅，经色黑紫有块，块下痛减，胸胁乳房胀痛，舌质紫暗或有瘀点，脉弦涩。

治法：行气活血，祛瘀止痛。

方药：膈下逐瘀汤加减。

加减：痛经剧烈，伴有恶心呕吐，加吴茱萸、姜半夏、陈皮；小腹冷痛，加艾叶、小茴香；口渴，舌红，脉数，加栀子、连翘、黄柏。

中成药：①元胡止痛片，口服，每次4~6片，每日3次。②七制香附丸，口服，每次6g，每日2次。

（4）寒凝血瘀证

证候：经前或经期，小腹冷痛拒按，得热则痛减，或周期后延，经血量少暗有块，畏寒肢冷，面色青白，舌质暗苔白，脉沉紧。

治法：温经散寒，祛瘀止痛。

方药：温经汤加减。

加减：痛经发作时，加延胡索、小茴香；小腹冷凉，四肢不温，加附子、巴戟天；经血如黑豆汁，肢体酸重，苔白腻，加苍术、茯苓、薏苡仁。

中成药：艾附暖宫丸，口服，每次 6g，每日 2～3 次。

（5）湿热蕴结证

证候：经前或经期，小腹灼痛拒按，痛连腰骶，或平时小腹痛，至经前疼痛加剧，经量多或经期长，经色紫红，质稠或有血块，平素带下量多，黄稠臭秽，或伴低热，小便黄赤，舌质红苔黄腻，脉滑数或濡数。

治法：清肝泻火。，

方药：清热调血汤加大血藤、败酱草、薏苡仁。

加减：月经过多或经期延长，加槐花、地榆、马齿苋；带下量多，加黄柏、椿皮。

中成药：妇炎消胶囊，口服，每次 3 粒，每日 3 次。

【护理】

1. 对于痛经患者，尤其是青春期少女，应耐心地告之月经的生理知识，使其了解月经是发育到性成熟期的一种生理现象，会发生一些生理性变化，如轻度腰疼、小腹坠胀等症状，以消除其恐惧与焦虑。青少年女性在没有任何确切原因的时候，可在月经初潮时出现痛经，尤其是当出血较多且存在血块时，但需要排除是否存在生殖道畸形。

2. 经前期及经期应避免精神紧张劳累及感受寒凉。

3. 休息和保持充足睡眠，饮食上忌生冷辛辣，多食温热食物。

4. 对体质虚弱者，应适当增加营养，注意锻炼身体，增强体质。

5. 吸烟可使痛经加重。

【转诊】

1. 初诊转诊

（1）外科急症表现，如阑尾炎和异位妊娠不能排除者。

（2）病情严重，恶心、呕吐或高热等。

（3）因诊断需要到上级医院进一步检查。

2. 随访转诊

（1）经过 3～6 个月规范治疗效果仍不满意的顽固性痛经患者，建议行 MRI 检查，有助于对子宫肌瘤、子宫腺肌病、深部子宫内膜异位症及子宫畸形等疾病的诊断。

（2）在药物治疗无效的情况下，建议转诊选择手术干预。

（3）当月经量过多时，子宫内膜消融术可缓解痛经的症状。

（4）子宫切除是痛经的有效治疗方法。

二、月经不调

月经不调为临床妇科常见病、多发病，极大地影响了广大妇女的工作、学习与日常生活。月经不调主要是指妇女月经周期和血量的异常，包括月经先期、月经后期、月经先后无定期、月经过多、月经过少、经期延长、经间期出血等。西医学中的功能失调性子宫出血、多囊卵巢综合征、子宫内膜异位症及子宫腺肌病等皆属月经不调范畴。其中，机体内部如营养不良、贫血、代谢紊乱、精神过度紧张恐惧，外界如环境和气候骤变等诸多因素影响"下丘脑–垂体–卵巢轴"的相互调节，进而影响相关激素合成、转运和对靶器官的效应而导致功能失调性子宫出血。

中医学认为，月经不调主要的病因病机是外感六淫，内伤七情，或先天不足，后天劳逸失常，房劳多产，饮食不节，跌仆创伤，使脏腑功能失常，气血失调，致阴阳失衡，冲任督带损伤。皆可影响妇女的脏腑、气血、冲任的正常功能而产生月经不调。六淫导致月经失调以寒、热、湿邪为主。七情之中，尤以忧、怒、悲、恐影响最著。

（一）月经先期

月经周期缩短，经行提前7天以上，甚至10余日一行，连续2个月经周期以上者，称为"月经先期"，又称"经水先期""未及期""不及期""经早""月经前期""趱前"等。如果仅提前3~5天，或月经偶尔提前1次，且无其他明显不适，则不宜视为此病。本病属于以周期异常为主的月经病，常与月经过多同时出现，严重者可发展为崩漏，应及时进行治疗。

西医学的"月经频发"相当于本病，也称黄体不健疾病。功能失调性子宫出血和盆腔炎等出现月经提前符合本病特征者也可按本病治疗。

【诊断】

1. 病史 有情志不遂史，或盆腔炎病史，或慢性疾病病史。已婚育龄妇女常见有早期流产或习惯性流产以及不孕史。

2. 临床表现 月经周期提前7天以上，甚至半月余一行，连续发生2个周期以上，经期与经量基本正常，也可伴有月经过多。

3. 辅助检查 妇科检查一般无明显器质性病变，可作基础体温测定，或刮取子宫内膜做组织病理学检查，有助于诊断。

【西医治疗】

根本目的为调整月经周期。治疗目标为恢复正常月经周期，减少失血。

1. 卵泡发育障碍 己烯雌酚，0.25mg/天，连用20~22天，月经周期第5开始服用，适用于卵泡发育缓慢、雌激素分泌不足患者。

2. 黄体功能不足

（1）孕激素补充治疗　自排卵后（根据基础体温来估计）每日肌内注射黄体酮 10mg，连用 5～10 天。不要求生育者，可口服诺酮，每天 5mg，自周期第 5 天开始，共 20～22 天。

（2）人绒毛膜促性腺激素（HCG）治疗　促进黄体发育，增进黄体功能。自排卵后肌内注射 2000～4000 单位，隔日 1 次，共 3～5 次。有些黄体对 HCG 不敏感，可同时予以孕激素制剂。若同时发现有雌激素不足现象者，可加用小量雌激素。

【中医治疗】

1. 治疗原则　重在调整月经周期，针对病机，或补或清，达到恢复正常的月经周期、减少失血的目的。

2. 辨证论治

（1）脾气虚证

证候：经行先期，经血量多，色淡红，质清稀，神疲肢倦，气短懒言，脘腹胀满，食少纳呆，小腹空坠，便溏，舌质淡红苔薄白，脉细弱。

治法：补脾益气，摄血调经。

方药：补中益气汤加减。

加减：经血量多，正值经期，去当归，加炮姜炭、煅龙骨、煅牡蛎；经血量少，腰膝酸软，夜尿频多，加菟丝子、杜仲、乌药、益智仁；血行迟滞，经行不畅或血中见有小块，加泽兰、益母草、王不留行；先期而量多，面色白或萎黄，头晕眼花，加制何首乌、枸杞子、阿胶。

中成药：①归脾丸，口服，每次 6g，每日 3 次。②乌鸡白凤丸，口服，每次 1 丸，每日 2 次。

（2）肾气虚证

证候：经行先期，经量或多或少，色暗淡，质清稀，头晕耳鸣，面色晦暗，腰膝酸软，夜尿频多，舌质淡暗苔白润，脉沉细。

治法：补益肾气，调经止血。

方药：固阴煎。

加减：经色暗淡，质清稀，肢冷畏寒，加鹿角胶、淫羊藿、仙茅；量多，加补骨脂、续断、艾叶炭；神疲乏力，体倦气短，加党参、黄芪、白术。

中成药：①右归丸，口服，每次 1 丸，每日 3 次。②固经丸，口服，每次 6g，每日 2 次。③妇科止血灵片，口服，每次 5 片，每日 3 次。

（3）阳盛血热证

证候：经行先期，经血量多，色红紫，质稠，面赤身热，心烦，口干，喜冷饮，大便秘结，小便黄赤，舌质红苔黄，脉滑数。

治法：清热凉血调经。

方药：清经散加减。

加减：正值经期，经血量多，去茯苓，加地榆、槐花；经血有块，血热有瘀，加三七、蒲黄、茜草。

中成药：①宫血宁胶囊，口服，每次 1 ~ 2 粒，每日 3 次。②妇科断红饮胶囊，口服，每次 3 粒，每日 3 次。

（4）肝郁血热证

证候：经行先期，经血量或多或少，色深红或紫红质稠，经行不畅，或有块，经前少腹胀痛，或胸闷胁胀，或乳房胀痛，心烦喜怒，口苦咽干，舌质红苔薄黄，脉弦数。

治法：疏肝解郁，清热调经。

方药：丹栀逍遥散加减。

加减：经血量过多，正值经期，去当归，加地榆、煅牡蛎、槐花、茜草；经行不畅，夹有血块，加泽兰、郁金；经行胸胁、乳房胀痛较重，加王不留行、枳实、川楝子。

中成药：加味逍遥丸，口服，每次 1 袋，每日 2 次。

（5）阴虚血热证

证候：经行先期，经血量少，色红，质稠，两颧潮红，五心烦热，咽干口燥，舌质红体瘦少苔，脉细数。

治法：滋阴清热，养血调经。

方药：两地汤加减。

加减：经血量多，加墨旱莲、女贞子；经行量少，加制何首乌、枸杞子；五心烦热，加白薇、龟甲、银柴胡。

中成药：①葆宫止血颗粒，口服，每次 1 袋，每日 2 次。②固经丸，口服，每次 6g，每日 2 次。③榆栀止血颗粒，口服，每次 1 袋，每日 3 次。

（6）血瘀证

证候：经行先期，色紫暗有血块，下腹痛胀，块下痛减，舌质紫暗或有瘀斑苔薄，脉弦。

治法：活血祛瘀，调经止血。

方药：桃红四物汤加减。

加减：少腹冷痛，脉沉迟，加肉桂、吴茱萸；平时少腹疼痛，或伴低热不退，舌紫暗苔黄而干，脉数，加牡丹皮、栀子、泽兰。

中成药：①致康胶囊，口服，每次 2 ~ 4 粒，每日 3 次。②宫宁颗粒，口服，每次 1 袋，每日 3 次。③云南白药胶囊，口服，每次 1 ~ 2 粒，每日 4 次。

（二）月经后期

月经周期延长，经行错后 7 天以上，甚至 3 ~ 5 个月一行，连续 2 个周期以上者，称为"月经后期"，又称"月经错后""经水后期""愆期""过期""经迟""经水过期而来"等。若经行仅延迟 3 ~ 5 天，或偶见 1 次，或青春期初潮后，或进入围绝经期，短期内经行时有延后，且无其他不适者，则不宜视为此病。月经后期如伴经量过少，常可发展为闭经。

西医学月经失调中的"月经稀发"相当于本病。功能失调性子宫出血，出现月经延后者可参照本病治疗。

【诊断】

1. 病史 先天禀赋不足，或情志不遂，或感寒饮冷病史。

2. 临床表现 月经周期延长，经行错后 7 天以上，甚至 3 ~ 5 个月一行，连续发生 2 个周期以上。

3. 辅助检查 妇科检查一般无明显器质性病变，可作基础体温测定，内分泌激素测定，B 超检查等了解子宫发育情况等。

【西医治疗】

根本目的为调整月经周期。治疗目标为恢复正常月经周期。

1. 卵泡发育不良、雌激素不足及增生期时间过长 小剂量周期性用药。以己烯雌酚 0.25 ~ 0.5mg，每日 1 次，连服 20 天，月经周期第 5 天开始服用。

2. 子宫发育不良或幼稚子宫所致月经稀发 给予雌、孕激素治疗。己烯雌酚 0.5mg，每日 1 次，月经周期第 5 天开始服用，连服 20 天，从第 16 天开始加用黄体酮 20mg，每日 1 次，肌内注射，连续 5 天，连用 3 个月经周期。

【中医治疗】

1. 治疗原则 调整周期，虚者补之，实者泄之，寒者温之。

2. 辨证论治

（1）血寒证

证候：经行延迟错后，经血量或多或少，色暗红有块小腹冷痛拒按，得热痛减，畏寒肢冷，面色青白，舌质暗红苔白，脉沉紧。

治法：温经散寒调经。

方药：温经汤。

加减：经血量多，去莪术、牛膝，加炮姜、艾叶；经血量少，加黄柏、鸡血藤；小腹冷痛拒按，时下血块，加五灵脂、蒲黄。

中成药：①温经颗粒，口服，每次 1 袋，每日 2 次。②温经养血合剂，口服，每次 10 ~ 20mL，每日 3 次。

（2）气滞证

证候：经行延迟错后，血行不畅，量少或正常，色暗红或有血块，小腹胀满，或精神抑郁，善太息，胸胁及乳房胀痛不适，舌质暗红或正常苔微黄或白，脉弦或涩或弦数。

治法：开郁行气，和血调经。

方药：加味乌药汤加减。

加减：经血过少，加鸡血藤、丹参；胸胁及乳房胀痛明显，加柴胡、郁金、川楝子；小腹凉，加艾叶、肉桂。

中成药：①大黄䗪虫丸，口服，每次 3g，每日 1～2 次。②七制香附丸，口服，每次 1 袋，每日 2 次。

（3）痰阻证

证候：经行延迟错后，经血量少，色淡或混杂黏液，经间带下清稀量多，形体肥胖，眩晕心悸，胸闷呕恶，口腻多痰，咳吐痰涎，舌体胖大边有齿痕苔白腻，脉弦滑。

方药：六君子汤加川芎。

加减：脾虚食少，神倦乏力，加人参、白术；脘闷呕恶，加砂仁、枳壳；白带量多，加苍术、车前子。

中成药：指迷茯苓丸，口服，每次 9g，每日 2 次。

（4）肾虚证

证候：经行延迟错后，量少，色暗淡，质清稀，或带下清稀，腰膝酸软，头晕耳鸣，面色晦暗，舌质淡苔薄白，脉沉细。

治法：补肾养血调经。

方药：当归地黄饮加减。

加减：肾虚日久伤阳，腰膝酸冷，加菟丝子、巴戟天、淫羊藿、杜仲；带下量多，加鹿角霜、金樱子。

中成药：河车大造丸，口服，大蜜丸每次 1 丸，每日 2 次。

（5）血虚证

证候：经行延迟错后，经血量少，色淡红，质清稀，无块，经行小腹绵绵作痛，面色㿠白或萎黄，皮肤爪甲不荣，头晕眼花，体倦乏力，心悸失眠，舌质淡苔薄，脉细弱。

治法：补血益气调经。

方药：大补元煎加减。

加减：大便稀溏，加白术、茯苓、砂仁；心神不宁，心悸少寐，加五味子、酸枣仁、柏子仁；经血量少，加鸡血藤。

中成药：①河车大造丸，口服，大蜜丸每次 1 丸，每日 2～3 次。②十全大补丸，口服，每次 30 粒，每日 2～3 次。③八珍益母丸，口服，每次 6g，每日

2 次。

（6）虚寒证

证候：经行延迟错后，量少，色淡，质清稀，或带下清稀，面色白，头晕气短，腰酸无力，小腹隐痛，喜暖喜按，小便清长，大便溏泻，舌质淡苔白，脉沉迟无力。

方药：大营煎加减。

加减：阳虚甚，加补骨脂、巴戟天、鹿角霜；经行小腹痛，加巴戟天、小茴香、香附。

中成药：艾附暖宫丸，口服，每次 6g，每日 2 ~ 3 次。

（三）月经先后无定期

月经周期缩短或延长，即经行或提前或错后 7 天以上，先后不定，连续 3 个周期以上者，称为月经先后无定期，又称"经乱""月经期""月经或前或后"等。本病最早见于唐代《备急千金要方·月经不调》，其中有"妇人月经一月再来或隔月不来"的记载。宋代《太平惠民和剂局方治妇人诸疾》中熟干地黄丸，其适应证有"月前月后"。若妇女偶见一、二次，或进入围绝经期，或青春期初潮后，短期内经行或提前或错后，且无其他不适者，则不宜视为此病。本病常伴有经量增多及经期延长，常可发展为崩漏。

西医学月经失调中的月经不规则相当于本病。功能失调性子宫出血出现月经先后无定期征象者可按本病治疗。

【诊断】

1. 病史 有七情内伤，或慢性疾病病史。

2. 临床表现 月经周期提前或延长，经行提前或错后 7 天以上，连续发生 3 个周期以上。

3. 辅助检查 妇科检查一般无明显器质性病变，可做基础体温测定、内分泌激素测定、B 超检查了解子宫发育情况。

【西医治疗】

根本目的为调整月经周期。治疗目标为恢复正常月经周期。

1. 雌、孕激素序贯法治疗 己烯雌酚 0.5 ~ 1mg，每晚 1 次，从月经周期第 5 天（或撤退性出血第 5 天）起，连服 20 ~ 22 天，并在第 16 天时加用黄体酮 10mg，每日 1 次肌内注射，连用 5 天，停药 3 ~ 7 天出现撤药性出血，开始下一个周期的治疗，连用 3 个月经周期。

2. 雌、孕激素并用法治疗 己烯雌酚 0.5mg，甲羟孕酮 4mg，或炔诺酮 2.5mg，两药同服，每晚 1 次，从月经周期第 5 天开始，连服 20 天停药，连用 3

个月经周期。

【中医治疗】

1.治疗原则 疏肝，补肾，调理冲任。

2.辨证论治

（1）肝郁证

证候：月经先后无定期，或提前，或错后，经血量或多或少，色暗红，或有血块，或经行不畅，情志抑郁，胸胁乳房胀满，胸闷不舒，善太息，嗳气食少，舌质淡红苔薄白或薄黄，脉弦。

治法：疏肝理气，和血调经。

方药：逍遥散加减。

加减：经行少腹疼痛，经血有块，加丹参、益母草、香附、延胡索；经血量多，口苦，咽干，去生姜，加牡丹皮、栀子；胸闷不舒，善太息，嗳气食少，加陈皮、厚朴、神曲。

中成药：①逍遥丸，口服，每次 8 丸，每日 3 次。②越鞠丸，口服，每次 6 ~ 9g，每日 2 次。③柴胡舒肝丸，口服，每次 10g，每日 2 次。

（2）肾虚证

证候：月经先后无定期，月经量少，色淡质清稀，头晕耳鸣，腰部酸痛，腹冷形寒，小便频数，舌质淡苔薄白，脉沉细。

治法：补肾调经。

方药：固阴煎加减。

加减：腰痛，加续断、桑寄生；经血量多，加旱莲草、金樱子、乌梅；腹凉，加肉桂、当归；形寒，加附子、桂枝；小便频数，加益智仁、桑螵蛸；心虚不眠，加酸枣仁。

中成药：河车大造丸，口服，大蜜丸每次 1 丸，每日 2 ~ 3 次。

（四）月经过多

月经量较正常明显增多，而周期基本正常者，称为月经过多，亦称经水过多。

本病可与周期、经期异常并发，如月经先期、月经后期经期延长伴量多，尤以月经先期伴月经量多常见。

【诊断】

1.病史 可有大病久病，精神刺激，饮食不节，经期或产后感邪或不禁房事史，或宫内节育器避孕史。

2.临床表现 月经量明显增多，但在一定时间内能自然停止。月经周期、经期一般正常，也可伴见月经提前或错后，惟周期有一定规律，或经行时间延长。患者可伴有痛经、不孕等病证。

3. 辅助检查

（1）妇科检查　功能失调性子宫出血患者及宫内节育器导致月经过多患者，盆腔器官无明显器质性病变，而子宫肌瘤等疾病多有阳性体征。

（2）全身检查　注意患者有无其他出血性疾病，如再生障碍性贫血、血小板减少性紫癜及白血病等，内分泌疾病，如肾上腺及甲状腺疾病等。

（3）实验室检查　血常规检查，包括血小板计数、出血、凝血时间，注意有无血液病和贫血，对妇科检查正常者应作阴道涂片、宫颈黏液等连续观察，同时做基础体温记录，以便了解雌激素及孕激素的水平。

（4）其他检查　子宫内膜病理检查有助于因功能失调性子宫出血而引起月经失调的诊断；B超盆腔检查对于盆腔器质性病变有参考意义；宫腔镜检查可明确子宫内膜息肉、黏膜下子宫肌瘤等疾病的诊断。

【西医治疗】

1. 雌、孕激素并用法治疗　己烯雌酚 0.5mg、甲羟孕酮 4mg，于出血第 5 日起两药并用，每晚 1 次，连服 20 日。

2. 甲睾酮治疗　5mg，在月经周期的第 10～20 天，共 10 天，口服。

3. 丙酸睾酮治疗　25mg，每天 1 次肌内注射，连用 3 天，月经期量多时用。

4. 氨甲苯酸治疗　具有抗血纤维蛋白溶解作用，0.1～0.2g 加入 5% 葡萄糖 500mL 或 0.9% 盐水 500mL，静脉滴注。

5. 酚磺乙胺治疗　250～500mg，肌内注射或静脉滴注。

6. 6- 氨基己酸治疗　4～6g 加入 10% 葡萄糖 100mL，静脉滴注。

7. 氨甲环酸治疗　200～300mg 加入 10% 葡萄糖液静注，每天总量 400～600mg。

8. 吲哚美辛治疗　25mg，每日 3 次，口服，月经期开始，约 7 天。

9. 甲芬那酸治疗　0.25g，每日 3 次，口服，首次可用至 0.5g，月经期开始，用药不宜超过 1 周。

10. 氯芬那酸治疗　0.2g，自经行开始每日 3 次口服，首次可服 0.4g，约服 7 天。

11. 抗生素治疗　对于由于盆腔炎引起的月经过多在给予上述止血药的同时，加用抗生素治疗。

12. 其他　①治疗相应疾病：由于器质性病变引起的月经过多，如子宫黏膜下肌瘤、子宫内膜息肉，可按相应疾病治疗。②采用其他的节育措施　由于宫内节育器大小、型号及位置异常所导致的月经过多，应更换节育器，或取出后采用其他的节育措施。③刮宫止血　对于药物治疗难以控制的月经过多，可刮宫止血（适用于已婚妇女），既达到止血目的，又能明确诊断。

【中医治疗】

1. 治疗原则 经期失血过多,应以摄血止血为主,以防失血伤阴。平时应根据辨证,采用益气、清热、养阴、化瘀等法以治本。

2. 辨证论治

(1)气虚证

证候:经行量多,色淡红,质清稀,神疲肢倦,气短懒言,面色白,或动则汗出,或小腹空坠,舌质淡苔薄白,脉细弱。

治则:补气摄血固冲。

方药:安冲汤加减。

加减:正值经期量多,加阿胶、炮姜炭;经期过长,日久不断,加蒲黄炭;腰腹冷痛,加补骨脂、艾叶。

中成药:①八珍丸,口服,每次1丸,每日2次。②定坤丸,口服,每次1丸,每日2次。③补中益气丸,口服,每次8~10丸,每日3次。

(2)血热证

证候:经行量多,色鲜红或深红,质黏稠,口渴饮冷,心烦多梦,尿黄便结,舌质红苔黄,脉滑数。

治则:清热凉血,固冲止血。

方药:保阴煎加减。

加减:气短懒言,倦怠乏力,加党参、白术;发热恶寒,少腹硬痛拒按,加败酱草、红藤;口渴甚,加玄参、麦冬。

中成药:①荷叶丸,口服,每次1丸,每日2~3次。②宫血宁胶囊,口服,每次1~2粒,每日3次。

(3)血瘀证

证候:经行量多,色紫暗,质稠有血块,经行腹痛或平时小腹胀痛,舌质紫暗或有瘀点,脉涩有力。

治则:活血化瘀,固冲止血。

方药:桃红四物汤加减。

加减:小腹冷痛,加炮姜、艾叶;疲乏无力,加黄芪、白术;小腹胀满,加香附、乌药。

中成药:①桂枝茯苓胶囊,口服,每次3粒,每日3次。②茜芷胶囊,口服,每次5粒,每日3次。③宫血停颗粒,冲服,每次2袋,每日3次。

(五)月经过少

月经周期正常,月经量明显减少,或行经时间过短,不超过两天,甚或点滴即净者,称为"月经过少"。本病一般周期尚正常,但也有时与周期异常并见。

西医学中子宫发育不良、性腺功能低下等疾病及计划生育术后导致的月经过少可参照本病治疗。

【诊断】

1.病史 注意询问有无失血和经期、产后感染史；宫腔内冷冻、电凝术史；发病前有无使用过避孕药及有无人流、刮宫术史；有无结核病或结核病接触史。

2.临床表现 经量明显减少，甚或点滴即净，月经周期可正常，也可伴周期异常，常与月经后期并见。

3.辅助检查

（1）妇科检查 性腺功能低下者，盆腔器官基本正常或子宫体偏小。

（2）实验室检查 妇科内分泌激素测定对性腺功能低下引起月经过少的诊断有参考意义。

（3）其他检查 B超检查、诊断性刮宫、宫腔镜检查，子宫碘造影等，对于子宫内膜结核、子宫内膜炎或宫腔粘连等有诊断意义。

【西医治疗】

根本目的为补血养血。治疗目标为月经量恢复正常。

1.雌、孕激素并用法治疗 己烯雌酚 0.5mg，甲羟孕酮 4mg，于出血第 5 日起两药并用，每晚 1 次，连服 20 日。

2.雌、孕激素序贯法治疗 己烯雌酚 1mg，于月经第 5 日起，每晚 1 次，连服 22 日。至服药第 18 日，每日加用黄体酮 100mg，肌内注射，两药同时用完，若停药后 3～7 日出血，于出血 5 日重复用药，一般连续使用 3 个周期。

【中医治疗】

1.治疗原则 虚者补血养血或补肾养血，不可妄行攻破以免重伤精血；实者宜活血通利，佐以温经、行气、祛瘀，不可过量久用。

2.辨证论治

（1）血虚证

证候：经行血量逐渐减少，甚或点滴即净，色淡，质稀，头晕眼花，心悸怔忡，或小腹隐痛，面色萎黄，舌质淡红，脉细。

治则：养血益气调经。

方药：滋血汤加减。

加减：食少纳呆，加砂仁、鸡内金、陈皮；心悸失眠，加酸枣仁、五味子。

中成药：①人参养荣丸，口服，每次 1 丸，每日 1～2 次。②八宝坤顺丸，口服，每次 1 丸，每日 2 次。③内补养荣丸，口服，每次 2 丸，每日 2 次。

（2）肾虚证

证候：经行血量素少或逐渐减少，色淡暗，质稀，伴腰膝酸软，头晕耳鸣，或足跟痛，舌质淡，脉沉弱或沉迟。

治则：补肾益精，养血调经。

方药：当归地黄饮加减。

加减：形寒肢冷，加肉桂、淫羊藿；夜尿频数，加益智仁、桑螵蛸。

中成药：①益坤丸，口服，每次 1 丸，每日 2 次。②河车大造丸，口服，每次 1 丸，每日 2 次。

（3）血寒证

证候：经来涩少，色暗红，有块，排出不畅，小腹冷痛，得热痛减，舌质淡或正常，脉沉弱或沉紧。

治则：温经散寒，活血调经。

方药：温经汤加减。

加减：小腹冷痛较剧，加艾叶、小茴香、姜黄；四肢不温，加附子、淫羊藿。

中成药：温经丸，口服，每次 1 丸，每日 2 次。

（4）血瘀证

证候：经来涩少，色紫黑有块，小腹刺痛拒按，血块下后痛减，舌质紫暗或有瘀斑紫点，脉涩有力。

治则：活血化瘀，理气通经。

方药：通瘀煎加减。

加减：少腹冷痛，脉沉迟，加肉桂、吴茱萸。

中成药：①少腹逐瘀丸，口服，每次 1 丸，每日 2 ～ 3 次。②复方益母草膏，口服，每次 10g，每日 1 ～ 2 次。③七制香附丸，口服，每次 1 袋，每日 2 次。

（5）痰湿证

证候：经来量少，色淡红，质黏腻如痰，形体肥胖，胸闷呕恶，或白带量多黏腻，舌质淡苔白腻，脉滑。

治则：化痰燥湿调经。

方药：苍附导痰丸加减。

加减：胸脘满闷，加瓜蒌皮、枳壳；肢体浮肿明显，加益母草、泽泻、泽兰。

中成药：艾附暖宫丸，口服，每次 6g，每日 2 ～ 3 次。

（六）经期延长

月经周期正常，经期超过 7 天以上，甚或两周方净者，称为经期延长

本病相当于西医学排卵型功能失调性子宫出血的黄体功能不足、盆腔炎症、子宫内膜炎等引起的经期延长。

【诊断】

1. 病史 注意有无盆腔炎症病史，有无使用宫内避孕环或输卵管结扎术史。

2. 临床表现 月经周期正常而行经时间延长，超过 7 天以上，甚或淋漓半月始净，或伴有月经量增多，慢性盆腔炎患者可伴有少腹痛、腰骶坠痛或白带增多。

3. 辅助检查 功能失调性子宫出血患者，妇科检查多无明显器质性病变；慢性盆腔炎患者妇科检查宫体有压痛、附件增厚压痛等。

【西医治疗】

根本目的为调整月经周期。治疗目标为止血、缩短经期，使其恢复正常。

1. 孕激素治疗 自下次月经前 8 ~ 10 日开始，每日肌内注射黄体酮 20mg 或口服甲羟孕酮 10 ~ 20mg，共 5 日。

2. 绒毛膜促性腺激素治疗 于基础体温上升后开始，隔日肌内注射入绒毛膜促性腺激素（HCG）2000 ~ 3000 单位，共 5 次。

3. 抗生素及止血剂治疗 对于盆腔炎、子宫内膜炎等引起的经期延长，可于月经周期开始时用抗生素及止血剂治疗。

【中医治疗】

1. 治疗原则 缩短经期，以止血为要。

2. 辨证论治

（1）气虚证

证候：经期延长，量多，色淡，质清稀，倦怠乏力，气短懒言，小腹空坠，面白无华，舌质淡苔薄，脉弱。

治则：健脾益气，固冲调经。

方药：举元煎加减。

加减：经行腹痛有块，加三七、益母草；头晕心悸，失眠多梦，加熟地黄、酸枣仁。

中成药：补中益气丸，口服，每次 8 ~ 10 丸，每日 3 次。

（2）虚热证

证候：经期延长，量少，色鲜红，质黏稠，潮热颧红，咽干口燥，手足心热，舌质红少苔，脉细数。

治则：养阴清热调经。

方药：清血养阴汤加减。

加减：五心烦热明显，加地骨皮、白薇；口渴甚，加天花粉、麦冬。

中成药：固经丸，口服，每次 6g，每日 2 次。

（3）血瘀证

证候：经期延长，色紫暗，有块，经行小腹疼痛，拒按，舌质紫暗或有瘀点瘀斑，脉涩。

治则：活血祛瘀止血。

方药：桃红四物汤合失笑散加减。

加减：口渴心烦，大便干结，加生地黄、黄芩。

中成药：复方益母草膏，口服，每次 10g，每日 1 ～ 2 次。

（七）经间期出血

月经周期正常，在两次月经之间有周期性出血者，称为经间期出血。

西医又称为排卵期出血，在中医学文献中没有专论，散见于月经先期、月经量少、经漏、赤白带下等有关记载中。

【诊断】

1.病史 素体禀赋不足，或有月经不调史，或有盆腔炎病史。

2.临床表现 两次月经之间，氤氲之时，有周期性出血，一般出血少于月经量，常持续 2 ～ 7 天，出血自行停止。部分患者可伴有腰酸、下腹部轻微胀痛、带下增多。

3.辅助检查 基础体温呈双相型，出血大多发生在高、低温相交替时。

【西医治疗】

根本目的为调整月经周期。治疗目标为恢复正常月经周期。

1.对症治疗 出血量较多者，给予止血剂；下腹疼痛剧烈者，给予止痛剂；或小剂量镇静剂。

2.性激素治疗 预防出血，给予雌激素，提高雌激素水平，以避免其急剧下降所导致的出血，常采用己烯雌酚 0.125 ～ 0.25mg/ 天，自月经周期第 8 ～ 10 天开始服用，连服 7 天，或炔雌醇 0.005 ～ 0.01mg/ 天，自月经周期第 10 天开始服用，连用 10 天。

【中医治疗】

1.治疗原则 出血极少、无其他症者，可暂不予治疗并注意调护。若调护未愈，则须按临床表现，虚者补之，热者清之，湿者除之，瘀者化之。本病出血量较少，以滋肾养血为主，佐以利湿化瘀。平时未出血时，宜根据经间期生理特点，滋阴固本，使阴阳平和，气血调匀，以防止出血。

2.辨证论治

（1）肾阴虚证

证候：经间期出血，出血量少，血色鲜红，质黏，头晕耳鸣，腰酸腿软，手足心热，夜寐不安，舌质红少苔，脉细数。

治则：滋补肾阴，固冲止血。

方药：一阴煎加减。

加减：头晕耳鸣，加珍珠母、生牡蛎；夜寐不宁，加远志、夜交藤；出血期，加旱莲草、地榆炭、三七。

中成药：六味地黄丸，口服，每次8丸，每日3次。

（2）湿热型

证候：经间期出血，血色鲜红，质黏稠，或平时带下量多色黄，小腹时痛，口渴心烦，口苦咽干，舌质红苔黄腻，脉滑数。

治则：清热利湿，凉血止血。

方药：清肝止淋汤加减。

加减：出血多，去牛膝、当归，加荆芥炭、侧柏炭；湿盛，加薏苡仁、苍术。

中成药：龙胆泻肝丸，口服，每次3～6g，每日2次。

（3）血瘀证

证候：经间期出血，量少，血色暗红，有块，小腹疼痛拒按，舌质紫暗或有瘀点，脉涩有力。

治则：活血化瘀止血。

方药：逐瘀止血汤加减。

加减：出血多，去赤芍、当归，加蒲黄、五灵脂；少腹疼痛，加香附；夹湿热，加红藤、败酱草；脾虚，去生地黄、大黄、桃仁，加木香、陈皮、砂仁；肾虚，加桑寄生、续断。

中成药：①宫宁颗粒，口服，每次1袋，每日3次。②云南白药胶囊，口服，每次1～2粒，每日4次。③茜芷胶囊，口服，每次5粒，每日3次。

【护理】

1.保持外阴清洁卫生，注意经期卫生，每晚要用温开水清洗外阴，勤换月经垫，勤换洗内裤。严禁经期性生活。

2.注意饮食清淡而富有营养，不可盲目减肥。月经前低盐饮食，经期不宜食用生冷、酸辣、高盐食物。很多妇女在月经来潮前，有乳房胀痛、腹痛、易疲劳、烦躁易怒、失眠等症状，可通过科学合理安排饮食，以消除不适感。

3.避免受凉，尤其在经期，不要冒雨涉水，不要坐卧湿地，也不要用凉水洗澡、洗头、洗脚，更不要游泳。

4.起居要有规律，适当休息，避免过度劳累，劳逸结合，适当进行锻炼。

5.调节情志，保持心情舒畅，避免强烈的精神刺激。少女初潮后一年内月经可表现为月经不调，并非病态，应保持精神愉悦，注意休息。

6.注意避孕，减少或不做人工流产，正确掌握和使用避孕药。妇女服避孕药，特别是长效避孕药，可导致暂时性的月经过少，故原本月经过少、稀发、排卵稀少的未孕妇女，不建议采用口服或肌内注射避孕药法避孕，可采用其他方法。

7.月经过多的患者，要注意防止贫血的发生。

【转诊】

1.初诊转诊 因诊断需要到上级医院进一步检查。

2.随访转诊 严重的功能失调性子宫出血，如流血时间长、量多、反复发作，经药物及其他疗法系统治疗无效、并伴有贫血者，可行子宫切除术治疗。

三、盆腔炎性疾病

盆腔炎性疾病，是指女性内生殖器及其周围结缔组织和盆腔腹膜发生炎症，属于上生殖道感染，包括子宫内膜炎、输卵管炎、输卵管 – 卵巢脓肿、盆腔结缔组织炎及盆腔腹膜炎。本病是育龄期妇女的常见病、多发病，最常见的发病年龄为 20 ~ 35 岁，我国盆腔炎患病率为 3.92%，且农村发病率高于城市。若未得到及时、积极、有效治疗，可引起盆腔炎后遗症，包括输卵管卵巢囊肿、不孕症、异位妊娠、慢性盆腔痛及盆腔炎反复发作等，严重影响妇女健康，降低生活质量，增加家庭和社会的经济负担。

中医古籍中无盆腔炎性疾病之名的记载，其初期临床表现与古籍记载的"热入血室""产后发热"等相似。中医学认为，本病的病因是因产后胞宫胞脉空虚，余血浊液未净，产褥不洁，热毒之邪乘虚而入；或腹部、阴部手术时消毒不严格，或经期性交，致使湿、热、毒之邪乘虚入侵，稽留于冲任及胞宫胞脉，与气血相搏结，邪正交争，而发热疼痛；或肝经郁积，气滞血瘀，导致不通则痛，进而形成虚实错杂、缠绵难愈之症，其中湿、热、瘀、毒为其主要的病机。

【诊断】

1.病史 多有近期妇产科手术、盆腔炎史，或经期、产后不注意卫生，房事不节等。

2.临床表现 下腹痛、高热、阴道分泌物增多，以及下腹部压痛、反跳痛、肌紧张。妇科检查有盆腔炎性疾病体征。

3.实验室及其他检查

（1）实验室检查 白细胞计数升高，以粒细胞为著，红细胞沉降率升高，血 C– 反应蛋白升高。阴道分泌物生理盐水涂片见大量白细胞，后穹隆穿刺可吸出脓液。阴道和子宫颈管分泌物、后穹隆穿刺液，以及血液和盆腔感染部位分泌物培养可检测出病原体。

（2）辅助检查 B 型超声检查提示盆腔内有炎性渗出液或肿块。

急性盆腔炎的症状和体征千变万化，常难以诊断。许多盆腔炎患者症状轻微，不易被发现，延误诊断和治疗都可能导致上生殖道感染后遗症如输卵管因素不育和异位妊娠。腹腔镜诊断更准确和全面，但不能发现子宫内膜炎和输卵管轻度炎症。没有任何一病例根据单一病史、体检或实验室检查可同时灵敏和特异地诊断盆腔炎。有些盆腔炎无症状或症状轻微，表现为异常出血、性交疼痛和阴道分泌物，这些无症状或轻症盆腔炎也可导致不孕。由于盆腔炎诊断困难且对女性生育有影响，所以需要使用最低诊断标准。

1）最低诊断标准：在性活跃女性及其他患性传播疾病危险患者，如满足以下条件又无其他病因，应开始盆腔炎治疗：①子宫触痛。②附件触痛。③子宫颈举痛。满足所有最低标准可能会降低高危患者的敏感性。是否开始经验性治疗可根据患者患性传播疾病的风险确定。

2）附加诊断标准：不正确诊断与处理可能导致并发症增加，需要更准确地诊断。以下附加诊断标准可提高上述最低诊断标准的特异度：①发热（>38.3℃）。②阴道或宫颈黏液脓性分泌物。③阴道分泌物盐水湿片镜检发现白细胞。④红细胞沉降率增快。⑤C-反应蛋白升高。⑥特异性病原体，如淋病奈瑟菌或沙眼衣原体阳性。多数盆腔炎患者宫颈黏液脓性分泌物或阴道分泌物盐水湿片镜检发现白细胞。如果宫颈分泌物正常且阴道分泌物湿片未发现白细胞，通常可排除盆腔炎，考虑其他原因引起的疼痛。阴道分泌物湿片可检测到并发的感染如细菌性阴道病和滴虫病。

4. 最特异的标准　最特异的标准包括：①子宫内膜活检发现子宫内膜炎的组织学证据。②经阴道超声检查或磁共振显像显示输卵管壁增厚、管腔积液、合并或不合并盆腔积液或输卵管卵巢脓肿。③腹腔镜检查有符合盆腔炎的异常发现。

【西医治疗】

一旦拟诊盆腔炎即应开始治疗，预防远期并发症与治疗是否及时、合适应用抗生素有关。必须根据经验选择广谱抗生素，诊断后应立即开始治疗，综合考虑安全性、有效性、经济性、患者依从性等因素选择治疗方案，根据疾病的严重程度决定静脉给药或非静脉给药。

1. 注射抗生素治疗　注射抗生素治疗后 24～48 小时症状改善需考虑转为口服药治疗。如头孢替坦或头孢西丁，加强力霉素；克林霉素加庆大霉素。

2. 肌肉注射 / 口服抗生素治疗　对轻中度盆腔炎，注射抗生素治疗和口服抗生素治疗的效果相似。对口服或肌内注射用药 72 小时后无症状改善患者需改为静脉注射或重新考虑诊断。推荐方案：头孢曲松 250mg，单次肌内注射；加强力霉素 100mg，口服，2 次 / 天，共 14 天；加或不加甲硝唑 500mg，口服，2 次 / 天，共 14 天。或头孢西丁 2g，单次肌内注射；加丙磺舒 1g，单次口服；加强力霉素 100mg，口服，2 次 / 天，共 14 天；加或不加甲硝唑 500mg，口服，2 次 / 天，共 14 天。或其他三代头孢如头孢噻肟或头孢唑肟加强力霉素 100mg，口服，2次/天，共14天；加或不加甲硝唑500mg，口服，2次/天，共14天。以上治疗方案均能很好地覆盖盆腔炎的病原体，头孢西丁抗厌氧菌效果较头孢曲松好，与丙磺舒和强力霉素合用短期有效性好。头孢曲松对淋病奈瑟菌效果好。

3. 替代方案　可选择的抗生素包括：①阿莫西林/克拉维酸联合强力霉素。②阿奇霉素或与甲硝唑联合。③单剂量头孢曲松肌内注射联合阿奇霉素口服。上述治疗方案均需要联合甲硝唑抗厌氧菌。由于淋病奈瑟菌对喹诺酮药物出现耐药，含有喹诺酮类药物的方案不再推荐用于盆腔炎的治疗。淋病流行率低的人群在头孢菌素治疗不适合的情况下，可选择氟喹诺酮类如左氧氟沙星或联合甲硝唑，在开始治疗之前，必须先进行淋病奈瑟菌检测。如果淋病奈瑟菌检查阳性，选择敏感抗生素治疗。若淋病奈瑟菌对喹诺酮类耐药或其抗药性难以评估（NAATs检测），推荐注射头孢菌素如头孢曲松肌内注射，联合阿奇霉素或强力霉素加甲硝唑。如无条件使用头孢菌素，则可在盆腔炎喹诺酮类治疗方案的基础上加阿奇霉素单剂量口服。

所有沙眼衣原体或淋病奈瑟菌阳性患者，在治疗后3个月内必须复查沙眼衣原体或淋病奈瑟菌。如果随访不可靠，在治疗后的1～12个月内无论患者何时就诊均应复查沙眼衣原体或淋病奈瑟菌。所有诊断为盆腔炎的患者均应检查HIV。

由淋病或沙眼衣原体感染引起盆腔炎患者的男性性伴侣常无症状。无论盆腔炎患者检测出的病原体如何，均应对患者出现症状前60天内接触过的性伴侣进行检查和治疗。如果盆腔炎患者性行为发生在症状出现或诊断前的60天以上，最后接触的性伴侣也应治疗。无论盆腔炎患者分离的病原体如何，均应对患者的性伴侣至少按无并发症淋病及沙眼衣原体感染进行经验治疗。

【中医治疗】

1. 治疗原则　清热解毒为主，祛湿化瘀为辅。遵循"急则治其标，缓则治其本"的原则，高热阶段属实属热，故以清热解毒为主；热减或热退则以祛湿化瘀、消癥散结为法；若邪盛正衰，正不胜邪，出现阳衰阴竭之征，则以急救为先，宜中西医结合积极救治。

2. 辨证论治

（1）热毒炽盛证

证候：高热恶寒，甚或寒战，头痛，下腹疼痛拒按，口干口苦，精神不振，恶心纳少，大便秘结，小便黄赤，带下量多，色黄如脓，秽臭，舌质红苔黄糙或黄腻，脉洪数或滑数。

治法：清热解毒，凉血化瘀。

方药：五味消毒饮合大黄牡丹皮汤加减。

加减：病在阳明，身热面赤，恶热汗出，口渴，脉洪数，可用白虎汤加清热解毒之品。

中成药：清开灵颗粒，口服，每次 10 ~ 20g，每日 2 ~ 3 次。

（2）湿热瘀结证

证候：下腹部疼痛拒按或胀满，热势起伏，寒热往来，带下量多、色黄、质稠、味臭秽，或经量增多、淋漓不止，大便溏或燥结，小便短赤，舌红有瘀点苔黄厚，脉滑数。

治法：清热利湿，化瘀止痛。

方药：仙方活命饮加薏苡仁、冬瓜子。

加减：大便秘结，加大黄、芒硝；带下量多，加黄柏、椿根皮；腹胀，加柴胡、枳实。

中成药：妇科千金片，口服，每次 6 片，每日 3 次。

3. 外治法

（1）直肠用药：康妇消炎栓，直肠给药，每次 1 粒，每日 1 ~ 2 次，7 日为 1 个疗程。

（2）中药保留灌肠：常用中药有金银花、连翘、紫花地丁、败酱草、乳香、没药、大黄、延胡索、牡丹皮、透骨草、皂角刺等。以上药物酌情选用，浓煎 100 ~ 150mL，保留灌肠，每日 1 次。

【护理】

1. 进行必要的妇科检查及防癌排查，以免贻误病情。

2. 告知患者治疗期间禁止性生活。

3. 盆腔炎的复发率高达 25% 以上，且随发作次数的增加，其后遗症发生概率递增，故日常预防调摄尤其重要。

【转诊】

1. 初诊转诊

（1）外科急症表现，如阑尾炎和异位妊娠不能排除者。

（2）患者为孕妇。

（3）病情严重、恶心、呕吐或高热者。

（4）输卵管卵巢脓肿患者。

（5）病情严重、需住院治疗者。

2. 随访转诊

（1）患者在治疗开始后 3 天内会出现临床症状改善，如退热、腹部压痛减轻、子宫及其附件触痛及宫颈举痛减轻。在这段时间患者如无改善，常需要住院或外科处理。

（2）口服抗生素治疗无效的患者。如果在给予患者口服或注射抗生素治疗，应该在 72 小时内复查，如无好转建议住院予注射抗生素治疗，并进一步评估治疗方案，考虑其他的诊断方法。

（3）不能遵循或不能耐受口服抗生素治疗的患者。

（4）带宫内节育器患者出现盆腔炎时无需取出宫内节育器。如果治疗48～72小时症状无改善，应考虑取出宫内节育器。

第五章　儿科疾病

扫一扫看课件

一、小儿腹泻

小儿腹泻在西医没有明确定义，约定成俗主要指小儿感染性腹泻病，小儿感染性腹泻病可由病毒、细菌（包括真菌）及寄生虫引起，以前者多见，常表现为腹痛、腹泻、发热等。当病原体明确，伴呕吐及腹泻可称为某病原体胃肠炎；如腹泻偶有呕吐或不伴呕吐，则称某病原体肠炎。通常根据感染的病原体的不同分为病毒、细菌、寄生虫感染和肠道外感染。①病毒感染：如最常见的秋冬季发病的轮状病毒胃肠炎或轮状病毒肠炎。②细菌感染：如霍乱、致泻性大肠杆菌、鼠伤寒沙门菌、白念珠菌等。③寄生虫感染：如阿米巴痢疾、蓝氏贾弟鞭毛虫、隐孢子虫等。④肠道外感染：如由于上呼吸道、气管支气管、肺部、中耳、泌尿道等部位为主的细菌、病毒感染，导致发热，由于病原体毒素的影响，使肠道功能紊乱、肠蠕动增加，也可导致腹泻。

小儿感染性腹泻属于中医学"小儿泄泻"范畴，发病原因以感受外邪、伤于饮食、脾胃虚弱为多见。其主要病变在脾胃，因胃主受纳腐熟水谷，脾主运化水湿和水谷精微，若脾胃受病，则饮食入胃之后，水谷不化，精微不布，清浊不分，合污而下，致成泄泻。

【诊断】

1. 小儿感染性腹泻病　根据发病季节、喂养史、年龄、大便性状及排便次数做出初步诊断，对于脱水程度和性质，有无酸中毒及钾、钠等电解质缺乏，进行判断。必要时进行细菌、病毒及寄生虫等病原学检查，作为病因诊断。

一般由于饮食不当、冷热刺激或肠道外感染引起者，腹泻较轻。如饮食不当引起腹泻的大便，有腐败臭味，常表示蛋白质消化不良；外观油腻表示脂肪消化不良；若见粪便多泡沫时表示糖分消化不良。而肠道内感染引起的腹泻症状多较重，常发热程度较高，必须送大便镜检、培养和特异性检测，做出病因诊断。病因明确，必须按致病微生物命名，如致泻性大肠杆菌肠炎、轮状病毒肠炎。再根据病程持续时间、病情轻重和有无失水、电解质紊乱综合诊断，如急性轮状病毒肠炎普通型中度失水。

（1）按腹泻病程长短　①急性腹泻病：指病程在两周以内者。②迁延性腹泻病：指腹泻病程连续在两周至2个月。③慢性腹泻病：指病程连续2个月以上者。

（2）按腹泻病的病情程度　①轻型：失水不明显，精神尚好，无全身症状，一天腹泻次数在10次以下。②中型（普通型）：轻度脱水，有轻度中毒症状如中等发热，可有恶心、呕吐，精神稍差，一天内腹泻次数常超过10次以上。③重型：重度脱水或明显中毒症状，如烦躁、精神萎靡、嗜睡、面色苍白、高热或体温不升、四肢发冷、皮肤花纹、外周血常见白细胞计数明显增高等。

2. 实验室检查　①粪便常规检查。②大便培养：对确定腹泻病原有重要意义。③大便乳胶凝集试验：对某些病毒性肠炎有诊断价值，如轮状病毒及肠道腺病毒等。④酶联免疫吸附试验：对轮状病毒有高度敏感性和特异性。有助于轮状病毒肠炎和其他病毒性肠炎诊断。⑤聚丙烯酰凝胶（PAGE）电泳试验：此法可检测出轮状病毒亚群及不同电泳型，有助于轮状病毒分类和研究。⑥粪便还原糖检查。⑦粪便电镜检查。⑧血常规、血生化、血培养。

【西医治疗】

1. 防治脱水

（1）预防脱水　患儿开始腹泻应该给口服足够的液体，并继续喂养，尤其是婴幼儿母乳喂养，以防脱水。

（2）纠正脱水　轻中度脱水者可通过口服补液的方式；重度脱水和新生儿腹泻患者均宜静脉补液。

（3）纠正酸中毒　轻中度酸中毒可通过输液中的碱性溶液纠正，重度酸中毒则需要使用碱性药物。

（4）预防或纠正电解质紊乱　补钾：患儿若能口服，尽量用口服补钾的方式；一般情况下静脉补钾需肾功能良好，但是重度脱水患儿可酌情使用静脉补钾，特别是原有营养不良或病程长、多日不进食的患儿，及时补钾更为必要。钙和镁的补充根据实际情况，合并佝偻病或营养不良的患儿应早期给钙。

2. 饮食治疗　目的在于满足患儿的生理需求，补充疾病消耗。饮食需适应患儿的消化吸收功能，根据患儿的个体情况，采取循序渐进的原则，由少到多、由稀到稠，并适当补充微量元素和维生素。

3. 药物治疗

（1）抗生素治疗　仅适用于侵袭性细菌感染的患者（约30%）临床指征为：

①血便。②里急后重。③大便镜检白细胞满视野。④大便 pH7 以上。非侵袭性细菌性腹泻重症、新生儿、小婴儿和原有严重消耗性疾病如肝硬化、糖尿病、血液病及肾衰竭等，使用抗生素指征放宽。治疗此类腹泻抗菌药物首选喹诺酮类：常用诺氟沙星和环丙沙星，儿童剂量不宜过大，疗程不宜过长，一般不超过一周；还可以用第三代头孢菌素及氧头孢烯类，是一种副作用小、临床疗效好的广谱抗菌药，但因价格昂贵，需注射给药，一般用于重症及难治性患者，常用有头孢噻肟、头孢唑肟、头孢曲松及拉氧头孢等；氨基糖苷类药物临床疗效仅次于第三代头孢菌素及环丙沙星，但对儿童副作用较大，主要为肾及耳神经损害，现常用阿米卡星。

（2）肠黏膜保护剂　蒙脱石能改善肠黏液的质量，加强肠黏膜屏障、吸附和固定各种细菌。病毒及其毒素，有助于受损肠黏膜修复和再生。

（3）微生态疗法　目的在于恢复肠道正常菌群的生态平衡，起到生物屏障的作用，有利于腹泻的恢复，常用乳酶生、口服嗜酸乳杆菌胶囊、双歧杆菌活菌制剂、枯草杆菌和肠球菌二联活菌多维颗粒、双歧杆菌三联活菌胶囊等。

4. 护理　注意消毒隔离；注意喂水和口服补液；防治呕吐后误吸入肺部；勤换尿布，大便后冲洗臀部，以预防上行性尿路感染、尿布疹及臀部感染。

【中医治疗】

1. 治疗原则　泄泻治疗，以运脾化湿为基本法则。实证以祛邪为主，根据不同的证型分别治以清肠化湿、祛风散寒、消食导滞。虚证以扶正为主，分别治以健脾益气，温补脾肾。

2. 辨证论治

（1）湿热泻

证候：大便水样，或如蛋花汤样，泻下急迫，量多次频，气味秽臭，或见少许黏液，腹痛时作，食欲不振，或伴呕恶，或发热烦闹，口渴，小便短黄，舌质红苔黄腻，脉滑数或指纹紫。

治法：清肠解热，化湿止泻。

方药：葛根黄芩黄连汤加减。

加减：热重泻频，加鸡苏散、马鞭草；发热口渴，加生石膏、芦根；水泻，加车前子、苍术；泛恶苔腻，加藿香、佩兰；呕吐，加竹茹、姜半夏；腹痛，加木香；纳差，加焦山楂、焦神曲。

中成药：葛根芩连丸，口服，每次 1g，每日 3 次。

（2）寒湿泻

证候：大便清稀，夹有泡沫，臭气不甚，肠鸣腹痛，或伴恶寒发热，鼻流清涕，咳嗽，舌质淡苔薄白，脉浮紧或指纹淡红。

治法：疏风散寒，化湿和中。

方药：藿香正气散加减。

加减：大便质稀色淡，泡沫多，加防风；腹痛甚，里寒重，加干姜、砂仁、木香；腹胀苔腻，加大腹皮、厚朴；夹有食滞，去甘草、大枣，加焦山楂、鸡内金；小便短少，加泽泻、车前子；恶寒鼻塞声重，加荆芥、防风。

中成药：藿香正气水，口服，每次 5 ~ 10mL，每日 2 ~ 3 次。

（3）伤食泻

证候：大便稀溏，夹有乳凝块或食物残渣，气味酸臭，或如败卵，脘腹胀满，便前腹痛，泻后痛减，腹痛拒按，嗳气酸痛，或有呕吐，不思乳食，夜卧不安，舌苔厚腻或微黄，脉滑实或指纹滞。

治法：运脾和胃，消食化滞。

方药：保和丸加减。

加减：腹痛，加木香、槟榔；腹胀，加厚朴、莱菔子；呕吐，加藿香、生姜。

（4）脾虚泻

证候：大便稀溏，色淡不臭，多于食后即泻，时轻时重，面色萎黄，形体消瘦，神疲倦怠，舌淡苔白，脉缓弱或指纹淡。

治法：健脾益气，助运止泻。

方药：参苓白术散加减。

加减：胃纳呆滞，舌苔腻，加藿香、苍术、陈皮、焦山楂；腹胀不舒，加木香、乌药；腹冷舌淡，大便夹不消化物，加炮姜；久泻不止，内无积滞，加益智仁、肉豆蔻、石榴皮。

中成药：健脾八珍糕，口服，婴儿每次 1 ~ 2 次，幼儿及幼儿以上每次 2 ~ 4块，开水调成糊状吃，每日 2 ~ 3 次。

（5）脾肾阳虚泻

证候：久泻不止，大便清稀，澄澈清冷，完谷不化，或见脱肛，形寒肢冷，面色㿠白，精神萎靡，睡时露睛，舌淡苔白，脉细弱或指纹色淡。

治法：温补脾肾，固涩止泻。

方药：附子理中汤合四神丸加减。

加减：脱肛，加炙黄芪、升麻；久泻滑脱不禁，加诃子、石榴皮、赤石脂。

中成药：附子理中丸，口服，每服 1 ~ 3g，每日 2 ~ 3 次。

2. 中药外治

（1）丁香 1 份，吴茱萸 2 份，胡椒 3 份。共研细末，每次 1 ~ 2g，醋调成糊状，敷贴脐部，每日 1 次，适用于风寒泻、脾虚泻、脾肾阳虚泻。

（2）鬼钗草 30g，加水适量。煎煮后倒入盆内，先熏蒸，后浸泡双足，每日2 ~ 4 次，连用 3 ~ 5 日，适用于小儿各种泄泻。

3. 推拿疗法

（1）基本方 补脾经，补大肠，摩腹，揉脐，推上七节骨，揉龟尾。

（2）辨证加减　湿热泻，加清大肠，清小肠，推六腑，揉小天心，顺时针摩腹，推下七节骨；寒湿泻，加揉外劳宫，推三关，逆时针摩腹；伤食泻，加推板门，清大肠，顺时针摩腹，推下七节骨，掐四横纹；脾虚泻，推三关，逆时针摩腹，捏脊，按揉足三里。

4. 针法

（1）基本方　取足三里、中脘、天枢、脾俞。

（2）辨证加减　发热，加曲池；呕吐，加内关、上脘；腹胀，加下脘；伤食，加刺四缝；水样便多，加水分。实证用泻法，虚证用补法，每日 1 ～ 2 次。

5. 灸法　取足三里、中脘、神阙，隔姜灸或艾条温和灸，每日 1 ～ 2 次，适用于脾虚泻、脾肾阳虚泻。

【护理】

1. 注意饮食卫生，食品应新鲜、清洁，不吃变质食品，不暴饮暴食，饭前、便后要洗手，餐具要卫生。

2. 提倡母乳喂养，不宜在夏季及小儿有病时断奶，遵守添加辅食的原则，注意科学喂养。

3. 加强户外活动，注意气候变化，防止感受外邪，避免腹部受凉。

4. 适当控制饮食，减轻脾胃负担。对吐泻严重及伤食泄泻患儿暂时禁食，以后随着病情好转，逐渐增加饮食量。忌食油腻、生冷及不易消化的食物。

5. 保持皮肤清洁干燥，勤换尿布。每次大便后，要用温水清洗臀部，并扑上爽身粉，防止发生红臀。

6. 密切观察病情变化，及早发现泄泻变证。

【转诊】

符合以下转诊标准的患儿建议及时转至有相应治疗条件的上级医院就诊。

1. 怀疑溃疡性结肠炎时。临床上患儿出现持续 4 ～ 6 周以上或反复发作的腹泻，为血便或黏液脓血便，伴明显体重减轻。其他临床表现包括腹痛、里急后重和发热、贫血等不同程度的全身症状，可有关节、皮肤、眼、口及肝胆等肠外表现。

2. 怀疑克罗恩病时。慢性起病、反复发作的右下腹或脐周腹痛伴明显体重下降、发育迟缓，可有腹泻、腹部肿块、肠瘘、肛门病变及发热、贫血等，对以全身症状或肠外症状起病的患儿，要考虑克罗恩病的可能。

3. 当患者出现烦躁、精神萎靡、嗜睡、面色苍白、高热或体温不升、四肢发冷、皮肤花纹、外周血常见白细胞计数明显增高时，应及时转诊。

二、小儿急性上呼吸道感染

急性上呼吸道感染系是各种病原体引起的上呼吸道的急性感染（简称上感），

是小儿最常见的疾病，以发热、鼻塞流涕、喷嚏、咳嗽为主要临床特征。该病主要侵犯鼻、鼻咽和咽部，根据主要感染部位的不同，可诊断为急性鼻炎、急性咽炎、急性扁桃体炎等。婴幼儿时期，由于上呼吸道的解剖和免疫特点而易患本病。

本病属于中医"感冒"范畴，病变部位主要在肺，可累及肝脾。病机关键为肺卫失宣。肺主皮毛，司腠理开阖，开窍于鼻，外邪自口鼻或皮毛而入，客于肺卫，致卫表调节失司，卫阳受遏，肺气失宣，因而出现发热、恶风寒、鼻塞流涕、喷嚏、咳嗽等症状。临床表现特点：①易于寒随热化，表现为高热。②热盛时容易引起惊厥（热惊）。③易因食滞引起吐泻等胃肠症状。

【诊断】

1. 临床表现　鼻塞、流涕、喷嚏、干咳、咽部不适和咽痛等，多于3～4天内自然痊愈。部分患儿有食欲不振、呕吐、腹泻、腹痛等消化道症状。

2. 体格检查　可见咽部充血、扁桃体肿大，有时可见下颌和颈淋巴结肿大。肺部听诊一般正常。肠道病毒感染者可见不同形态的皮疹。

3. 实验室检查　病毒感染者外周血白细胞计数正常或偏低，中性粒细胞减少，淋巴细胞计数相对增高。病毒分离和血清学检查可明确病原。细菌感染者外周血白细胞可增高，中性粒细胞增高，在使用抗菌药物前行咽拭子培养可发现致病菌。C-反应蛋白（CRP）和降钙素原（PCT）有助于鉴别细菌和病毒感染。

【西医治疗】

以充分休息、解表、清热、预防并发症为主，并重视一般护理和支持疗法。

1. 病因疗法　病因疗法中对病毒感染多采用中药治疗，细菌性感染则用青霉素和其他抗生素。

（1）大多数急性上呼吸道感染为病毒感染，单纯病毒性上呼吸道感染属于自限性疾病，早期予以抗病毒或对症治疗即可痊愈，临床上常用的抗病毒药物如下：①利巴韦林：有广谱抗病毒作用，口服，每日10mg/kg，疗程为3～5天。②奥司他韦：对甲、乙型流感病毒均有效，口服，每次2mg/kg，每日2次，疗程共5天。

（2）抗菌药物对于病毒性的急性上呼吸道感染不但无效，还可引起机体菌群失调，必须避免滥用。当病情重、合并细菌感染或有并发症时，可加用抗菌药物，常用青霉素类、头孢菌素类、大环内酯类，疗程为3～5天。如2～3天后无效，应考虑其他病原体感染。

2. 对症治疗　高热时先用冷毛巾湿敷前额和整个头部，每10分钟更换一次，往往可控制高热惊厥。此外，可用一般退热药如对乙酰氨基酚或布洛芬，根据病情可4～6小时重复一次，但避免用量过大以免体温骤降、多汗，甚至虚脱。对轻症咳嗽小儿，尤其是小婴儿，不宜用大量止咳的中西药品。高热惊厥者可予镇静、止惊等处理。局部治疗：如有鼻炎，为了使呼吸道通畅，保证休息，应在进食和睡前酌情用滴鼻药，婴儿忌用油剂滴鼻，避免吸入下呼吸道而致类脂性肺炎。年长儿患咽喉炎或扁桃体炎时，可用淡盐水或复方硼酸溶液漱口。

【中医治疗】

1. 治疗原则 基本治疗原则为疏风解表。因小儿为稚阴稚阳之体，发汗不宜太过，以免耗损津液。小儿感冒容易寒从热化，或热为寒闭，形成寒热夹杂之证，单用辛凉汗出不透，单用辛温恐助热化火，常取辛凉辛温并用。若单用解表法易汗出后复热，应据病情合用清热解毒、清暑化湿、化痰消食、镇惊熄风等治法。体质虚弱者不宜过于发表，或采用扶正解表法。反复呼吸道感染患儿应在感冒之后及时调理，改善体质，增强免疫力。

2. 辨证论治

（1）风寒感冒

证候：多见于较大儿童感冒初期，出现恶寒，发热，无汗（或微汗），流涕，头身疼痛，咳嗽有痰，舌质淡红舌苔薄白，脉浮紧。

治法：辛温解表。

方药：荆防败毒散加减。

加减：头痛甚，加葛根、白芷；恶寒重，无汗，加桂枝、麻黄；咳声重浊，加白前、紫菀；痰多，加姜半夏、陈皮；呕吐，加姜半夏、生姜、竹茹；纳呆，舌苔白腻，去甘草，加苍术、厚朴；外寒里热，加黄芩、生石膏、板蓝根。

中成药：感冒清热冲剂，口服，每次1袋，每日2次。

（2）风热感冒

证候：多见于婴幼儿，发热较重，或汗出而热不解，鼻塞流黄涕，面赤，咽红，或咳嗽有痰，舌尖稍红苔薄白或黄白相间，脉浮数或滑数。

治法：辛凉解表，清热解毒。

方药：银翘散加减。

加减：高热，加栀子、黄芩；咳嗽重，加桑叶、前胡；咽红肿痛，加蝉蜕、蒲公英、玄参；大便秘结，加枳实、生大黄。

中成药：①银翘解毒片，口服，每次4片，每日2~3次。②双黄连口服液，口服，每次2支，每日3次。

（3）暑湿感冒

证候：夏季发病，表现为高热无汗，头痛，身重困倦，胸闷恶心，食欲减退，或呕吐腹泻，或鼻塞，流涕，咳嗽，舌质红苔薄白或腻，脉数。

治法：清热化湿，解表透邪。

方药：新加香薷饮加减。

加减：偏热重，加黄连、栀子；偏湿重，加青蒿、厚朴；呕吐，加姜半夏、竹茹；泄泻，加葛根、黄芩、黄连、苍术。

中成药：藿香正气水，口服，每次 10mL，每日 2 ~ 3 次。

（4）时邪感冒

证候：起病急骤，全身症状重，高热寒战，头晕头痛，鼻塞喷嚏，咳嗽，面目红赤，哭闹不安或烦躁不宁，咽红肿痛，无汗或汗出热不解，肌肉酸痛，腹胀，腹痛，或有呕吐、泄泻，舌质红苔黄腻，脉数。

治法：清热解毒。

方药：银翘散合普济消毒饮加减。

加减：高热，加生石膏（先煎）、知母；恶心，呕吐，加竹茹、黄连。

中成药：清热解毒糖浆，口服，每次 10 ~ 20mL，每日 3 次。

3. 推拿疗法

基本方：开天门，推坎宫，揉太阳，揉耳后高骨，清肺经，揉迎香，揉膻中，揉肺俞，推脊，清天河水。

辨证加减：风寒感冒，加揉外劳，揉二扇门，推三关；风热感冒：加推天柱骨，退六腑；暑湿感冒：加清胃经，掐四横纹，揉板门，清天河水，推天柱骨，顺时针摩腹；时邪感冒：加退六腑，拿风池，拿肩井，揉合谷、曲池，推脊，打马过天河，捏脊。

4. 刮痧疗法

具体操作：患儿取俯卧位或坐位，充分暴露背颈部，将刮痧油或其他介质滴在施术部位，先从颈后发际刮至大椎穴，从风池穴刮至肩井穴，再刮背部脊椎正中的督脉、脊椎两侧的膀胱经，从上向下刮，以刮痧部位刮红出痧为宜。

5. 拔罐疗法

取穴：大椎、肺俞、风门。

具体操作：患儿取俯卧位，选择大小合适的火罐，用镊子夹住 95% 酒精棉球，点火后在罐内闪动后立即拿出，迅速将罐口叩在需拔罐处。时间 5 分钟左右，以皮肤微微潮红为度。如发热较甚，可以在大椎穴行刺络拔罐。

6. 针灸治疗 风寒感冒选用风池、大椎、风门、肺俞。风热感冒、时邪感冒选用曲池、大椎、合谷、外关。咽痛重者加少商、商阳点刺放血。暑邪感冒选用曲池、尺泽、合谷、足三里、中脘、天枢。

【护理】

1. 一般护理注意休息和护理，发热期宜给予流食或软食，多饮水。
2. 哺乳期的婴儿应少量多次喂奶，以免导致吐泻等消化不良症状。
3. 室温宜恒定，保持一定湿度，有喉炎症状时更要注意。
4. 为了减轻咽痛及颈淋巴结疼痛，年长儿可用冷敷或热敷。
5. 鼻咽分泌物过多时，可取俯卧位。

【转诊】

在基层医疗卫生机构中初步诊断急性上呼吸道感染的患者若存在以下情况需立即向上级医院转诊。

1.患者持续高热（体温＞39℃），且经常规抗病毒抗感染治疗3天无效者。

2.短时间内出现呼吸或循环系统衰竭症状及体征者。

3.出现风湿病、肾小球肾炎和病毒性心肌炎等严重并发症者。

4.一般情况差、患有严重基础疾病（如慢性心衰、糖尿病等）或长期使用免疫抑制剂者。

三、小儿肺炎

肺炎是小儿时期的常见病、多发病，以发热，咳嗽，甚则气急、鼻扇为主要症状。本病多见于婴幼儿，一年四季皆可发病，以春季及气候变化时发病率较高。婴幼儿时期容易发生肺炎是由于呼吸系统生理解剖上的特点，气管、支气管管腔狭窄，黏液分泌少，纤毛运动差，肺弹力组织发育差，血管丰富，易于充血，间质发育旺盛，肺泡数少，肺含气量少，易被黏液所阻塞。在此年龄阶段防御功能尚未充分发育，容易发生传染病、腹泻和营养不良、贫血、佝偻病等。这些内在因素使婴幼儿容易发生肺炎，并且比较严重。1岁以下婴儿免疫力差，故肺炎易于扩散、融合并延及两肺。年龄较大及体质较强的小儿，机体反应性逐渐成熟，局限感染能力增强，肺炎往往出现较大的病灶。小儿肺炎多由呼吸道感染而引起，也可继发于麻疹、百日咳等疾病之后。预后良好，但体质虚弱和营养不良的小儿罹患本病后，病程较长，病情较重，常迁延难愈。

本病属于中医学"肺炎喘嗽"范畴。其外因多为感受风邪；内因责之于小儿肺脏娇嫩，卫外不固。外感风邪由口鼻或皮毛而入，侵犯肺卫，肺气失司，化热灼津成痰，阻于气道，导致肺气闭郁，出现咳嗽、气喘、痰鸣、鼻扇等症候，发为肺炎喘嗽。

【诊断】

1.临床表现 发热、咳嗽、喘息是小儿肺炎最常见的症状，病毒性肺炎常出现喘息。年长儿可有胸痛，咯血少见。小于2月龄的婴儿可无发热，表现为吐沫、屏气（呼吸暂停）或呛咳。持续发热伴咳嗽超过3~5天，应警惕肺炎的可能。

2.体格检查 呼吸增快和湿啰音提示肺炎，尤其是婴幼儿，支原体肺炎多无啰音。呼吸频率增快标准（平静时观察1分钟）：小于2月龄≥60次/分；2月龄~1岁≥50次/分；1~5岁≥40次/分；5岁以上≥30次/分。随着病情加重，出现呼吸浅快、胸壁吸气性凹陷、鼻扇、三凹征、呻吟和发绀，可有烦躁、萎靡、嗜睡、拒食等。

3. 影像学检查

（1）胸部 X 片　一般状况良好的门诊患儿可不进行胸部 X 片检查，对改善预后无明显影响。当病情严重或考虑有并发症或临床表现不典型者，需早期行胸片检查。

（2）CT　不推荐常规行胸部 CT 检查，有以下情况时建议行低剂量胸部 CT 检查：临床表现与胸片不一致；怀疑气道和肺部畸形、有严重并发症等情况时；疗效不佳，需要除外其他疾病如间质性肺疾病、肺结核等。一般无须进行增强 CT 检查，当临床疑诊血管畸形、肺部畸形、肿瘤或评价严重并发症等时，建议直接进行胸部增强 CT 扫描。

4. 实验室检查

（1）外周血白细胞数和中性粒细胞比例　升高常提示细菌性肺炎，特别是革兰阳性球菌肺炎，是初步鉴别细菌感染及判断病情轻重的最基本指标。但重症细菌感染时，白细胞和中性粒细胞比例可明显下降，可有核左移。在细菌感染早期和轻症细菌感染时可以正常，病毒感染时也可升高，多数难治性支原体肺炎中性粒细胞比例升高。

（2）C- 反应蛋白　起病 1 ~ 3 天内升高常提示细菌性肺炎，升高程度与感染严重度密切相关，有效治疗后可下降，是鉴别细菌感染、判断病情轻重及评估治疗反应最常用的指标。但细菌感染早期、轻症染或迁延性细菌感染时可以正常，多数难治性支原体肺炎尤其是重症，C- 反应蛋白多在起病 3 ~ 4 天后升高。重症病毒感染如流感病毒、腺病毒肺炎等也可在病程中升高。

（3）降钙素原　升高是判断细菌性肺炎以及是否合并脓毒症的很好指标，但仍有其局限性，轻度细菌感染者可正常。

5. 病原学检查　病原学检查包括细菌学、病毒学、肺炎支原体检查。

6. 快速评估　2 月龄 ~ 5 岁以下的儿童，需在家庭、门急诊进行快速临床评估，以便将门急诊和院前阶段存在潜在风险的肺炎危重症患儿早期识别出来，可使用世界卫生组织标准，即出现下胸壁吸气性凹陷、鼻翼扇动或呻吟之一表现者，为重症肺炎；出现中心性发绀组、严重呼吸窘迫、拒食或脱水、意识障碍（嗜睡、昏迷、惊厥）之一表现者，为极重度肺炎。在临床实践中，也要结合面色和精神反应分析，若出现面色苍白或发灰，对周围环境反应差也视为重症表现。

7. 并发症

（1）肺内并发症　胸腔积液或脓胸、气胸、肺脓肿、坏死性肺炎、支气管胸膜瘘、急性呼吸窘迫综合征及急性呼吸衰竭等。

（2）肺外并发症　脓毒症、脓毒性休克、迁延性病灶（心包炎、心内膜炎、脑膜炎、脑脓肿、脓毒症性关节炎、骨髓炎）、病毒性脑病、溶血尿毒综合征等。

【治疗原则】

轻症肺炎一般无须住院，可不进行病原体检查。病毒性肺炎轻症患者或发病初期无细菌感染指证者，应避免使用抗菌药物。重症肺炎在抗菌药物应用之前，尽早行病原学检查以指导目标治疗。抗菌药物使用安全有效为原则。根据药代动力学、药效学、组织部位浓度及副作用等选择。重症肺炎应用抗菌药物时剂量可适当加大，有条件可测定血药浓度。防止院内感染，除流感病毒性肺炎外，腺病毒性肺炎、呼吸道合胞病毒性肺炎也可在病房传播，应注意病房隔离和消毒，实施手卫生等措施，避免院内感染。

【治疗】

1. 经验性抗感染治疗推荐

（1）怀疑细菌性肺炎　根据病情和胃肠道耐受等情况，口服或静脉应用阿莫西林或阿莫西林／克拉维酸，第 1、2 代头孢菌素，必要时第 3 代头孢菌素，但第 3 代头孢菌素需覆盖肺炎链球菌。怀疑革兰阴性细菌，但产超广谱 β - 内酰胺酶（extended-spectrum β -lactam，ESBLs）的可能性不大者，首选以抗革兰阴性杆菌为主的第 3 代头孢菌素或头孢霉素类。

（2）怀疑支原体肺炎　根据病情，可口服或静脉应用大环内酯类抗菌药物治疗。8 岁以上患儿也可选择多西环素或米诺环素。高度怀疑重症难治性支原体肺炎时，因在病程 7 ~ 10 天内合并耐药细菌感染的可能性很低，不建议联合使用糖肽类抗生素、利奈唑胺及碳青霉烯类抗生素，可根据病程、临床和影像学表现、治疗反应及炎性指标的动态变化，联合或不联合第 2、3 代头孢类药物。

（3）怀疑病毒性肺炎　可疑流感病毒性肺炎，应尽可能在 48 小时内给予抗流感病毒治疗，不必等待流感检测结果阳性。可疑其他病毒性肺炎，无特效抗病毒药物，可根据病情、病程以及有无混合感染证据等，确定是否应用抗菌药物。

2. 病原针对性治疗推荐

（1）肺炎链球菌　青霉素敏感肺炎链球菌（streptococcus pneumoniae，SP）首选青霉素或阿莫西林；青霉素中介 SP 仍可以选用青霉素，但剂量需要加大，或阿莫西林、第 1、2 代头孢菌素，备选头孢曲松、头孢噻肟。对于感染青霉素高耐药 SP，或有肺大叶实变、坏死性肺炎、肺脓肿的患儿，首选头孢曲松、头孢噻肟，备选万古霉素或利奈唑胺。

（2）金黄色葡萄球菌　甲氧西林敏感金黄色葡萄球菌（methicillin-sensitive staphylococcus aureus，MSSA）首选苯唑西林或氯唑西林，备选第 1、2 代头孢菌素。儿童社区获得性耐甲氧西林金黄色葡萄球菌肺炎（community acquired-methicillin-resistant staphylococcus aureus，CA-MRSA）首选万古霉素，或替考拉宁、利奈唑胺或联合夫西地酸。

（3）流感嗜血杆菌　首选阿莫西林／克拉维酸、氨苄西林／舒巴坦或阿莫西林/舒巴坦，对氨苄西林耐药时可以选用头孢呋辛或头孢曲松等，或新一代大环内酯类抗菌药物，如阿奇霉素、克拉霉素等。

（4）肠杆菌科细菌　大肠埃希菌首选第3代或第4代头孢菌素或哌拉西林或头孢哌酮/舒巴坦、头孢霉素类、哌拉西林/他唑巴坦；产ESBLs菌轻、中度感染者首选头孢哌酮/舒巴坦、哌拉西林/他唑巴坦。重症感染或其他抗菌药物治疗，疗效不佳时选用厄他培南、亚胺培南、美罗培南，若对亚胺培南或美罗培南耐药，可根据药敏选择β-内酰胺类以外抗菌药物。产AmpCβ内酰胺酶（AmpC酶）细菌感染者可首选头孢吡肟，备选亚胺培南、美罗培南和帕尼培南。

（5）肺炎克雷白杆菌　同大肠埃希菌。目前在儿科肺炎克雷伯菌对碳青霉烯类抗生素耐药率明显高于大肠埃希菌，可根据药敏试验选择β-内酰胺类以外抗菌药物，并需要联合抗生素治疗。

（6）肺炎支原体肺炎　大环内酯类抗菌药物包括第1代红霉素，第2代阿奇霉素、克拉霉素、罗红霉素；首选阿奇霉素。非大环内酯类抗菌药物中四环素类、氟喹诺酮类药物对肺炎支原体（mycoplasma pneumoniae，MP）有强大抑菌活性与临床疗效。

（7）衣原体肺炎　首选大环内酯类抗生素，如红霉素、罗红霉素、阿奇霉素、克拉霉素。

（8）嗜肺军团菌肺炎　早期应用红霉素，或阿奇霉素、左氧氟沙星。应用氟喹诺酮类抗生素应进行风险/利益分析。

（9）腺病毒　目前尚无特效抗病毒药物。对重症腺病毒感染，应用激素及丙种球蛋白等治疗。

3. 呼吸支持

（1）保持气道通畅　保持颈部适度伸展，清理口鼻咽分泌物，维持气道通畅。咳嗽乏力致气道分泌物不易排出影响通气时，行气管插管或气管切开。

（2）普通氧疗指征　有低氧血症者应给予氧疗。患儿呼吸急促、呼吸困难、发绀、三凹征阳性均为氧疗指征，可用鼻导管、面罩、头罩吸氧。

（3）无创通气　儿科常用无创通气模式为持续气道正压通气和双水平气道正压通气。

（4）有创机械通气　普通氧疗或无创通气后通气氧合无改善，需行机械通气。

4. 辅助治疗

（1）糖皮质激素　不推荐常规使用。存在下列情况之一者可考虑短期应用：重症难治性支原体肺炎、A组链球菌肺炎、重症腺病毒性肺炎等；难治性脓毒症休克、病毒性脑病、急性呼吸窘迫综合征；哮喘或有喘息。

（2）丙种球蛋白　不推荐常规使用。存在下列情况之一者可考虑应用：部分重症细菌性肺炎，如社区获得性耐甲氧西林金黄色葡萄球菌肺炎；支原体肺炎并发多形性渗出性红斑、脑炎等肺外表现；免疫缺陷病，尤其是丙种球蛋白减少或缺乏；重症腺病毒性肺炎等。

（3）支气管镜检查和治疗　不推荐常规使用。存在下列情况之一者可考虑应用：经常规治疗效果不佳或难治性肺炎，需观察有无气管软化、狭窄、异物阻塞、结核病变或肺泡出血等表现，并留取灌洗液进行病原学分析；炎性分泌物或坏死物致气道阻塞或肺不张时需及时清除，如难治性支原体肺炎、腺病毒肺炎和流感病毒肺炎等引起气道大量分泌物，甚至形成塑型物阻塞、黏膜坏死等。

【中医治疗】

1. 治疗原则　本病的治疗以开肺化痰、止咳平喘为主法。开肺以恢复肺气宣发、肃降功能为要务，宣肃如常则咳喘自平。

2. 辨证论治

（1）风寒闭肺证

证候：恶寒发热，头身痛，无汗，鼻塞流清涕，喷嚏，咳嗽，气喘鼻翕，痰稀白易咳，可见泡沫样痰，或闻喉间痰嘶，咽不红，口不渴，面色淡白，纳呆，小便清长，舌质淡红苔薄白，脉浮紧或指纹浮红。

治法：辛温宣肺，止咳平喘。

方药：华盖散加减。

加减：恶寒身痛，加桂枝、白芷；咳嗽痰多，加白前、远志；如兼见内热，加石膏、黄芩。

中成药：通宣理肺口服液，口服，每次 10 ~ 20mL，每日 2 ~ 3 次。

（2）风热闭肺证

证候：发热恶风，头痛有汗，鼻塞流清涕或黄涕，咳嗽，气喘，咯黄痰，或闻喉间痰嘶，鼻翼扇动，声高息涌，胸膈满闷，咽红肿，口渴欲饮，纳呆，便秘，小便黄少，面色红赤，烦躁不安，舌质红苔薄黄，脉浮数或指纹浮紫。

治法：辛凉宣肺，清热化痰。

方药：银翘散合麻杏石甘汤加减。

加减：若壮热烦渴，则重用石膏，加知母；喘息痰鸣，加葶苈子、瓜蒌皮、枳壳；咽喉红肿疼痛，加射干、蝉蜕、板蓝根；热重，加大青叶、黄芩、鱼腥草。

中成药：羚羊清肺散，口服，每次 1g，每日 2 次。

（3）痰热闭肺证

证候：发热，有汗，咳嗽，痰黄稠，或喉间痰鸣，气急喘促，鼻翼翕动，声高息涌，呼吸困难，胸高胁满，张口抬肩，口唇发绀，咽红肿，面色红，口渴欲饮，纳呆，便秘，小便黄少，烦躁不安，舌质红苔黄腻，脉滑数或指纹紫滞。

治法：清热涤痰，开肺定喘。

方药：五虎汤合葶苈大枣泻肺汤加减。

加减：热重，加栀子、虎杖；伴大便干，加生大黄或礞石滚痰丸包煎；咳嗽重，加前胡、款冬花；痰多加鲜竹沥、浙贝母、胆南星；发绀，加紫丹参、赤芍。

中成药：儿童清肺口服液，口服，4～12个月每次服20mL，1～3岁每次服30mL，4～6岁每次服40mL，每日3次。

（4）肺脾气虚证

证候：咳嗽日久，咳痰无力，痰稀白易咳，气短，喘促乏力，动则喘甚，低热起伏，面白少华，神疲乏力，形体消瘦，自汗，纳差，口不渴，便溏，病程迁延，反复感冒，舌质淡红舌体胖嫩苔薄白，脉无力或细弱或指纹淡。

治法：补肺益气，健脾化痰。

方药：人参五味子汤加减。

加减：虚汗多、动则汗出，加煅龙骨、煅牡蛎，或用桂枝加龙骨牡蛎汤；咳嗽较甚，加百部、紫菀、款冬花；纳谷不香，加炒谷芽、炒麦芽。

中成药：玉屏风口服液，口服，小于1岁每次服3mL，1～5岁每次服5～10mL，6～14岁每次服10mL，每日3次。

3. 推拿疗法

（1）基础手法　补脾经，清肺经，揉二人上马，揉掌小横纹，清天河水，退六腑，运内八卦，按揉天突，揉膻中穴，揉肺俞，揉丰隆。

（2）辨证加减　风寒闭肺，加推三关，掐揉二扇门；风热闭肺，加清天河水，揉太阳，推脊；痰热闭肺，加推脊，清天河水，推膻中，清胃经，顺时针摩腹，推下七节骨；毒热闭肺，加推小横纹，掐四横纹，揉曲池，推脊，推下七节骨，揉膊阳池；阴虚肺热，加补肾经，运内劳，揉太溪，揉三阴交，捏脊；肺脾气虚，加补肺经，揉关元、足三里，补肾经，捏脊。

4. 拔罐疗法

（1）选穴　肺俞穴加局部取穴（听诊啰音较多的部位）。

（2）操作　患儿取俯卧位，暴露背部，医者使用95%酒精棉球，采用闪火法将火罐置于肺俞及啰音明显处，留罐5分钟后起罐，以皮肤潮红为度，每日1次。

5. 穴位贴敷

（1）肺炎初期　①药物组成：麻黄、杏仁、甘草、桔梗、前胡、桃仁、百部、僵蚕。②具体操作：上述药物等量研为细末，取适量，用水调成糊状，用贴膏贴敷于肺俞穴、膻中穴、定喘穴，每天1次，连用7天。

（2）肺炎初期、中期　①药物组成：当归、川芎、红花、乳香、没药、肉桂、丁香、赤芍、透骨草。②具体操作：研末过筛，混合均匀备用。每次取用约

30g，用食醋调成糊状，干湿适中，涂在穴位贴上，药物厚度约 2mm，贴敷部位为双侧肺俞穴及背部肺底部湿啰音听诊显著处。4 ~ 6 小时后取下，如有明显发热及瘙痒者可提前取下，每日 1 次，7 天为 1 疗程。

（3）肺炎恢复期肺脾气虚证　①药物组成：炙白芥子、丁香、前胡、桃仁、肉桂各 5g，细辛 1.5g。②具体操作：药物研末，凡士林调和，敷于肺俞等穴。8 小时后取下，每日 1 次，7 天为一个疗程。

（4）肺炎初中期　①药物组成：大黄、芒硝、少许蒜泥，比例为 4∶1∶4。②具体操作：上述药物研末，加入适量温开水，调成糊状，每次取 30 ~ 50 g，均匀地平摊在敷料上，患儿取俯卧位或者侧卧位，暴露敷药部位，将药物敷在湿啰音密集的体表投影部位。

【护理】

1. 注意开窗通风，少到人口密集或通风条件差的场合，避免与呼吸道感染患者密切接触。

2. 推荐流感病毒疫苗、SP 疫苗、B 型流感嗜血杆菌结合疫苗接种。

3. 病重患儿注意翻身，经常变换体位；喘憋明显者应给予半卧位；发热、喘咳期间的患儿要绝对卧床休息，禁止户外活动，以免重复感邪。

4. 加强口腔护理，每次进食后用金银花、甘草水煎清洁口腔；忌油腻辛辣刺激食物，多饮水及新鲜果汁。

【转诊】

需转诊人群主要包括起病急、症状重、怀疑重症肺炎以及多种药物无法控制的难治性肺炎患者。当肺炎患儿出现严重的通换气功能障碍或肺内外并发症时，即为重症肺炎。轻症肺炎一般不建议转诊。

1. 初诊转诊

（1）呼吸空气条件下，动脉血氧饱和度（SaO_2）≤ 0.92（海平面）或 ≤ 0.90（高原）或有中心性发绀。

（2）呼吸空气条件下，婴儿呼吸频率＞ 70 次 / 分，年长儿童呼吸频率＞ 50 次 / 分，除外发热、哭吵等因素的影响。

（3）出现胸壁吸气性凹陷、鼻翼扇动等呼吸困难表现。

（4）间歇性呼吸暂停，呼吸呻吟。

（5）持续高热 3 ~ 5 天不退者或有先天性心脏病、先天性支气管肺发育不良、先天性呼吸道畸形、重度贫血、重度营养不良等基础疾病者。

（6）胸片等影像学资料证实双侧或多肺叶受累或肺叶实变并肺不张、胸腔积液或短期内病变进展者。

（7）拒食或有脱水征者。

（8）2 月龄以下肺炎患儿。

2. 急救车转诊

（1）吸入氧浓度（FiO_2）≥ 0.6，SaO_2 ≤ 0.92（海平面）或 0.90（高原）。

（2）休克和（或）意识障碍。

（3）呼吸加快、脉速伴严重呼吸窘迫和耗竭征象，伴或不伴 $PaCO_2$ 升高。

（4）反复呼吸暂停或出现慢而不规则的呼吸。

第六章　耳鼻喉疾病

扫一扫看课件

一、鼻炎

急性鼻炎是由病毒、细菌等感染引起的鼻腔黏膜急性炎症性疾病，尤其是以鼻病毒和冠状病毒为主要的引发因素，当人体的抵抗力下降或鼻腔黏膜的防御功能降低时，会造成人体机能的破坏，使得病毒或细菌等侵入到人体中，病毒和细菌进一步繁殖生长，引起疾病的发生，全年均可发病，但多发于冬春季气候骤变、寒暖交替之时，其主要临床症状表现为鼻塞、流涕、打喷嚏、头痛、头晕等。急性鼻炎反复发作或治疗不彻底，可迁延成慢性鼻炎。慢性鼻炎是其他多种原因引起的鼻黏膜及黏膜下组织的慢性炎症性疾病，邻近器官的感染病灶，鼻腔用药不当或过多过久，职业或环境因素，如有害气体或粉尘刺激等，也可导致本病。鼻炎主要分为慢性单纯性鼻炎和慢性肥厚性鼻炎，以鼻塞、鼻甲肿胀为主要临床表现，男女老幼均可发病，无季节及地域差别，通常病程较长，容易迁延不愈，或者停药后反复发病。

中医学认为，鼻炎的基本病机主要为外感风寒，风寒侵袭，久之造成邪热循环在体内，使其瘀积在鼻腔内部，从而使得人体的血气运行失常，造成患者体内肺气不足、脾虚等症状出现，从而造成鼻炎的发生，急性鼻炎称为"伤风鼻塞"，俗称"伤风"或"感冒"；慢性鼻炎属于中医"鼻窒"范畴。

【诊断】

1. 急性鼻炎

（1）流行病学　有受凉、过劳、烟酒过度、维生素缺乏、内分泌失调、全身慢性疾病等，以及鼻腔其他疾病，口腔、咽部的感染病灶等局部因素。

（2）临床诊断

1）症状：鼻塞、多涕，鼻涕由清稀渐转为黏液脓性，高峰期转为脓性，恢复期又转为黏液性；鼻内及鼻咽部干燥灼热感，喷嚏，伴有微恶寒或发热、周身不适等症。

2）体征：初期可见鼻黏膜略干红，继而黏膜充血肿胀；鼻腔分泌物变化随病期而异，由黏液性转黏液脓性到脓性，最后恢复正常。

3）并发症：可因感染直接蔓延，或经不恰当的擤鼻而使感染向邻近器官扩散，引发多种并发症。经鼻窦开口向鼻窦蔓延，可引起急性鼻窦炎；经咽鼓管蔓延，可并发急性中耳炎；向下扩散，可并发急性咽炎、喉炎、气管炎甚至肺炎。急性鼻炎反复发作可迁延成慢性鼻炎。

（3）实验室检查 血常规检查可见白细胞计数轻微升高。

2. 慢性鼻炎

（1）流行病学 急性鼻炎反复发作史或治疗不彻底，邻近器官的感染病灶，鼻腔用药不当或过多过久，职业或环境因素，如有害气体或粉尘刺激等，全身因素如营养不良、内分泌失调、嗜好烟酒及免疫功能下降等。

（2）临床诊断

1）症状：①慢性单纯性鼻炎：间歇性、交替性鼻塞，静息、卧床或受凉后加重，活动后减轻；时有鼻涕，常为黏液性或黏脓性；鼻塞时嗅觉减退明显，通畅时嗅觉好转；鼻塞重时，讲话呈闭塞性鼻音，或有头部昏沉胀痛。②慢性肥厚性鼻炎：鼻塞呈持续性，并渐进性加重，可引起头昏、头痛等症。鼻涕黏稠，嗅觉减退，有较重的闭塞性鼻音，或伴有耳鸣、听力下降。

2）体征：①慢性单纯性鼻炎：鼻黏膜肿胀，以下鼻甲为明显，表面光滑，湿润，色泽多呈暗红，探针触之柔软有弹性，对减充血剂收缩反应良好。②慢性肥厚性鼻炎：鼻黏膜肥厚，鼻甲表面不平，下鼻甲前、后端及下缘，甚或中鼻甲前端呈结节状、桑葚状肥厚或息肉样变，其色或暗红，或见灰白，触之多硬实，用探针轻压不出现凹陷，或凹陷后难以立即平复，对减充血剂 收缩反应不敏感。

3）并发症：慢性鼻炎可致咽鼓管堵塞而并发分泌性中耳炎。

【西医治疗】

急性鼻炎是一种自限性疾病，病程为 7 ~ 10 日，目前尚没有可直接治愈的药物，主要以支持治疗和对症治疗为主，并注意预防并发症。对于药物及其他治疗无效并伴有明显的持续性鼻塞的慢性鼻炎患者，可行手术治疗。目前手术多在鼻窦内镜下进行，可提高手术安全性和准确性。

1. 急性鼻炎

（1）一般治疗 大量饮水，饮食清淡，疏通大便，注意休息，早期用发汗疗法可减轻症状，缩短病程。

（2）全身药物治疗 ①解热镇痛药：阿司匹林、对乙酰氨基酚等。②抗病毒药物：可在发病早期使用抗病毒药物。③抗菌药物：合并细菌感染或有可疑并发症时，全身应用抗菌药物治疗。

（3）局部治疗　减充血剂喷鼻，可以减轻黏膜充血、肿胀而减轻鼻塞，引流，小儿用药浓度适当降低。减充血剂的使用应当在1周以内。

（4）对症治疗　对于发热患者给予冰袋物理降温，呕吐及腹泻患者给予止吐及止泻药物治疗，注意维持水盐及电解质平衡。

2. 慢性鼻炎

（1）局部治疗　①局部糖皮质激素鼻喷雾剂：可以在炎症的各个阶段都发挥强大的抗炎、抗水肿效应，并能促进损伤的纤毛上皮修复，是目前治疗鼻黏膜炎症性疾病的一线药物。②减充血剂：鼻用减充血剂适用于伴严重鼻塞的各种鼻炎患者，可使用减充血剂滴鼻，每天1～2次，并且一般应用时间不宜超过7天，此类药物长期使用可引起药物性鼻炎。儿童可短期应用浓度较低的此类药物。③封闭疗法：可作迎香穴和鼻通穴封闭；也可作鼻丘或双侧下鼻甲前段黏膜下注射，但此种方法已很少应用。

（2）全身药物治疗　如果炎症比较明显并伴有较多的分泌物倒流，可以考虑口服小剂量大环内酯类抗生素。

（3）手术治疗　①下鼻甲切除术：通过手术切除下鼻甲的一部分，使鼻甲组织变小，可以降低鼻腔阻力，改善鼻腔通气状态。下鼻甲血管舒张和收缩引起鼻阻力很大的变化，下鼻甲前端接近鼻瓣区（鼻腔阻力最大部位），所以在进行下鼻甲手术时应注意适当保留下鼻甲前端，以免引起副作用。②低温等离子、激光、微波下鼻甲手术：可通过消融肥大的下鼻甲黏膜或黏膜下组织，使鼻甲组织变小，从而改善鼻塞症状。此方法简便易行，但可能会引起术后鼻腔干燥。③下鼻甲骨折外移术：下鼻甲骨局部肥大或向内过度伸展者可行此手术。该方法一般不损伤下鼻甲黏膜，对鼻腔生理功能也无明显影响，并且术中、术后出血较少，是一种微创的手术；缺点是减容效果有限，对较重的慢性鼻炎效果欠佳。

【中医治疗】

1. 治疗原则

（1）急性鼻炎　根据本病有素体阳虚，易感受风寒之邪，素体阴虚，易感受风热之邪的病机，秋冬季多感风寒，春夏季多感风热，主要以"辛散、通窍"为治疗大法，但须注意表散不宜太过，以免耗散元气；补益不宜太早，以防留有余寇。

（2）慢性鼻炎　本病多由邪滞鼻窍所致，以散邪通窍、恢复鼻腔通气功能为基本原则，根据病机不同，可分为清热宣肺通窍、益气散邪通窍、行气活血通窍等。

2. 辨证论治

（1）急性鼻炎

1）外感风寒、邪滞鼻窍证

证候：鼻塞，喷嚏，流清涕，鼻音重。鼻黏膜色略红，下鼻甲淡红带紫，鼻涕清稀。伴头痛，周身不适，微恶寒发热，口淡不渴，舌质淡苔薄白，脉浮紧。

治法：祛风散寒，辛温通窍。

方药：辛夷散加减。

加减：鼻塞甚，加苍耳子、鹅不食草。

2）外感风热、邪犯鼻窍证

证候：鼻塞，头痛，鼻息热，喷嚏，涕黏或黏黄。鼻黏膜红肿，下鼻甲肿大。伴发热恶风，微汗出，或咽痛，咳嗽不爽，口微干渴，苔薄白或薄黄，脉浮数。

治法：疏风清热，宣肺通窍。

方药：银翘散加减。

加减：鼻塞甚，加白芷、苍耳子；咽痛甚，加射干、板蓝根；头痛甚，加藁本、蔓荆子；体质素虚，感受风寒或风热，肺卫气虚证，参苏饮加减；表虚自汗，易感风邪，玉屏风散加减。

中成药：1%麻黄碱滴鼻液、呋麻滴鼻液、辛夷滴鼻液，滴鼻，每次1滴，每日3次，不宜久用。

（2）慢性鼻炎

1）肺经郁热、邪犯鼻窍证

证候：间歇性或交替性鼻塞，涕稍黏黄，时有鼻内灼热感，或有嗅觉减退、头额胀痛，鼻黏膜暗红，下鼻甲肥厚肿胀，全身症状或见口微干渴，小便黄，大便干，舌质红胖苔微黄，脉数。

治法：清解肺热，散邪通窍。

方药：升麻解毒汤加减。

加减：鼻塞甚，加辛夷、藿香、鹅不食草。

2）肺脾气虚、邪滞鼻窍证

证候：间歇性或交替性鼻塞，受凉益甚，涕稍黏白，或有嗅觉减退、头昏沉重，下鼻甲肿胀，色淡暗，或见体倦乏力，面色不华，舌质淡胖边有齿痕苔白，脉缓弱。

治法：补益肺脾，祛邪通窍。

方药：温肺汤加减。

加减：鼻塞甚，加川芎、白芷、苍耳子、石菖蒲等宣通鼻窍。

3）邪毒久留、瘀阻鼻窍证

证候：病程长，持续性鼻塞，嗅觉明显减退，闭塞性鼻音，或有少量黏涕。鼻甲肿胀硬实，表面不平，或鼻甲呈桑葚样变，收缩反应差，舌质暗或有瘀点苔薄白，脉涩。

治法：行气活血，化瘀通窍。

方药：当归芍药汤加减。

加减：肺气虚，加黄芪、诃子；头痛，加白芷、藁本。

中成药：①1%麻黄碱滴鼻液、呋麻滴鼻液，滴鼻，每次1滴，每日3次，不宜久用，避免发生药物性鼻炎。②鹅不食草（95%）、樟脑（3%）、冰片（2%）研细末和匀，装瓶密封，每日少许吹鼻，每日3次。亦可用碧云散吹鼻。③塞鼻：冰片、白芷、赤芍、牡丹皮各适量，研细粉，和入适量凡士林，制成20%药膏，再将剪成合适大小的纱条搅入凡士林药膏中，取纱条塞入鼻腔，每次保持1小时以上，每日1次。

【护理】

1. 急性鼻炎

（1）适当休息，多饮热水，清淡饮食，疏通大便。

（2）病期鼻塞之际，勿强行擤涕，以免并发急性中耳炎。

（3）加强锻炼，增强体质，起居有常，衣着寒暖适宜，劳作出汗后尤应谨防感冒。

（4）流感期间，少在公共场所逗留，外出宜戴口罩，小儿及体弱者尤应如此。

2. 慢性鼻炎

（1）预防感冒，积极治疗急性鼻炎，勿使迁延成慢性。

（2）避免长期局部使用鼻腔黏膜血管收缩剂，特别是萘甲唑啉等。

（3）戒烟以减少不良刺激，注意饮食卫生和环境保护，避免粉尘长期刺激，少食醇酒厚味，以免助火为患。

【转诊】

急慢性鼻炎治疗不及时，感邪过重，缠绵难愈者，可并发鼻渊、喉痹、耳胀等，需继续进行耳鼻喉科专科治疗。

二、咽炎

咽炎分为急、慢性两种。急性咽炎，是咽黏膜、黏膜下组织的急性炎症，多累及咽部淋巴组织，可单独发生，亦可继发于急性鼻炎或急性扁桃体炎，常见于秋季、冬季及冬春季之交时；慢性咽炎，是咽部黏膜、黏膜下及淋巴组织的弥漫性慢性炎症，常为上呼吸道慢性炎症的一部分，多见于成年人，病程长，症状顽固，较难彻底治愈。

中医学认为，急喉痹（急性咽炎）起病急，证实，多因风热之邪，口鼻而入，直袭于咽，同时邪热循肺系而犯于脾，肺卫蕴热，邪热上炎，咽为内外热所灼，则焮赤肿痛，发为咽痹；或因风寒之邪外袭，肺气不宣，营卫不和，邪郁不能外达，壅结于咽而成咽痹；或因平素过食辛辣炙煿，湿热内酿，热毒蕴积，复因邪热壅盛传里，内外热毒交结，火毒湿热蒸腾，上灼于咽，其势凶猛，咽为火毒湿热所蒸灼，脉络瘀阻，则咽红肿疼痛甚，黏膜溃烂痰壅盛而为病。慢喉痹（慢性咽炎）起病久，正虚，或因急喉痹反复发作，余邪留恋，迁延日久，或因刺激性气体、尘埃等燥热之邪，耗损津液，致肺阴受损，又因房劳过度，久病失养，肾阴亏虚，肺肾阴亏，津液不足，虚火上炎，循经上蒸，熏灼咽喉，发为本病；或因饮食不节，思虑过度，脾胃虚弱，清阳不升，发为本病；或因寒凉攻伐太过，或劳累过度，损伤脾阳；或不慎摄养，下元亏虚命门火衰，肾阳亏虚，阳虚火衰，发为本病；或因过食肥甘厚味，滋腻碍胃，脾失健运，痰浊内生，化气无源，而致气虚，气虚帅血无力，瘀血内生，痰瘀滞咽，发为病本。

【诊断】

1. 急喉痹

（1）病史　可有感冒史，或有接触高温、粉尘环境及嗜食辛辣食物史。

（2）临床症状　起病急，咽痛，咽部灼热，病情重者有吞咽困难、恶寒及发热等。

（3）局部检查　咽部黏膜、悬雍垂、咽侧索充血肿胀，咽后壁淋巴滤泡红肿。

2. 慢喉痹

（1）病史　可有急喉痹反复发作史，或有嗜好烟酒、辛辣食物史，或长期烟尘、有害气体刺激史。

（2）临床症状　咽部干燥，或有异物感、灼热感、轻微疼痛等不适感，或咽痒咳嗽、干呕等，病程较长，时轻时重。

（3）局部检查　咽黏膜弥漫性充血，或见咽侧索肥厚，咽后壁淋巴滤泡增生，甚者融合成片，或咽黏膜干燥萎缩。

【治疗】

积极治疗急喉痹防止反复发作，转为慢喉痹。

【西医治疗】

1. 急喉痹

（1）无全身症状或症状较轻者　可局部应用复方硼砂溶液含漱；针对病因可应用抗病毒药和抗生素。

（2）全身症状较重伴有高热者　除上述治疗方法外，应卧床休息，多饮水及进食流质食品，可经静脉途径应用抗病毒药和抗生素。

2. 慢喉痹

（1）病因治疗　坚持户外活动，戒断烟酒等不良嗜好，保持室内空气清新，积极治疗鼻炎、气管支气管炎等呼吸道慢性炎症及其他全身性疾病。

（2）局部治疗　常用复方硼砂溶液、呋喃西林溶液、复方氯己定含漱液等含漱，含时头仰、张口发"啊"声，使含漱液能清洁咽后壁；亦可含服碘喉片、薄荷喉片。

【中医治疗】

1. 治疗原则 急喉痹以祛邪利咽、消肿止痛为原则；慢喉痹以扶正利咽为原则。

2. 辨证论治

（1）急喉痹

1）外感风热证

证候：咽痛，咽干灼热，发热，头痛，咳嗽痰黄，咽黏膜色鲜红而肿，舌边尖红苔薄白，脉浮数。

治法：疏风清热。

方药：疏风清热汤加减。

加减：头痛甚，加薄荷、蔓荆子、藁本；咽痛甚，加射干、桔梗。

中成药：百蕊片，口服，每次4片，每日3次。

2）外感风寒证

证候：咽痛，口不渴，恶寒，头痛，咳嗽痰稀，咽黏膜色淡红而肿，舌质淡红苔薄白，脉浮紧。

治法：疏风散寒。

方药：六味汤加减。

加减：咳嗽痰多，加紫菀、杏仁；鼻塞、流涕，加苍耳子、辛夷、白芷。

中成药：风寒感冒颗粒，口服，每次1袋，每日3次。

3）肺胃热盛证

证候：咽痛较剧，口渴多饮，吞咽困难，咳嗽痰黄，便秘尿赤，咽黏膜红肿，咽后壁淋巴滤泡肿胀，或颌下淋巴结肿大，舌质红苔黄，脉洪数。

治法：清热利咽。

方药：清咽利膈汤加减。

加减：咳嗽痰黄，颌下淋巴结肿大压痛，加瓜蒌子、射干；高热，加水牛角、生石膏。

中成药：鼻咽灵片，口服，每次5片，每日3次。

（2）慢喉痹

1）肺肾阴虚证

证候：咽干少饮，隐隐作痛，午后较重，或咽部哽哽不利，干咳痰少而稠，或有手足心热，午后颧红，失眠多梦，耳鸣眼花，舌质红苔薄，脉细数。

治法：养阴利咽。

方药：百合固金汤加减。

加减：淋巴滤泡增生，加香附、枳壳、郁金；咽黏膜干燥、萎缩明显，加丹参、玉竹、桑葚。

中成药：六味地黄丸，口服，每次 6g，每日 2 次。

2）脾气虚弱证

证候：咽喉不舒，微干、微痒、微痛，口干不欲饮，或喜热饮，或恶心，呃逆反酸，倦怠乏力，少气懒言，或腹胀，胃纳欠佳，大便不调，舌质淡红边有齿印苔薄白，脉细弱。

治法：益气利咽。

方药：补中益气汤加减。

加减：咽后壁淋巴滤泡增生，加川芎、丹参、郁金；痰黏，加北沙参、浙贝母、香附、枳壳；咽干明显，加玄参、麦冬、百合。

中成药：补中益气丸，口服，每次 6g，每日 3 次。

3）脾肾阳虚证

证候：咽部异物感，哽哽不利，痰涎稀白，病程日久，咽黏膜色淡，或有面白，形寒肢冷，腰膝冷痛，腹胀，食少，大便清稀，舌质淡胖苔白，脉沉细。

治法：温阳利咽。

方药：附子理中汤加减。

加减：纳呆，腹胀便溏，加砂仁、茯苓、藿香；易恶心，加紫苏梗、厚朴。

中成药：桂附地黄丸，口服，每次 6 ~ 9g，每日 2 次。

4）痰凝血瘀证

证候：咽部异物梗阻感，咽微痛，咳痰不爽，或恶心欲吐，胸闷不舒，舌质暗红或有瘀斑瘀点苔薄白，脉弦滑。

治法：祛痰化瘀。

方药：贝母瓜蒌散加减。

加减：咽干不适，咳嗽痰黏，加杏仁、半夏，紫菀；咽部刺痛、异物感，加香附、郁金。

中成药：①痰偏重，二陈丸，口服，每次 9 ~ 15g，每日 2 次。②瘀偏重，血府逐瘀颗粒，口服，每次 6 ~ 12g，每日 3 次。③痰瘀均重，两者同用。

【护理】

1.饮食忌辛辣、肥甘厚味。

2.注意防寒保暖在季节交替、气温变化时，防止感冒。

3.减少或避免长时过度用嗓。

4.改善工作和生活环境，避免粉尘和有害气体刺激。

5.积极锻炼，增强体质，提高免疫力。

【转诊】

急喉痹患者发热持续不退者，建议尽快转上级医院治疗。

三、中耳炎

中耳炎根据临床分类分为分泌性中耳炎、化脓性中耳炎、中耳胆脂瘤和特殊类型中耳炎四类。本节主要论述分泌性中耳炎。

分泌性中耳炎是以传导性聋及鼓室积液为主要特征的中耳非化脓性炎性疾病。冬春季多发，是儿童和成人常见的听力下降原因之一。中耳积液可为浆液性分泌液或渗出液，亦可为黏液。本病可分为急、慢性两种。急性分泌性中耳炎病程延续8周，若8周后未愈者即可称为慢性分泌性中耳炎。慢性分泌性中耳炎多由急性分泌性中耳炎反复发作，迁延转化而来，亦可缓慢起病而没有急性中耳炎经历。

中医学认为，本病初起多因风邪外犯，肺失宣降，鼻塞不利，耳闭不通，水湿不化，停聚鼓室，痞塞耳窍；或因肝胆湿热，循经上犯，搏结于耳，阻遏耳窍；或久病伤脾，脾虚失健运，水湿不化，土不生金，肺气亏虚，肺失宣降，治节不利，水道不畅，水湿泛滥，积于鼓室，壅阻耳窍；或耳胀失治，反复发作，气血瘀滞，脉络受阻，耳窍闭塞。

【诊断】

根据病史和临床症状，结合听力检查结果。诊断性鼓膜穿刺术可以确诊。

1. 病史 多有感冒史或长期鼻病史，儿童可有腺样体肥大史。

2. 临床症状

（1）听力减退 听力下降、自听增强。头位前倾或偏向健侧时，听力可暂时改善。黏液黏稠时，听力可不因头位变动而改变。小儿常因对声音反应迟钝，注意力不集中而就医。如一侧患病，另一耳听力正常，可长期不被察觉，而于体检时始被发现。

（2）耳痛 急性者可有隐隐耳痛，常为患者的第一症状，可为持续性，亦可为抽痛。慢性者耳痛不明显。

（3）耳鸣 多为低调间歇性，如"噼啪"声、嗡鸣声及流水声等，与头部运动或打呵欠、捏鼻鼓气时，耳内可出现气过水声。

（4）耳闷 患耳周围皮肤可有阻塞感、耳内闭塞或闷胀感，反复按压耳屏后可暂时减轻。

3. 局部检查 急性期鼓膜可有放射状充血，鼓膜内陷，继而鼓室积液，鼓膜呈淡黄、橙红或琥珀色，有时可见到随头位而改变的液平面。鼓室积液较多时，鼓膜则向外隆凸，鼓膜活动受限。病久可见鼓膜增厚，混浊明显，或出现钙化斑块，有的表现鼓膜萎缩菲薄内陷明显，甚至与鼓室内侧壁粘连。鼻咽检查或可见鼻咽黏膜炎症表现。

4. 其他检查 音叉试验及纯音测听检查提示传导性耳聋；声导抗检查示鼓室导抗图呈负压型（C型）或平坦型（B型），声反射消失。

【西医治疗】

清除中耳积液，控制炎症，改善咽鼓管通气引流功能，并积极治疗相关病灶性疾病。

1. 非手术治疗

（1）抗生素 急性期可根据病变严重程度选用合适的抗生素。

（2）保持鼻腔及咽鼓管通畅 可用1%麻黄碱液和含有激素的抗生素滴鼻液交替滴鼻，每日3～4次，注意一定要采用仰卧头低位的滴鼻体位。

（3）促纤毛运动及排泄功能 稀化黏素类药物有利于纤毛的排泄功能，降低咽鼓管黏膜的表面张力和咽鼓管开放的压力。

（3）糖皮质激素类药物 地塞米松或泼尼松等口服，作为辅助治疗。

（4）咽鼓管吹张 慢性期可采用捏鼻鼓气法、波氏球法或导管法，亦可经导管向咽鼓管咽口吹入泼尼松龙，隔日1次，每次每侧1mL，共3～6次。

2. 手术治疗 鼓膜穿刺抽液、鼓膜切开术、鼓室置管术。

【中医治疗】

1. 治疗原则 治疗本病以通利耳窍为原则。新病多为实邪困阻耳窍，病久则可兼有体虚或虚实夹杂之证。实则应祛邪通窍，虚则应补虚通窍，虚实夹杂则应扶正祛邪，病久见气滞血瘀证者，则应行气活血通窍。可配合外用药滴鼻、针灸、按摩等治疗方法。

2. 辨证论治

（1）风邪外袭证

证候：耳内作胀、不适或微痛，耳鸣，自听增强，听力下降，可伴有鼻塞、流涕、头痛、发热恶寒等，舌质淡红苔薄白，脉浮。

治法：疏风散邪。

方药：风寒偏重，荆防败毒散加减；风热偏重，银翘散加减。

加减：耳堵塞感重，加柴胡、石菖蒲；鼻塞流涕，加苍耳子散。

中成药：①风寒偏重，荆防颗粒，冲服，每次1袋，每日3次。②风热偏重，银翘解毒片，口服，每次4片，每日3次。

（2）肝胆湿热证

证候：耳内胀闷堵塞感，耳内微痛，耳鸣，自听增强，听力下降，烦躁易怒，口苦口干，胸胁苦闷，舌红苔黄腻，脉弦数。

治法：清泻肝胆。

主方：龙胆泻肝汤加减。

加减：耳堵塞感重，加石菖蒲、藿香；鼓室积液多，加桑白皮。

中成药：龙胆泻肝丸，口服，每次2丸，每日2次。

（3）脾虚湿困证

证候：耳内胀闷堵塞感，日久不愈，听力渐降，耳鸣，可伴有胸闷纳呆，腹胀便溏，肢倦乏力，面色不华，舌质淡红，或舌体胖，边有齿印，脉细滑或细缓。

治法：健脾利湿。

主方：参苓白术散加减。

加减：耳闭塞感重，加石菖蒲、藿香、丝瓜络；鼓室积液较多，加四苓散。

中成药：参苓白术丸，口服，每次6g，每日3次。

（4）气滞血瘀证

证候：耳内胀闷阻塞感，日久不愈，甚则如物阻隔，听力明显下降，逐渐加重，耳鸣，舌质淡暗，或边有瘀点，脉细涩。

治法：行气活血。

主方：通窍活血汤加减。

加减：耳闭失聪重，加路路通；兼脾气虚，加黄芪、白术、茯苓；兼肝郁气滞，加柴胡、郁金、枳壳。

中成药：丹七片，口服，每次3~5g，每日3次。

【护理】

1. 积极防治感冒及鼻咽或鼻腔疾病。

2. 患伤风鼻塞、鼻窒、鼻渊等，鼻塞、涕多时应使用滴鼻药，保持鼻腔及咽鼓管通畅。

3. 擤鼻应使用正确方法，不宜用力过度，以免鼻涕进入咽鼓管引起耳胀或脓耳。

【转诊】

药物治疗3个月无效者，建议到上级医院治疗治疗。

第七章　皮肤疾病

扫一扫看课件

一、带状疱疹

带状疱疹是一种由水痘－带状疱疹病毒引起的，以成簇性水疱、沿神经呈带状分布、大多单侧为特点的疼痛性皮肤病。该病毒存在相当长的潜伏期，多见在儿童时期感染后，临床上表现为水痘或呈隐匿性感染，此后病毒潜入脊髓后根神经节的神经元中，经各种诱因激活发为本病，通常在免疫受损个体中出现。通过直接接触带状疱疹的疱液，理论上讲可以被感染而发生水痘，但因水痘主要通过呼吸道飞沫传播，因此水痘或带状疱疹患者不能直接使其他人患上带状疱疹。带状疱疹可以自行痊愈，一般不会危及生命，儿童和青年患程一般为2～3周，老年人为3～4周。本病可能出现并发症，如累及眼部者可造成患者眼角膜损伤及眼球的损害，严重者引起失明；累及面神经和听神经及膝状神经节可造成耳鸣、耳聋及面瘫；病毒侵犯中枢系统而出现脑膜炎等症状。后遗神经痛是一种严重的并发症。

本病属于中医学"缠腰火丹""蛇串疮"等范畴，俗称"蜘蛛疮"。中医学认为，本病多为情志内伤，肝郁气滞，久而化火，肝经火毒蕴积，夹风邪上窜头面而发；或夹湿邪下注，发于阴部及下肢；火毒炽盛者多发于躯干。年老体弱者常因血虚肝旺，湿热毒蕴，导致气血凝滞，经络阻塞不通，以致疼痛剧烈，病程迁延。总之，本病初期以湿热火毒为主，后期是正虚血瘀兼夹湿邪为患。

【诊断】

1.临床症状　本病好发于春秋季节，成年人多见，可分为前驱期、水疱或发疹期和疱疹后神经疼痛期三个期。

（1）前驱症状　多表现为低热、食欲缺乏、全身不适及患部皮肤感觉过敏、灼热感或神经痛，但前驱症状可缺乏，尤其是儿童。

（2）皮肤损害　发疹期则是初起见患部红斑，继而出现成簇性粟粒样丘疱疹群，继而迅速变为水疱，疱液从清亮逐渐浑浊，成群水疱通常沿一侧皮神经呈带状排列，一般不超过正中线，有时也会有少数皮疹出现在正中线对侧。

（3）疼痛类型　①深在的持续疼痛。②刺痛、刀割样疼痛。③激发性疼痛，如衣服接触时的疼痛，并有痛觉过敏。④ 50 岁以上常发生疱疹后神经痛，一般持续 1 ~ 3 个月，少数可达一年以上。

（4）局部淋巴结常肿大　可触及患部附近局部肿大的淋巴结。

（5）好发部位　皮疹多沿某一周围神经分布。

2. 临床类型及特殊类型　眼带状疱疹、耳带状疱疹、顿挫型带状疱疹、无疹性带状疱疹、播散性带状疱疹，侵犯中枢神经系统大脑实质和脑膜时，发生病毒性脑炎和脑膜炎；侵犯内脏神经纤维时，引起急性胃肠炎、膀胱炎，表现为腹部绞痛、排尿困难、尿潴留等。

3. 实验室检查　血常规、疱疹基底部刮取物、活检组织标本固定后染色镜检有助于诊断，染色镜检见到多核巨细胞和和内饰酸性包涵体。

【西医治疗】

对于一般患者，尽早给予抗疱疹病毒药物治疗，以休息、止痛、缩短病程、防止继发感染和后遗神经痛为原则。目前国内外倾向于止痛、抗病毒及三环抗抑郁药早期联合应用。

1. 系统药物治疗

（1）抗病毒药物　早期、足量抗病毒治疗，特别是 50 岁以上患者，有利于减轻神经痛，缩短病程，通常在发疹后 24 ~ 72 小时内开始抗病毒治疗，治疗越早效果越好。对于免疫功能正常的患者，每次口服伐昔洛韦 300 ~ 1000mg，或泛昔洛韦 250 ~ 500mg，每天 3 次，疗程 7 天。对肾功能不全的患者或年龄较大的患者，需要调整泛昔洛韦和伐昔洛韦的剂量。对于肾功能衰竭的患者，可以考虑口服阿昔洛韦更安全，每次 400 ~ 800mg，每天 5 次，疗程 7 天。对于眼带状疱疹、播散性带状疱疹、Ramsay–Hunt 综合征合并免疫抑制的患者，静脉给予阿昔洛韦，剂量为 10mg/kg，每天 3 次，疗程 10 ~ 14 天。

（2）止痛治疗　三环类抗抑郁药如阿米替林、地昔帕明和多赛平是治疗带状疱疹各个时期疼痛的重要选择。阿米替林开始每晚口服 25mg，逐渐增加剂量，直至疼痛控制或达到最大剂量，即每晚单次口服剂量为 150mg，60 岁以上需注意减少剂量。在发病后的前 6 个月，早期使用阿米替林能有效缩短带状疱疹相关性疼痛的持续时间，提示早期干预的重要性。抗癫痫药加巴喷丁和普瑞巴林可以协同三环类抗抑郁药的止痛效果，是慢性疼痛治疗的基础用药。加巴喷丁开始剂量为 100mg，每天 3 次口服，逐渐增至 900 ~ 1800mg，最高可用至 3600mg/d。普瑞巴林为 75 ~ 150mg，口服，每天 2 ~ 3 次。对于不能耐受三环类抗抑郁药的患者，可以使用文拉法辛，开始剂量 25mg，每晚服用，必要时可逐步增加剂量。不推荐使用抗惊厥药如苯妥英钠、卡马西平、丙戊酸盐，神经镇静剂如氯普噻吨和吩噻嗪，UI 及 H_2 受体阻滞剂如西咪替丁，因疗效不肯定，或老年人难以接受，或部分患者会出现严重的不良反应。局部外用利多卡因贴剂、复方利多卡因乳膏或 0.025% 辣椒辣素乳膏对慢性疼痛可能有效。

（3）糖皮质激素治疗　目前观点尚不一致，有报道称若无明显禁忌证时，早期给予泼尼松龙 40mg/d，3 周内逐渐减量至停药，合并使用阿昔洛韦，可以减轻炎症，阻止对神经节和神经纤维的毒性和破坏作用，减少带状疱疹后遗神经痛，且不影响其特异免疫球蛋白 IgG 的形成；但亦有报道称应用泼尼松龙治疗，仅能轻微加快愈合、减轻疼痛，但增加了泼尼松龙应用的不良反应。如不合并应用抗病毒治疗，有严重播散性感染的危险。耳带状疱疹出现 Ramsay-Hunt 综合征时，糖皮质激素治疗疗效肯定，可能与减轻炎症、水肿有关，治疗剂量为泼尼松龙 60mg/d，连续两周，第 3 周逐渐减量，联合阿昔洛韦疗效更佳。

2. 外用药物治疗

（1）外用药　以干燥、消炎为主。疱液未破时可外用炉甘石洗剂、阿昔洛韦乳膏或喷昔洛韦乳膏；疱疹破溃后可酌情用 3% 硼酸溶液或 1∶5000 呋喃西林溶液湿敷，或外用 0.5% 新霉素软膏或 2% 莫匹罗星软膏。

（2）眼部处理　如合并眼部损伤需请眼科医生协同处理。可外用 3% 阿昔洛韦眼膏、碘苷滴眼液；局部禁用糖皮质激素外用制剂。

3. 物理疗法　激光治疗现多采用 He-Ne 激光，CO_2 激光和半导体激光、微波治疗、红外线疗法、紫外线疗法、超声波疗法、音频电疗、磁疗法、冷冻疗法、蜡疗法及高压氧疗法等。

4. 外科手术治疗　去除相关神经治疗，神经阻滞和破坏性手术亦能得到长期缓解的效果。

5. 其他　心理疗法、介入疗法等。

【中医治疗】

1. 治疗原则　本病发生初期多以湿热火毒为主，为实证，后期是正虚血瘀兼夹湿邪为患，虚实夹杂。治疗上，初期以清热利湿为主，后期以活血通络止痛为主，体虚者以扶正祛邪与通络止痛并用。

2. 辨证论治

（1）肝经郁热证

证候：皮损鲜红，灼热刺痛，口苦咽干，心烦易怒，大便干燥，小便黄，舌质红苔薄黄或黄厚，脉弦滑数。

治法：清肝泻火，解毒止痛。

方药：龙胆泻肝汤加减。

加减：发于头面，加牛蒡子、野菊花；有血疱，加水牛角粉、牡丹皮；疼痛明显，加乳香、没药；大便干结，加生大黄。

中成药：①龙胆泻肝丸，口服，每次 3 ~ 6g，每日 2 次。②新癀片，口服，每次 2 ~ 4 片，每日 3 次。

（2）脾虚湿蕴证

证候：皮损色淡，疼痛不显，疱壁松弛，口不渴，食少腹胀，大便时溏，舌质淡或正常苔白或白腻，脉沉缓或滑。

治法：健脾利湿，解毒止痛。

方药：除湿胃苓汤加减。

加减：水疱大而多，加土茯苓、萆薢、车前草。

中成药：参苓白术丸，每次 6g，每日 3 次。

（3）气滞血瘀证

证候：皮疹减轻或消退后局部疼痛不止，放射到附近部位，痛不可忍，坐卧不安，重者可持续数月或更长时间，舌质暗苔白，脉弦细。

治法：理气活血，通络止痛。

方药：血府逐瘀汤合金铃子散加减。

加减：心烦眠差，加栀子、酸枣仁；疼痛剧烈，加乳香、没药、蜈蚣；年老体虚者，加黄芪、党参。

中成药：血府逐瘀胶囊，口服，每次 6 粒，每日 2 次。

2. 外治疗法

（1）初期用二味拔毒散调浓茶水外涂；或外敷玉露膏；或外搽双柏散、三黄洗剂、清凉乳剂（麻油加饱和石灰水上清液充分搅拌成乳状），每天 3 次；或鲜马齿苋、野菊花叶、玉簪花叶捣烂外敷。

（2）水疱破后用黄连膏、四黄膏或青黛膏外涂，有坏死者用九一丹或海浮散换药。

（3）若水疱不破或水泡较大者，可用三棱针或消毒空针刺破，吸尽疱液或使疱液流出，以减轻胀痛不适感。

3. 针刺疗法

（1）围针　沿疱疹或疼痛分布带边缘每隔 3cm 取一针刺点，捻转得气后，留针 30 分钟，取针，每日 1 次，连刺 7 天。

（2）体针　取内关、曲池、阳陵泉、足三里、合谷、三阴交、支沟、阿是穴、夹脊穴等。

（3）火针　以毫针针尖经酒精灯烧红后，迅速对疱疹进行快速点刺，再用棉签清理疱液，针刺不宜过深，过皮即起，5 ~ 7 日 1 次。

【护理】

1.耐心劝慰患者，勿急勿躁，保持心情舒畅、乐观。

2.生病期间饮食宜清淡，忌食肥甘厚味和鱼腥海味之品，戒烟酒及辛辣助火刺激之物，多吃蔬菜、瓜果。

3.忌用热水烫洗患处，内衣宜柔软宽松，以减少摩擦。

4.皮损局部保持干燥、清洁。忌用刺激性强的软膏涂敷，以防皮损范围扩大或加重病情。

【转诊】

若带状疱疹病损发生于特殊部位，可能导致严重后果。

1.头部带状疱疹可造成脱发及永久性瘢痕。

2.眼部带状疱疹若继发细菌性感染，可引起全眼球炎，甚至脑膜炎，病后出现视力下降、失明、面瘫等后遗症。

3.耳郭、耳道的带状疱疹，可引发内耳功能障碍。

4.疱疹病毒侵袭面部三叉神经节段，可发生角膜炎、角膜溃疡、结膜炎等。

5.当疱疹病毒由脊髓处的神经根向上侵犯中枢神经系统时，可发生病毒性脑炎和脑膜炎，表现为严重的头痛、喷射样呕吐、惊厥、四肢抽搐、意识模糊、昏迷以致危及生命。

6.当疱疹病毒由脊髓处的神经根向体内侵犯内脏神经纤维时，可引起急性肠胃炎、膀胱炎、前列腺炎，表现为腹部绞痛、排尿困难、尿潴留等。

7.部分老年患者疱疹痊愈后的后遗神经痛可持续数月或年余，严重影响睡眠和情绪，疼痛程度较重、持续时间较长者可导致精神焦虑、抑郁等表现。

出现以上症状者，应及时至相关科室就诊，以免延误病情。

二、癣

癣，即皮肤癣菌病，是指由于皮肤浅部真菌（癣菌）入侵人体皮肤角质层、毛发和指（趾）甲板所引起的感染性疾病。按发病部位分为头癣、体癣、股癣、手癣、足癣等。

皮肤浅部癣之病因总由生活起居不慎，感染真菌，复因风、湿、热邪外袭，郁于腠理，淫于皮肤所致。病发于头皮、毛发，则发为白秃疮；病发于趾，则发为脚湿气；发于手掌部，则为鹅掌风；发于体表、股阴间，则为紫白癜风、圆癣、阴癣等。如表现为发热起疹、瘙痒脱屑者，多为风热盛所致；若见渗流滋水、瘙痒结痂者，多为湿热盛引起；若见皮肤肥厚、燥裂、瘙痒者，多由郁热化燥、气血不和中、肤失营养所致。

【诊断】

1. 临床表现

（1）白秃疮　相当于西医学的头癣（白癣）。多见头部皮损呈灰白色鳞屑性斑片，圆形或椭圆形，可有卫星病灶。患区头发一般距头皮 2～4mm 处折断，外围白色菌鞘。一般无自觉症状，偶有轻度瘙痒。损害一般发展至半年后不再扩大增多，处于相对静止状态，至青春期因皮脂腺的发育，皮脂分泌增多，长链脂肪酸抑制真菌生长而趋向自愈。若无继发感染，不留瘢痕和秃发。有时候可以表现为炎性丘疹，严重时可转变成脓癣，常因接触患癣病的犬、猫、兔等引起。

（2）鹅掌风　相当于西医学的手癣。本病以成年人多见，男女老幼均可染病。多数为单侧发病，也可波及双手。夏天起水疱，病情加重，冬天则皮肤枯裂，疼痛明显。皮损特点：初期为掌心或指缝水疱或掌部皮肤角化脱屑、水疱，水疱多透明如晶，散在或簇集，瘙痒难忍，水疱破后干涸，叠起白屑，中心向愈，四周继发疱疹，外可延及手背、腕部。若反复发作，可致手掌皮肤肥厚，枯槁干裂，疼痛，屈伸不利，宛如鹅掌。若损害侵及指甲，可使甲板被蛀蚀变形，甲板增厚或萎缩翘起，色灰白而成灰指甲（甲癣）。鹅掌风病程为慢性，反复发作。

（3）脚湿气　相当于西医学的足癣。本病以脚丫糜烂瘙痒伴有特殊臭味而得名。皮损处感染邪毒，足趾焮红肿痛，起疱糜烂渗液而臭。我国南方地区气温高，潮湿，发病率高。足癣多发于成年人，儿童少见。夏秋病增，多起水疱、糜烂；冬春病减，多干燥裂口。脚湿气主要发生在趾缝，也见于足底。以皮下水疱、趾间浸渍糜烂、渗流滋水，以及角化过度、脱屑、瘙痒等为特征。

根据皮损形态手癣和足癣临床上可分为水疱型、间擦糜烂型和鳞屑角化型，但手癣分型不如足癣明确，临床上往往几种类型可以同时存在。

1）水疱型：原发损害以小水疱为主，成群或散在分布，疱壁厚，内容物澄清，干燥吸收后出现脱屑，常伴瘙痒。

2）间擦糜烂型：以 4～5 和 3～4 趾间最为常见，多见于足部多汗、经常浸水或长期穿不透气鞋的人，夏季多发。皮损表现为趾间糜烂、浸渍发白，除去浸渍发白的上皮可见其下红色糜烂面，可有少许渗液。患者瘙痒明显，局部容易继发细菌感染，可导致下肢丹毒或蜂窝织炎。

3）鳞屑角化型：皮损多累及掌跖，呈弥漫性皮肤粗糙、增厚、脱屑、干燥改变。自觉症状轻微，冬季易发生皲裂、出血、疼痛。

2. 辅助检查

（1）菌直接镜检　将取得的病变部鳞屑或分泌物用氢氧化钾涂片镜检，该方法简单、快速、易掌握。但镜检仅能确定菌丝和孢子的有无，阳性表示真菌存在，且一次阴性不能完全否定。

（2）真菌培养　可将取得的病变部鳞屑或分泌物做鉴定菌种的培养。常用培养基为沙堡培养基，培养阳性后可转种到特殊培养基，根据形态、生化等特性进行菌种鉴定。深部真菌病须做病变组织的病理学检查。

【西医治疗】

本病以杀虫止痒为主要治法，必须彻底治疗。癣病以外治为主，若皮损广泛、自觉症状较重，或抓破染毒者，则以内治、外治相结合为宜。抗真菌西药治疗有一定优势，可中西药合用。

1. 内服药治疗　可选择抗真菌药物如特比萘芬、伊曲康唑和氟康唑，安全性更高，不良反应较少。对低龄儿童应按照药品说明书建议年龄范围用药，必要时需监护人知情同意。口服抗真菌药治疗头癣一般采用连续疗法，需每日服药，如果疗效不佳，治疗 4 周临床和真菌学改善都不明显时，可适当延长疗程或换用其他抗真菌药。

（1）特比萘芬　2 岁以上儿童均可使用，儿童体重 < 20kg，每日 62.5mg；20 ~ 40kg，每日 125mg；体重 > 40kg，剂量同成人，每日 250mg，疗程 4 ~ 8 周。特比萘芬对毛癣菌所致头癣疗效好，可作为一线用药；但对小孢子菌所致头癣，疗程需要适当延长至 6 ~ 8 周。特比萘芬对头癣真菌学治愈率和总治愈率均较高，儿童耐受性好，不良反应发生率低，主要为胃肠道反应和皮疹。手足癣一般建议成人 250mg/d，水泡型和间擦糜烂型治疗疗程 1 ~ 2 周，鳞屑角化型 2 ~ 3 周。

（2）伊曲康唑　儿童剂量 3 ~ 5mg·kg^{-1}·d^{-1}，成人 100 ~ 200mg/d，每日 1 次或分 2 次服用，疗程 4 ~ 8 周。口服伊曲康唑有胶囊剂和口服液，胶囊需要餐后用全脂牛奶（脂溶性）或可乐（酸性饮料）送服吸收更好。伊曲康唑口服液则推荐空腹服用，吸收率高于胶囊，可用于幼儿。伊曲康唑治疗头癣真菌学治愈率较高，对小孢子菌头癣和毛癣菌头癣的疗效相当。伊曲康唑儿童耐受性良好，不良反应发生率低，其中消化道症状最常见，其次为皮疹，成人患者用药时注意药物相互作用。手足癣：一般建议成人 200mg/d，水泡型和间擦糜烂型治疗疗程 1 ~ 2 周，鳞屑角化型 2 ~ 3 周。

（3）氟康唑　治疗头癣，儿童剂量 3 ~ 6mg·kg^{-1}·d^{-1}，成人 100 ~ 200mg/d，口服，每日 1 次，疗程 4 ~ 8 周。氟康唑治疗儿童头癣应用经验较少，但对儿童黏膜念珠菌病应用较多，总体儿童耐受性好，不良反应发生率低。氟康唑对毛癣菌和小孢子菌所致头癣疗效与灰黄霉素相当。氟康唑治疗手足癣国内外相关资料较少。

2. 外用药治疗　外用抗真菌药单独应用不能治愈头癣，作为辅助治疗可以降低带菌率及传染性。但对手足癣单纯外用抗真菌药物治疗，起效快、费用低、安全性好，外用每日 1 ~ 2 次，一般疗程需要 4 周。常用药物，咪唑类药物：克霉唑、咪康唑、益康唑等；丙烯胺类药物：特比萘芬、布替萘芬、萘替芬等。

【中医治疗】

1. 治疗原则 初期以瘙痒、糜烂、流滋的风湿热毒为主，宜祛风清热，除湿止痒；后期以出现皮肤干燥、脱屑的血虚风燥为主，宜养血滋阴，润燥止痒。

2. 辨证论治

（1）风湿热聚证

证候：多见于肥疮、鹅掌风、脚湿气，症见皮损泛发、蔓延浸淫，或大部分头皮毛发受累，黄痂堆积，毛发脱而头秃；或手如鹅掌，皮肤粗糙，或皮下水疱；或趾丫糜烂、浸渍剧痒；舌质淡红苔薄白，脉濡。

治法：祛风清热，除湿止痒。

方药：消风散加地肤子、白鲜皮、威灵仙。

加减：糜烂、渗液明显、水疱多者，加赤小豆；便秘，加大黄；口渴、口干、失眠多梦、夜间瘙痒加剧者，加玄参、地骨皮；脓液多，加野菊花、黄连；便溏，加白扁豆、白术、砂仁。

中成药：皮肤病血毒丸，口服，每次 20 粒，每日 2 次。

（2）血虚风燥证

证候：皮肤干燥，角化皲裂，鳞屑，疼痛，口渴，大便秘结，舌质淡红少津苔薄白，脉细。

治法：养血滋阴，润燥止痒。

方药：当归饮子加减。

加减：脱屑多，加杏仁；皲裂重，加白及、地榆；皮损肥厚，加威灵仙。

中成药：润燥止痒胶囊，口服，每次 4 粒，每日 3 次。

【护理】

1. 加强癣病基本知识的宣传，对预防和治疗有正确的认识。

2. 注意个人、家庭及集体卫生。对幼儿园、学校、理发室、浴室、旅店等公共场所要加强卫生管理。

3. 对已有患者要早发现、早治疗，并坚持治疗以巩固疗效。对患癣病的动物也要及时处理，以消除传染源。

4. 要针对不同癣病、传染途径做好消毒灭菌工作。白秃疮、肥疮患者要注意理发工具及患者梳、帽、枕巾等的灭菌；脚湿气患者要注意保持足部干燥，勿与他人共用洗脚盆、浴巾、鞋袜等，鞋袜宜干爽透风，并经常洗涤、暴晒。

【转诊】

病因不明或经验治疗无效者，建议尽快转上级医院治疗。

三、银屑病

银屑病是免疫介导的多基因遗传性皮肤病，多种环境因素如外伤、感染及药物等均可诱导易感患者发病。银屑病的典型临床表现为鳞屑性红斑或斑块，局限或广泛分布。其病程呈慢性，易复发，多数患者冬季复发或加重，夏季缓解。银屑病严重影响患者的生活质量，目前的治疗措施虽然有效，但不能达到长期的缓解。根据银屑病的临床特征，可分为寻常型、关节病型、脓疱型及红皮病型，其中寻常型占99%以上，其他类型多由寻常型银屑病转化而来。

中医学认为，本病初期多因风邪侵袭，以致营卫失和，气血不畅，阻于肌表，风邪化热，邪入血分，或因情志内伤，气机壅滞，郁久化火，心火亢盛，毒热伏于营血所致；或因饮食失节，过食腥发动风的食物，脾胃失和，气机不畅，郁久化热，血热生风；久则气血耗伤，血虚风燥、肌肤失养更为显露；或因营血不足，气血循行受阻，以致瘀阻肌表而成。

【诊断】

本病初期皮损为红色丘疹或斑丘疹，逐渐扩展成为境界清楚的红色斑块，可呈多种形态（如点滴状、斑块状、钱币状、地图状、蛎壳状等），上覆厚层银白色鳞屑，若刮除最上层的银白色鳞屑，可观察到鳞屑成层状的特点，就像在刮蜡滴一样（蜡滴现象），刮去银白色鳞屑可见淡红色发光半透明薄膜（薄膜现象），剥去薄膜可见点状出血（Auspitz征），后者由真皮乳头顶部迂曲扩张的毛细血管被刮破所致。蜡滴现象、薄膜现象与点状出血现象对银屑病有诊断价值。皮损可发生于全身各处，但以四肢伸侧特别是肘部、膝部和骶尾部最为常见，常呈对称性。不同部位的皮损也有所差异，面部皮损多为点滴状浸润性红斑、丘疹或脂溢性皮炎样改变；头皮皮损鳞屑较厚，常超出发际，头发呈束状（束状发）；腋下、乳房和腹股沟等皱褶部位常由于多汗和摩擦，导致皮损鳞屑减少并可出现糜烂、渗出及裂隙；少数损害可发生在唇、颊黏膜和龟头等处，颊黏膜损害为灰白色环状斑，龟头损害为境界清楚的暗红色斑块；指（趾）甲受累多表现为"顶针状"凹陷。患者多自觉不同程度瘙痒。

1. 分期

（1）进行期 旧皮损无消退，新皮损不断出现，皮损浸润炎症明显，周围可有红晕，鳞屑较厚，针刺、搔抓、手术等损伤可导致受损部位出现典型的银屑病皮损，称为同形反应（isomorphism）或Kobner现象。

（2）静止期 皮损稳定，无新皮损出现，炎症较轻，鳞屑较多。

（3）退行期 皮损缩小或变平，炎症基本消退，遗留色素减退或色素沉着斑。

2. 界定方法 银屑病严重程度的方法之一,十分规则:以体表受累面积

（BSA）（十个手掌加手指覆盖的面积为 10% 体表面积）作为依据。

（1）轻度　BSA < 3%。

（2）中度　3%<BSA<10%。

（3）重度　BSA > 10%。

【西医治疗】

1. 控制病情　延缓向全身发展的进程，减轻红斑、鳞屑、局部斑片增厚等症状，稳定病情，避免复发，尽量避免副作用，提高患者生活质量。

2. 注重心理疏导　使患者增强信心，消除紧张，促进患者的代偿、调节功能的恢复，从而达到治疗疾病的目的。

3. 针对诱因积极治疗　初发病例或长期缓解突然再发者，应详细询问病史，针对可能诱因积极治疗，避免各种诱发因素，慎用可能会加剧本病的药物，如抗疟药、β 受体阻滞剂、碘化物等。

4. 不同类型银屑病治疗方案

（1）轻度银屑病　外用药治疗为主，可考虑光疗，必要时内用药治疗，但是必须考虑可能的药物不良反应。对于轻中度患者，多数选择类固醇皮质激素软膏和保湿润肤剂，也可选择焦油类、维 A 酸类如他扎罗汀、维生素 D_3 衍生物如卡泊三醇，间擦部位的皮损或面部，应选用类固醇激素乳膏或吡美莫司和他克莫司乳膏。轻中度患者常选择维生素 D_3 衍生物联合类固醇激素序贯治疗，或联合紫外线疗法。

（2）中重度银屑病　紫外线、光化学疗法、氨甲蝶呤、环孢素、维 A 酸类、生物制剂、联合治疗。中重度银屑病，首先选用紫外线光疗，同时外用药物。如不合适光疗，则选择全身疗法。全身治疗可选用维 A 酸类、甲氨蝶呤（MTX）、环孢素或者生物制剂，如英夫利昔、依那西普、阿达木单抗等。对于不良反应较大的疗法，可以进行轮流使用和交替使用，即先用强力的药物如环孢素以迅速消除皮损，然后进入过渡期，改用较安全的药物，如阿维 A，最后为维持期，应用阿维 A 或阿维 A 加 UVB 或光化学疗法（PUVA）。

5. 外用药物治疗　急性期宜用温和的保护剂和润肤剂，稳定期和消退期可用作用较强的药物，但应从低浓度开始，一般每日 2 次。

（1）润肤剂　凡士林、甘油、矿物油、尿素等。

（2）糖皮质激素　最常用的外用药。外用不应超过体表面积的 10%。一般需要中效或以上的皮质激素，如曲安奈德、倍他米松等。最强效的如丙酸氯倍他索、双醋酸二氟拉松等，可用于局限、顽固的斑块性皮损，一般连续使用不超过两周，间断使用不超过 3 个月，且禁用于面部、腋下、腹股沟及其他皱褶部位。软性激素如糠酸莫米松、丙酸氟替卡松不良反应较小。

（3）维生素 D_3 衍生物　卡泊三醇软膏（50μg/g）和他卡西醇（2μg/g）。每外用 2 次，一般 2 周起效，需连续外用 6～8 周可取得明显好转，之后可减少用药次数或间歇用药，以维持疗效。此类药物不良反应少，可出现用药部位红斑和轻微刺痛感。外用不应超过体表面积 30%，每周用量不能超过 100g，过量使用可能导致血清钙升高。

（4）维 A 酸类 0.05% 和 0.1% 他扎罗汀凝胶，外用于斑块型银屑病。外用不能超过体表面积的 20%。每晚临睡前半小时于皮损处薄薄涂上一层，30 分钟后穿衣；次日外用中到强效的皮质激素制剂，外用后对皮肤有一定刺激性，如瘙痒、灼热、刺痛、红斑、刺激感等。长期应用很少有类固醇激素引起的皮肤萎缩、快速减效和反跳等不良反应。维 A 酸有致畸性，虽然外用吸收很少，但慎重起见，禁止用于孕妇或哺乳期妇女。

6. 物理治疗

（1）长波紫外线（UVA） 波长为 320～400nm，单独应用 UVA 照射治疗会产生轻至中度的改善，不推荐同时进行其他形式的光疗，UVA 治疗最常用作 PUVA 治疗的组成部分。

（2）光化学疗法（PUVA） 光化学疗法是结合口服或外用补骨脂素（8-MOP、5-MOP）与 UVA，少数亦可应用 UVB（290～320nm）的方法。主要用于治疗中、重度银屑病。

（3）宽谱 UVB 为波长 290～320nm 的中波紫外线，常用于治疗中、重度银屑病，或局部顽固性斑块，但可致红斑、晒伤、色素沉着。长期照射有致癌的可能性。

（4）窄谱 UVB 为波长 311nm（也可为 308、310、311、312nm）的中波紫外线。治疗银屑病的疗效佳，而红斑、色素沉着，DNA 损伤及致癌等副作用小。可与一些外用制剂和内用药联合应用，是目前应用较多的一种光疗，可用于各种类型的寻常性银屑病。红皮病性和脓疱性银屑病患者慎用。

7. 内服药治疗

对病情较严重、皮损面积大的中重度患者，或局部治疗效果不好的患者可考虑内服药物治疗。效果较好，但常有不良反应，且停药后可复发。因此，在使用前应和患者交代清楚，并需确定无肝脏及造血系统疾病。服药期间要定期复查肝、肾功能及血常规。内服药物应与局部治疗相结合，以减少服药的药量。

（1）甲氨蝶呤（MTX） 用于各型银屑病。一般采用低剂量间歇治疗。常用方案：每次 5～10mg，口服，亦可肌肉或静脉注射，每周 1 次。治疗期间要定期查血常规及肝肾功能，建议每 1～2 周（在治疗初期）查 1 次血常规，1～2 个月查 1 次肝功能，4～6 个月查 1 次肾功能。肝功能障碍、贫血、白细胞低下及妊娠妇女禁用。

（2）维 A 酸 最有效、使用最多的是阿维 A 酸，临床上主要用于治疗银屑病，尤其是脓疱型和红皮病型，效果显著，皮损消退率达 90%，对斑块状银屑病也有效。口服剂量为 0.5 ~ 1.0mg/（kg·d），控制症状后要缓慢减药并维持，防止复发。为提高疗效和减少复发，阿维 A 可与 PUVA 或 UVB 等联合应用。维 A 酸主要不良反应为致畸，生育年龄妇女在服药及停药后的 2 年内需避孕。阿维 A 给予 ≥ 50mg/d 时，常见唇炎、结膜炎、甲板异常、皮肤干燥等不良反应，还应注意血脂（尤其是甘油三酯）增高、肝酶上升等。

（3）环孢素 A　所有类型的银屑病均有效，2 ~ 5mg/（kg·d），口服，2 ~ 4 周见效，显效后可渐减量，疗程 8 周左右，停药后往往在 4 周内复发。建议减至 1mg/（kg·d）后，继续维持用药 3 ~ 6 个月，效果更好。此药有肾毒性（间质纤维化和肾小管萎缩），但剂量小于 5mg/（kg·d）或血肌酐增加超过正常值 30% 时即减量，可使其肾毒性减为最小。服药期间应定期检查肝肾功能及血压，必要时监测其血药浓度。环孢素不会引起致畸，对育龄期妇女的优点胜过 MTX 和阿维 A，但妊娠妇女仍应禁用。

【中医治疗】

1. 治疗原则　虚补实泻，调整阴阳：虚者以精气虚居多，精虚者填精生髓，滋补肾阴；气血虚者宜益气养血，调补脾肾。实证以痰火为常见，痰湿中阻者，宜燥湿化痰；肝火偏盛者，则当清肝泻火；肝阳上亢、化火生风者，则宜清镇潜降。本病发生多以阴虚阳亢者居多，治疗当以清火滋阴潜阳。

2. 辨证论治

（1）血热内蕴证

证候：皮损发展较快，呈鲜红色，不断有新的皮疹出现，心烦、口渴、大便干，舌质红紫苔黄，脉弦滑。

治法：清热凉血解毒。

方药：犀角地黄汤合凉血地黄汤加减。

加减：热盛，加黄连、栀子、生石膏；痒重，加白鲜皮、苦参、刺蒺藜、乌梢蛇、僵蚕；咽痛，加山豆根、板蓝根、牛蒡子；口干苦，加北沙参、栀子、生石膏；有糜烂渗出，鳞屑黏腻，舌苔厚腻，加薏苡仁、萆薢、茵陈；便秘，加大黄、火麻仁、桃仁。

中成药：复方青黛胶囊，口服，每次 4 粒，每日 3 次。

（2）血虚风燥证

证候：病久不退，皮肤干燥，呈淡红色斑块，鳞屑层层，新的皮疹已出现不多，舌淡无苔，脉弦细。

治法：滋阴养血润燥。

主方：养血润肤饮合当归饮子加减。

加减：心烦失眠，加酸枣仁、夜交藤；便秘，加火麻仁；瘙痒，加白鲜皮、地肤子。

中成药：复方青黛胶囊，开水冲服，每次 3.5g，每日 3 次。

（3）瘀滞肌肤证

证候：皮损反复不愈，皮疹多呈斑块状，鳞屑较厚，颜色暗红，舌质紫暗有瘀点瘀斑，脉涩或细缓。

治法：活血化瘀软坚。

主方：桃红四物汤加减。

加减：皮损硬厚，加三棱、莪术；肝郁气滞，加柴胡、枳壳。

中成药：郁金银屑片，口服，每次 3 ~ 6 片，每日 2 ~ 3 次。

【护理】

1. 预防感染和外伤。在秋冬及冬春季节交转之时，要特别注意预防感染咽炎、扁桃体炎。对反复发作的扁桃体炎合并扁桃体肿大者，可考虑手术摘除。

2. 忌食辛辣腥膻发物，戒烟酒，多食新鲜蔬菜和水果。

3. 避免过度紧张劳累，生活要有规律，保持情绪稳定。

【转诊】

治疗无效者，建议尽快转上级医院治疗。

四、湿疹

湿疹是由多种内外因素引起的瘙痒剧烈的一种皮肤炎症反应，分为急性、亚急性、慢性三期。急性期具渗出倾向，慢性期则浸润、肥厚。有些患者直接表现为慢性湿疹。皮损具有多形性、对称性、瘙痒和易反复发作等特点。以多形性皮损、对称分布、易于渗出、自觉瘙痒、反复发作和慢性化为临床特征。本病男女老幼皆可罹患，而以先天禀赋不耐者为多。

中医古代文献无湿疮之名，一般依据其发病部位、皮损特点而有不同的名称，若浸淫遍体、滋水较多者，称为浸淫疮；以丘疹为主者，称为血风疮或栗疮；发于耳部者，称为旋耳疮；发于乳头者，称为乳头风；发于手部者，称为瘑疮；发于脐部者，称为脐疮；发于阴囊者，称为肾囊风或绣球风；发于四肢弯曲部者，称为四弯风；发于婴儿者，称为奶癣或胎敛疮。

总因禀赋不耐，风、湿、热阻于肌肤所致；或因饮食不节，过食辛辣鱼腥动风之品；或嗜酒，伤及脾胃，脾失健运，致湿热内生，又外感风湿热邪，内外合邪，两相搏结，浸淫肌肤发为本病；或因素体虚弱，脾为湿困，肌肤失养或因湿热蕴久，耗伤阴血，化燥生风而致血虚风燥，肌肤甲错，发为本病。

【诊断】

根据病史、皮疹形态及病程诊断。一般湿疹的皮损为多形性，以红斑、丘疹、丘疱疹为主，皮疹中央明显，逐渐向周围散开，境界不清，弥漫性，有渗出倾向，慢性者则有浸润肥厚。病程不规则，呈反复发作，瘙痒剧烈。根据病程和皮损特点，一般分为急性、亚急性、慢性三类。

1. 急性湿疮 起病较快，常对称发生，可发于身体的任何一个部位，亦可泛发于全身，但以面部的前额、眼皮、颊部、耳部、口唇周围等处多见。初期皮肤潮红、肿胀、瘙痒，继而在潮红、肿胀或其周围的皮肤上，出现丘疹、丘疱疹、水疱。皮损群集或密集成片，形态大小不一，边界不清。常因搔抓而水疱破裂，形成糜烂、流滋、结痂。自觉瘙痒，轻者微痒，重者剧烈瘙痒呈间歇性或阵发性发作，常在夜间增剧，影响睡眠。皮损广泛者，可有发热、大便秘结、小便短赤等全身症状。

2. 亚急性湿疮 亚急性湿疮多由急性湿疮迁延而来，急性期的红肿、水疱减轻，流滋减少，但仍有红斑、丘疹、脱屑。自觉瘙痒，或轻或重，一般无全身不适。

3. 慢性湿疮 慢性湿疮多由急性、亚急性湿疮反复发作而来，也可起病为慢性湿疮，其表现为患部皮肤增厚，表面粗糙，皮纹显著或有苔藓样变，触之较硬，暗红或紫褐色，常伴有少量抓痕、血痂、鳞屑及色素沉着，间有糜烂、流滋。自觉瘙痒剧烈，尤以夜间、情绪紧张、食辛辣鱼腥动风之品时为甚。若发生在掌跖、关节部则易发生皲裂，引起疼痛。病程较长，数月至数年不等，常伴有头昏乏力、腰酸肢软等全身症状。

4. 特定部位及特殊类型的湿疮 虽有上述共同表现，但由于某些特定的环境或特殊的致病条件，湿疮可有下列特殊类型。

（1）头面部湿疮 发于头皮者，多有糜烂、流滋，结黄色厚结，有时头发黏集成束状，常因染毒而引起脱发。发于面部者，多有淡红色斑片，上覆以细薄的鳞屑。

（2）耳部湿疮 好发于耳窝、耳后皱襞及耳前部。皮损为潮红、糜烂、流滋、结痂及裂隙，耳根裂开，如刀割之状，痒而不痛，多对称发生。

（3）乳房部湿疮 主要发生于女性，表现为乳房皮肤潮红、糜烂、流滋，上覆以鳞屑，或结黄色痂皮。自觉瘙痒，或有皲裂而引起的疼痛。

（4）脐部湿疮 皮损为鲜红色或暗红色斑片，有流滋、结痂，边界清楚，不累及外周正常皮肤。常有臭味，亦易染毒而出现红肿热痛，伴发热畏寒，便秘溺赤。

（5）手部湿疮 皮损形态多种，可为潮红、糜烂、流滋、结痂。反复发作，可致皮肤粗糙肥厚。冬季常有皲裂而引起疼痛。发于手背者，多呈钱币状；发于手掌者，皮损边缘欠清。

（6）小腿部湿疮 多见于长期站立者，皮损主要发于小腿下三分之一的内外侧。常先有局部青筋暴露，继则出现暗红斑，表面潮湿、糜烂、流滋，或干燥、结痂、脱层，呈局限性或弥漫性分布。病程迁延，反复发作，可出现皮肤肥厚粗糙、色素沉着或减退。

（7）阴囊湿疮 多发于阴囊，有时延及肛门周围，少数累及阴茎。急性期潮红、肿胀、糜烂、渗出、结痂；慢性期则皮肤肥厚粗糙，皱纹加深，色素沉着，有少量鳞屑，常伴有轻度糜烂渗出。病程较长，常数月、数年不愈。

（8）婴儿湿疮 多发于头面部，尤常见于面部，在面部者，初为簇集性或散在的红斑或丘疹。在头皮或眉部者，多有油腻性的鳞屑和黄色痂皮。轻者，仅有淡红的斑片，伴有少量鳞屑，重者出现红斑、水疱、糜烂、浸淫成片，不断蔓延扩大。自觉瘙痒剧烈，患儿常有睡眠不安，食欲不振，一般 1 ~ 2 岁之后可以痊愈，若 2 岁后反复发作，长期不愈，且有家族史、过敏史者称为四弯风。

（9）四弯风 不同年龄阶段的皮损特点和发病部位不同，一般分为婴儿期、儿童期、成人期三个阶段。婴儿期皮损为多形性，有红斑、丘疹、水疱、糜烂、流滋、结痂、脱屑，好发于头面、躯干、四肢。儿童期皮损呈局限性、对称性，多为干燥常有鳞屑的丘疹，或为边缘清楚的苔藓样斑片，因搔抓而有抓痕、表皮剥脱、血痂。少数可为米粒至黄豆大小，正常皮色或棕褐色的丘疹，初起较大，颜色潮红，日久变硬，色褐。多见于肘窝、腘窝或四肢伸侧。成人期皮损类似播散性牛皮癣，皮损为多数密集的小丘疹，常融合成片，苔藓样变明显，其上有细薄鳞屑，好发于颈部、四肢、眼眶周围，自觉剧烈瘙痒。部分患者伴有消瘦、便溏、纳呆、神疲乏力、头晕、腰酸等症状。

【西医治疗】

以标本兼顾，内外并治，整体与局部相结合为基本原则。以控制症状、减少和预防复发、提高患者生活质量为基本目的。

1. 一般防治原则 寻找可能诱因，如工作环境、生活习惯、饮食、嗜好、思想情绪等，以及有无慢性病灶和内脏器官疾病。

2. 内用疗法 选用抗组胺药止痒，必要时两种配合或交替使用。泛发性湿疹可口服或注射糖皮质激素，但不宜长期使用。

3. 外用疗法 根据皮损情况选用适当剂型和药物。急性湿疹局部应用生理盐水、3% 硼酸或 1:（2000 ~ 10000）高锰酸钾溶液冲洗、湿敷，炉甘石洗剂收敛、保护。亚急性、慢性湿疹应用合适的糖皮质激素霜剂、焦油类制剂或免疫调节剂，如他克莫司软膏、匹美莫司软膏。继发感染者加抗生素制剂。

【中医治疗】

1. 治疗原则 本病早期当驱邪为主，后期则以调理气血为主。根据疾病不同分期及证型制定相应治疗方案，同时要结合皮损的局部辨证，兼顾近期疗效和远期疗效。

2. 辨证论治

（1）湿热浸淫证

证候：以发病急，皮损潮红灼热，瘙痒无休，渗液流滋为主，兼见身热，心烦，口渴，大便干，小便短赤，舌质红苔薄白或黄，脉滑或数。

治法：清热利湿。

方药：龙胆泻肝汤合萆薢渗湿汤加减。

加减：发于上部或弥漫全身者，加桑叶、菊花；湿邪为重者，加川牛膝；瘙痒甚，加徐长卿、白鲜皮、地肤子；皮损焮红灼热，加赤芍。

中成药：①龙胆泻肝丸，口服，每次 3 ~ 6g，每日 2 次。②黄柏胶囊，口服，每次 3 ~ 4 粒，每日 3 ~ 4 次。

（2）脾虚湿蕴证

证候：以发病较缓，皮损潮红，瘙痒，抓后糜烂流滋，可见鳞屑为主，兼见纳少，神疲，腹胀便溏，舌质淡胖苔白或腻，脉弦缓。

治法：健脾利湿。

方药：除湿胃苓汤加减。

加减：胃纳不香，加藿香、佩兰；胸闷不舒，加枳壳；痒甚，流滋过多，加苦参。

中成药：①参苓白术丸，口服，每次 6g，每日 3 次。②启脾丸，口服，每次 1 丸，每日 2 ~ 3 次。

（3）血虚风燥证

证候：以病程久，皮损色暗或色素沉着，痒甚，或皮损粗糙肥厚为主，兼见伴口干不欲饮，纳差，腹胀，舌质淡苔白，脉细弦。

治法：养血润肤，祛风止痒。

方药：当归饮子加减。

加减：口渴咽干，加玄参、麦冬、石斛；皮损粗糙、肥厚严重，加丹参、鸡血藤、干地龙、乌梢蛇；潮红灼热，加地骨皮、赤芍、丹参、紫草。

中成药：①润燥止痒颗粒，口服，每次 4 粒，每日 3 次。②乌蛇止痒丸，口服，每次 20 丸，每日 3 次。

【护理】

1. 饮食是湿疹需要注意的重点，许多刺激性食物都会造成湿疹病情的加重或复发，忌食辛辣、鸡鸭、牛羊肉、鱼腥海鲜等发物。

2. 湿疹患者洗澡的次数不要太多，洗澡的时间也不要太长。洗澡次数过多，容易造成皮肤表面保护油脂的流失，皮肤失去保护，使得皮肤更加脆弱。同时也要注意，不要用太热的洗澡水，洗澡时也不要使用带有刺激性的肥皂，特别是碱性强的肥皂，这样会加重湿疹的症状。

3. 患者在治疗湿疹时不要盲目治疗、乱用药物。由于湿疹的治疗时间往往是比较长，并没有什么特效药能够一蹴而就，滥用药物可能会导致病情的加重，造成对于身体的再次伤害。

4.湿疹常伴有强烈的瘙痒感，患者往往无法忍受湿疹的瘙痒，用手去搔抓造成湿疹病情的加重，并且由于手上往往会带有细菌，这样还有可能造成皮肤的感染，引发其他疾病。

【转诊】

1.急性湿疮有糜烂、破溃者，全身感染的患者。
2.阴囊湿疮常伴有轻度糜烂渗出者病程较长，常数月、数年不愈。
3.各类湿疹伴有皮肤感染，引发其他症状的患者。

五、荨麻疹

荨麻疹是由于皮肤、黏膜小血管扩张及渗透性增加而出现的一种局限性水肿反应，主要变现为红色或苍白风团，时隐时现的瘙痒性、过敏性皮肤病，通常在2~24小时内消退，但反复发生新的皮疹。病程迁延数日至数月。本病以皮肤上出现瘙痒性风团，发无定处，骤起骤退，消退后不留任何痕迹为临床特征。一年四季均可发病，老幼都可罹患，有15%~20%的人一生中发生过本病。临床上可分为急性和慢性两种类型，急性者骤发速愈，慢性者可反复发作。

本病属于中医"瘾疹"范畴，又称风疙瘩、风痞瘤、风疹块、风疹等。本病主要是由于素体禀赋不耐，外加六淫之邪的侵袭；或饮食不节、肠胃湿热；或平素体弱、气血不足、卫外不固所致。

【诊断】

本病根据临床上出现风团样皮疹，即可确诊。

诊断一般不困难，但引起荨麻疹的原因比较复杂，确定引起荨麻疹的原因常很困难，因此必须通过详细询问病史，详细进行体格检查，以及有关的实验室检查，尽可能地明确荨麻疹的原因。

基本损害为皮肤出现风团。常先有皮肤瘙痒，随即出现风团，呈鲜红色或苍白色、皮肤色，少数患者有水肿性红斑。风团的大小和形态不一，发作时间不定。风团逐渐蔓延，融合成片，由于真皮乳头水肿，可见表皮毛囊口向下凹陷。风团持续数分钟至数小时，少数可延长至数天后消退，不留痕迹。皮疹反复成批发生，以傍晚发作者多见。风团常泛发，亦可局限。有时合并血管性水肿，偶尔风团表面形成大疱。

部分患者可伴有恶心、呕吐、头痛、头胀、腹痛、腹泻，严重患者还可有胸闷、不适、面色苍白、心率加速、脉搏细弱、血压下降、呼吸短促等全身症状。

疾病于短期内痊愈者，称为急性荨麻疹。若反复发作达每周至少两次并连续6周以上者称为慢性荨麻疹。除了上述普通型荨麻疹，还有以下特殊类型的荨麻疹。

1. 皮肤划痕荨麻疹 / 人工荨麻疹　患者对外来较弱的机械刺激引起生理性反应增强，在皮肤上产生风团。患者在搔抓后，或在紧束的腰带、袜带等出局部起风团，瘙痒。

2. 延迟性皮肤划痕症　皮肤划痕在刺激后 6 ~ 8 小时出现风团与红斑，风团持续 24 ~ 48 小时。迟发性皮损不止一条，沿划痕形成小段或点，损害较深或宽，甚至向两侧扩展成块。局部发热，有压痛。

3. 延迟性压力性荨麻疹　皮疹发生于局部皮肤受压后 4 ~ 6 小时，通常持续8 ~ 12 小时。表现为局部深在性疼痛性肿胀，发作时可伴有寒战、发热、头痛、关节痛、全身不适和轻度白细胞计数增多。局部大范围肿胀似血管性水肿，易发生于掌跖和臀部皮损发生前可有 24 小时潜伏期。

4. 胆碱能性荨麻疹　皮疹特点为除掌跖以外发生泛发性 1 ~ 3mm 的小风团，周围明显，其中有时可见卫星状风团，也可只见红晕或无红晕的微小稀疏风团。有时唯一的症状只是瘙痒而无风团。损害持续 30 ~ 90 分钟，或达数小时之久。大多在运动时或运动后不久发生，伴有痒感、刺感、灼感、热感或皮肤刺激感，遇热或情绪紧张后亦可诱发此病。

5. 寒冷性荨麻疹　寒冷性荨麻疹可分为家族性和获得性两种。前者较为罕见，为常染色体显性遗传。在受冷后半小时到 4 小时发生迟发反应，皮疹是不痒的风团，可以有青紫的中心，周围绕以苍白晕，皮疹持续 24 ~ 48 小时，有烧灼感，并伴有发热、关节痛、白细胞计数增多等全身症状。后者较为常见，患者常在气温骤降时或接触冷水之后发生，数分钟内在局部发生瘙痒性的水肿和风团，多见于面部、手部，严重者其他部位也可以累及，可发生头痛、皮肤潮红、低血压、甚至昏厥。

6. 日光性荨麻疹　皮肤暴露在日光数分钟后，局部迅速出现瘙痒、红斑和风团。风团发生后约经一至数小时消退。发生皮疹的同时，可伴有畏寒、疲劳、晕厥、肠痉挛等，这些症状在数小时内消失。

7. 接触性荨麻疹　其特点是皮肤接触某些变应原发生风团和红斑，可分为免疫性机制和非免疫性机制两类。非免疫性是由于原发性刺激物直接作用于肥大细胞释放组胺等物质而引起，几乎所有接触者均发病，不须物质致敏。而免疫性属 I 型变态反应，可检出特异性 IgE 抗体。

另外，还有热荨麻疹、运动性荨麻疹、震颤性荨麻疹、水源性荨麻疹、肾上腺素能性荨麻疹、电流性荨麻疹等更少见的类型的荨麻疹。

【西医治疗】

荨麻疹的治疗原则主要有患者教育、病因治疗及对症支持治疗等。

1. 一般治疗　由于荨麻疹的原因各异，治疗效果也不一样，治疗具体措施如下。

（1）去除病因　对每位患者都应力求找到引起发作的原因，并加以避免。如果是感染引起者，应积极治疗感染病灶；药物引起者应停用过敏药物；食物过敏引起者找出过敏食物后，不要再吃这种食物。

（2）避免诱发因素　如寒冷性荨麻疹应注意保暖，乙酰胆碱性荨麻疹减少运动、出汗及情绪波动，接触性荨麻疹减少接触的机会等。

2. 药物治疗

（1）抗组胺类药物　①H受体拮抗剂具有较强的抗组胺和抗其他炎症介质的作用，治疗各型荨麻疹都有较好的效果。常用的H_1受体拮抗剂有苯海拉明、赛庚啶、氯苯那敏等，常用的H_2受体拮抗剂有西咪替丁、雷尼替丁、法莫替丁等；单独治疗无效时，可以选择两种不同类型的H_1受体拮抗剂合用或与H_2受体拮抗剂联合应用。②多塞平是一种三环类抗抑郁剂，对慢性荨麻疹效果尤佳，且不良反应较小。对传统使用的抗组胺药物无效的荨麻疹患者，多塞平是较好的选用药物。

（2）抑制肥大细胞脱颗粒作用、减少组胺释放的药物　包括硫酸间羟异丁肾上腺素、酮替酚、色甘酸钠、曲尼司特。

（3）糖皮质激素　为治疗荨麻疹的二线用药，一般用于严重急性荨麻疹、荨麻疹性血管炎、压力性荨麻疹对抗组胺药无效时，或慢性荨麻疹严重激发时，静脉滴注或口服，应避免长期应用。常用药物：①泼尼松。②曲安西龙。③地塞米松。④得宝松。紧急情况下，采用氢化可的松、地塞米松或甲泼尼龙静脉滴注。

（4）免疫抑制剂　当慢性荨麻疹患者具有自身免疫基础差、病情反复、上述治疗不能取得满意疗效时，可应用免疫抑制剂。环孢素具有较好的疗效，硫唑嘌呤、环磷酰胺、氨甲蝶呤及免疫球蛋白等均可试用，雷公藤也具有一定疗效。由于免疫抑制剂的副反应发生率高，一般不推荐用于荨麻疹的治疗。

（5）其他　另外，降低血管通透性的药物，如维生素C、维生素P、钙剂等，常与抗组胺药合用。由感染因素引起者，可以选用适当的抗生素治疗。

【中医治疗】

1. 治疗原则　实证者以疏风清热、疏风散寒或清热利湿、凉血解毒祛邪为主；虚证者以益气养血，固表扶正为主；虚实夹杂者扶正与祛邪并用。

2. 辨证论治

（1）风热证

证候：风团色红，扪之有灼热感，自觉瘙痒，遇热则剧，得冷则缓，或伴发热恶风，心烦，口渴，咽干，舌质红苔薄黄，脉浮数。

治法：疏风清热止痒。

方药：银翘散或消风散加减。

加减：咽痛，加玄参；热甚，加黄芩。

中成药：①皮敏消胶囊，口服，每次 4 粒，每日 3 次。②消风止痒颗粒，口服，每次 2 包，每日 3 次。③荨麻疹丸，口服，每次 10g，每日 2 次。

（2）风寒证

证候：风团色淡红，自觉瘙痒，遇冷则剧，得暖则减，或伴恶风畏寒，口不渴，舌质淡红，苔薄白，脉浮紧。

治法：疏风散寒，调和营卫。

方药：桂枝麻黄各半汤或荆防败毒散加减。

加减：恶寒较重，加附子、细辛、干姜皮。

中成药：①荆防颗粒，口服，每次 1 袋，每日 3 次。②玉屏风颗粒，口服，每次 15 ~ 30g，每日 2 次。

（3）肠胃湿热证

证候：风团色泽鲜红，风团出现与饮食不节有关，多伴腹痛腹泻或呕吐胸闷，大便稀烂不畅或便秘，舌质红苔黄腻，脉数或濡数。

治法：清热利湿，祛风止痒。

方药：防风通圣散或除湿胃苓汤加减。

加减：食积，加山楂、麦芽、神曲。

中成药：①防风通圣丸，口服，每次 6g，每日 2 次。②平胃丸，饭前口服，每次 6g，每日 2 次。③葛根芩连丸，口服，每次 3g，每日 3 次。

（4）毒热炽盛证

证候：发病突然，风团鲜红灼热，融合成片，状如地图，甚则弥漫全身，瘙痒剧烈，或伴壮热恶寒，口渴喜冷饮，或面红目赤，心烦不安，大便秘结，小便短赤，舌质红苔黄或黄燥，脉洪数。

治法：清营凉血，解毒止痒。

方药：犀角地黄汤合黄连解毒汤加减。

加减：大便秘结，加大黄、芒硝；痒甚，加苦参、徐长卿、地肤子。

中成药：黄连解毒丸，口服，每次 3g，每日 1 ~ 3 次。

（5）气血亏虚证

证候：风团色泽淡红，或者与肤色相同，反复发作，迁延数月乃至数年不愈，或劳累后加重，伴有头晕心慌，神疲乏力，唇色白，失眠，舌质淡苔薄白，脉细。

治法：益气养血固表。

方药：八珍汤合玉屏风散或当归饮子加减。

加减：畏寒，加附子、肉桂、干姜；痒甚，加乌梢蛇、煅龙骨、夜交藤；气滞血瘀，可用血府逐瘀汤加减。

中成药：①玉屏风颗粒，口服，每次 5g，每日 3 次。②归脾丸，口服，每次 6 ~ 9g，每日 2 次。

【护理】

1. 寻找过敏原，结合病史，如发现对某种食物或药物过敏时，应立即停用，并服缓泻药促进肠道内致敏物质的排泄。

2. 应卧床休息，宜食清淡、富含维生素的食物，并禁食辛辣刺激性食物及鱼、虾等水产品。鼓励患者多饮水，注意保暖，保持大便通畅。床单被褥要清洁，室内保持安静。

3. 避免搔抓，以免引起皮损增加，瘙痒加剧。

4. 口腔黏膜有糜烂、溃疡者可用生理盐水清洗或漱口，外涂 2% 龙胆紫溶液。眼结膜有炎症，可用生理盐水冲洗，滴氯霉素眼药水及可的松眼药水，阴部损害可用 1∶4000 高锰酸钾溶液冲洗，外用金霉素软膏，或氯霉素、地塞米松软膏。

5. 避风寒，调情志，慎起居。

【转诊】

急性荨麻疹中出现胸闷、不适、面色苍白、心率加速、脉搏细弱、血压下降、呼吸短促等全身症状较严重者建议转诊。寒冷性荨麻疹中出现低血压、甚至昏厥等日光性荨麻疹中出现晕厥、肠痉挛等急性症状时，建议转诊。

主要参考书目

1. 张伯礼，吴勉华 . 中医内科学 [M]. 北京：中国中医药出版社，2017.

2. 羊燕群 . 中医内科常见病诊疗指南 [M]. 上海：上海交通大学出版社，2019.

3. 陈志强，杨关林 . 中西医结合内科学 [M]. 北京：中国中医药出版社，2016.

4. 葛均波，徐永健，王辰 . 内科学 [M].9 版 . 北京：人民卫生出版社，2018.

5. 李满祥 . 名医正解慢性阻塞性肺疾病 [M]. 西安：陕西科学技术出版社，2019.

6. 陈红 . 肺部感染性疾病的诊治进展 [M]. 天津：天津科学技术出版社，2011.

7. 杨跃进，华伟 . 阜外心血管内科手册 [M]. 北京：人民卫生出版社，2013.

8. 贾建平，陈生第 . 神经病学 [M].8 版 . 北京：人民卫生出版社，2018.

9. 石学敏 . 针灸推拿学 [M]. 北京：中国中医药出版社，2002.

10. 李兰娟 . 传染病学 [M].9 版 . 北京：人民卫生出版社，2018.08.

11. 方峰，俞蕙 . 小儿传染病学 [M]. 北京：人民卫生出版社，2020.

12. 陈红风 . 中医外科学 [M]. 北京：中国中医药出版社，2016.

13. 中华中医药学会 . 中医外科常见病诊疗指南 [M]. 北京：中国中医药出版社，2012.

14. 何清湖 . 中西医结合外科学 [M].3 版 . 北京：中国中医药出版社，2016.

15. 王伊光 . 外科疾病用药 [M]. 北京：人民卫生出版社，2004.

16. 中华中医药学会 . 中医骨伤科常见病诊疗指南 [M]. 北京：中国中医药出版社，2012.

17. 中华中医药学会 . 中医妇科常见病诊疗指南 [M]. 北京：中国中医药出版社，2012.

18. 张立侠，陈凤芝 . 特诊特治月经失调 [M]. 北京：科学技术文献出版社，2008.

19. 江育仁，张奇文. 实用中医儿科学 [M]. 上海：上海科学技术出版社，2005.

20. 马融. 中医儿科学 [M]. 北京：中国中医药出版社，2016.

21. 中华中医药学会. 中医儿科常见病诊疗指南 [M]. 北京：中国中医药出版社，2012.

22. 江载芳，申昆玲，沈颖. 诸福棠实用儿科学 [M].8 版. 北京：人民卫生出版社，2015.

23. 沈晓明，桂永浩. 临床儿科学 [M]. 2 版. 北京：人民卫生出版社，2013.

24. 刘明军，王金贵. 小儿推拿学 [M]. 北京：中国中医药出版社，2016.

25. 中华中医药学会. 中医耳鼻喉科常见病诊疗指南 [M]. 北京：中国中医药出版社，2012.

26. 田道法，李云英. 中西医结合耳鼻咽喉科学 [M].3 版. 北京：中国中医药出版社，2016.

27. 田勇泉. 耳鼻咽喉头颈外科学 [M]. 北京：人民卫生出版社，2013.

28. 张学军. 皮肤性病学 [M]. 北京：人民卫生出版社，2013.